Praxisbuch suggestiv-imaginative Techniken in der Schmerzpsychotherapie

Simin Bengler

Praxisbuch suggestiv-imaginative Techniken in der Schmerzpsychotherapie

Symptomlinderung und Krankheitsakzeptanz bei chronischen Schmerzen

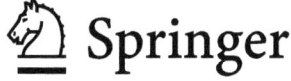

Simin Bengler
Regenstauf, Deutschland

ISBN 978-3-662-66993-8   ISBN 978-3-662-66994-5 (eBook)
https://doi.org/10.1007/978-3-662-66994-5

Die Deutsche Nationalbibliothek verzeichnet diese Publikation in der Deutschen Nationalbibliografie; detaillierte bibliografische Daten sind im Internet über http://dnb.d-nb.de abrufbar.

© Der/die Herausgeber bzw. der/die Autor(en), exklusiv lizenziert an Springer-Verlag GmbH, DE, ein Teil von Springer Nature 2023
Das Werk einschließlich aller seiner Teile ist urheberrechtlich geschützt. Jede Verwertung, die nicht ausdrücklich vom Urheberrechtsgesetz zugelassen ist, bedarf der vorherigen Zustimmung des Verlags. Das gilt insbesondere für Vervielfältigungen, Bearbeitungen, Übersetzungen, Mikroverfilmungen und die Einspeicherung und Verarbeitung in elektronischen Systemen.
Die Wiedergabe von allgemein beschreibenden Bezeichnungen, Marken, Unternehmensnamen etc. in diesem Werk bedeutet nicht, dass diese frei durch jedermann benutzt werden dürfen. Die Berechtigung zur Benutzung unterliegt, auch ohne gesonderten Hinweis hierzu, den Regeln des Markenrechts. Die Rechte des jeweiligen Zeicheninhabers sind zu beachten.
Der Verlag, die Autoren und die Herausgeber gehen davon aus, dass die Angaben und Informationen in diesem Werk zum Zeitpunkt der Veröffentlichung vollständig und korrekt sind. Weder der Verlag, noch die Autoren oder die Herausgeber übernehmen, ausdrücklich oder implizit, Gewähr für den Inhalt des Werkes, etwaige Fehler oder Äußerungen. Der Verlag bleibt im Hinblick auf geografische Zuordnungen und Gebietsbezeichnungen in veröffentlichten Karten und Institutionsadressen neutral.

Planung/Lektorat: Wiebke Wuerdemann
Springer ist ein Imprint der eingetragenen Gesellschaft Springer-Verlag GmbH, DE und ist ein Teil von Springer Nature.
Die Anschrift der Gesellschaft ist: Heidelberger Platz 3, 14197 Berlin, Germany

Einführung

In diesem Buch werden einfache Suggestionstechniken zur Schmerzlinderung und Akzeptanz der Erkrankung vorgestellt. Die beschriebenen Fallbeispiele handeln von Patientinnen, die, aufgrund körperlicher Schäden und Erkrankungen, chronische Schmerzen entwickelt haben. Die einzelnen vorgestellten Übungen werden in Form von Sitzungsprotokollen, schematischen Darstellungen, standardisierten Texten und Audiodateien angeboten.

In Deutschland leiden ca. 12 bis 15 Mio. Menschen an chronischen Schmerzen, wobei 4 bis 5 Mio. von den Betroffenen stark beeinträchtigt sind (Dossier deutsche Schmerzliga 2013).

Die Psychotherapie chronischer Schmerzpatienten ist vielschichtig, da die individuelle Schmerzwahrnehmung im Zusammenhang mit psychischen Erkrankungen, wie z. B. Depressionen oder der posttraumatischen Belastungsstörung, stehen kann. Werden keine physischen Ursachen gefunden, die den Grad der beschriebenen Schmerzen erklären können, liegt die Vermutung einer psychischen Genese nahe (von Wachter 2014), die eine Psychotherapie unverarbeiteter Erlebnisse und Konflikte notwendig macht. Interessante

Artikel zu dieser Thematik haben die Autoren Kröner-Herwig et al. (2017) in ihrem Lehrbuch „Schmerzpsychotherapie" zusammengefasst.

Das vorliegende Buch befasst sich mit der Psychotherapie von chronischen Schmerzpatienten, die unter nachgewiesenen physischen Schädigungen bzw. Erkrankungen leiden und, trotz medizinischer Maßnahmen, einen behandlungsbedürftigen psychischen Leidensdruck vorweisen. Dies betrifft sowohl die Schmerzwahrnehmung als auch krankheitsbedingte Leistungseinbußen.

Im **ersten Teil** des Buches wird der Leser mit einigen einfachen suggestiven Sprachmustern und imaginativen Techniken vertraut gemacht, die er, auch ohne hypnotherapeutische Vorkenntnisse, in den psychotherapeutischen Kontext integrieren kann. Suggestion und Imagination ermöglichen eine schnellere Aufnahme und nachhaltigere Speicherung psychotherapeutischer Interventionen.

Im Anschluss werden suggestive Imaginationen mit dem Ziel der Schmerzlinderung aufgezeigt. Der Leser lernt Möglichkeiten zur Wärme- und Kältesuggestion, sowie zur Tiefenentspannung kennen. Zu den einzelnen Übungen werden Transkripte aus Sitzungen und standardisierte Übungen in Text- und Audioformat vorgestellt. Die Audiodateien können den Patienten zum selbständigen Üben mitgegeben werden, was in der Regel zu einer Steigerung von Selbstwirksamkeitseffekten führt.

Im **zweiten Teil** werden zu den längeren und intensiveren suggestiven Übungen, kurze Imaginationstechniken erklärt, die im Alltag der Schmerzpatientinnen leicht integrierbar und, parallel zu Alltagstätigkeiten, anwendbar sind. Da Schmerzpatienten nicht selten als Begleitsymptomatik Schlafstörungen aufweisen, werden drei Hypnoseübungen zur Schlafförderung erklärt, die im Audioformat abrufbar sind.

Der **letzte Teil** dieses Buches befasst sich mit Möglichkeiten der Suggestion und Imagination, die den Aufbau einer besseren Krankheitsakzeptanz zum Ziel haben. Dieses Buch richtet sich an alle psychotherapeutisch und beraterisch Tätigen Kollegen und Kolleginnen, die Schmerzpatientinnen in ihrem beruflichen Kontext betreuen. Dem Leser werden Techniken aus der Hypnose vorgestellt, die schnell und unkompliziert umsetzbar sind. Es handelt sich hierbei um einfache

Methoden, die keine hypnotherapeutischen Vorkenntnisse erfordern. Die in diesem Buch vorgestellten Techniken sind kein Ersatz für eine Grundlagenpsychotherapie (Verhaltenstherapie, tiefenpsychologisch fundierte Therapie, Psychoanalyse), sondern sollen als ergänzende Methoden dienen, die in den psychotherapeutischen oder beraterischen Prozess integriert werden können. Auf theoretische Ausführungen wurde nur kurz und kompakt eingegangen, da es sowohl bezüglich der Hypnose als auch zum Thema der chronischen Schmerzen viele gute Lehrbücher gibt, die wissenschaftliche Hintergründe detailliert und intensiv behandeln, wie z. B. Glier B. (2014), Jacobs S. et al. (2009), Kossak H.-C. (2013), Bongartz W. et al. (2000), Jensen P. M. (2015), Kröner-Herwig B. (2000), Kröner-Herwig B. et al. (2017), Migge B. (2018), Revenstorf D. (2015), Von Wachter M. et al. (2019, 2021).

Die persönlichen Angaben zu den einzelnen Patienten wurden, verfremdet. Ähnlichkeiten mit realen Personen sind zufällig. In diesem Buch werden die männliche und weibliche Form abwechselnd und unsystematisch verwendet, um beide Geschlechter sprachlich einzubeziehen.

Inhaltsverzeichnis

Teil I Einleitung

1 Suggestion und Schmerzlinderung 3

2 Suggestionstechniken 7
  2.1 Indirekte Techniken zur Tranceinduktion und
       Suggestion 7
  2.2 Pacing und Leading 8
  2.3 Sprachmuster in der Hypnotherapie 10
    2.3.1 Gegenwartsform 10
    2.3.2 Einfache Formulierungen 10
    2.3.3 Positive Aussagen 11
    2.3.4 Modalformen 11
    2.3.5 Verbindungswörter 12
    2.3.6 Pseudologische Verbindungen 13
    2.3.7 Scheinalternativen 15
    2.3.8 Weitere indirekte Formulierungen 16
  2.4 Konfusionstechnik 28
  2.5 Fraktionierung als Methode zur Trancevertiefung 29

Teil II   Suggestionen zur Schmerzlinderung

3   Suggestionen zur Temperaturveränderung an den betroffenen Körperstellen — 41
- 3.1   Heilende Sonne — 41
  - 3.1.1   Fallvorstellung — 41
  - 3.1.2   Suggestion im Dialog — 42
  - 3.1.3   Schematische Darstellung der Übung zur Wärmesuggestion — 51
  - 3.1.4   Standardisierte Übung zur Wärmesuggestion — 52
- 3.2   Frische im Kopf — 55
  - 3.2.1   Falldarstellung — 55
  - 3.2.2   Suggestion im Dialog — 56
  - 3.2.3   Schematische Darstellung der Übung zur Kältesuggestion — 62
  - 3.2.4   Standardisierte Übung zur Kältesuggestion — 63

4   Suggestionen zur Entspannung — 67
- 4.1   Das Boot — 67
  - 4.1.1   Falldarstellung — 67
  - 4.1.2   Suggestion im Dialog — 68
  - 4.1.3   Schematische Darstellung der Übung zur Suggestion von körperlicher Tiefenentspannung — 75
  - 4.1.4   Standardisierte Übung zur Suggestion von körperlicher Tiefenentspannung — 75
- 4.2   In den Kopf hineinlächeln — 78
  - 4.2.1   Falldarstellung — 78
  - 4.2.2   Suggestion im Dialog — 79
  - 4.2.3   Schematische Darstellung der Übung zur Suggestion von Entspannung im Kopfbereich — 84
  - 4.2.4   Standardisierte Übung zur Suggestion von Entspannung im Kopfbereich — 84

5 Suggestionen zur Schmerzdistanzierung 87
5.1 Die Vogelperspektive 87
5.1.1 Falldarstellung 87
5.1.2 Suggestion im Dialog 88
5.1.3 Schematische Darstellung der Übung „Vogelperspektive" 96
5.1.4 Die Übung „die Vogelperspektive" als Standardtext 96
5.2 Heilende Dusche 99
5.2.1 Falldarstellung 100
5.2.2 Suggestion im Dialog 100
5.2.3 Schematische Darstellung der Übung „heilende Dusche" 109
5.2.4 Die Übung „heilende Dusche" als Standardtext 110

6 Kurze Imaginationen zur Schmerzbewältigung im Alltag 113
6.1 Aufmerksamkeitserweiterung 113
6.1.1 Falldarstellung 114
6.1.2 Die Übung „Aufmerksamkeitserweiterung" im Dialog 114
6.1.3 Schematische Darstellung der Übung „Aufmerksamkeitserweiterung" 122
6.1.4 Die Übung „Aufmerksamkeitserweiterung" als Standardtext 123
6.2 Heilende Energie 124
6.3 Den Schmerz hinauspusten 125
6.4 Meereswellen 126
6.5 Die Wippe 127

7 Hypnoseprogramm für einen besseren Schlaf 129
7.1 Körper und Seele gehen schlafen 129
7.2 Schluss mit dem Grübeln 134
7.3 Schlafen in Geborgenheit 138

Teil III Krankheitsakzeptanz

8 Der Schmerz als bio-psycho-soziales Phänomen ... 145

9 Imagination und Suggestion zum Aufbau von Akzeptanz ... 147
- 9.1 Aufbau von Selbstwirksamkeit und Bewegungslust ... 147
  - 9.1.1 Falldarstellung ... 148
  - 9.1.2 Schematische Darstellung des Vorgehens zum Aufbau von Selbstwirksamkeit und Bewegungslust ... 156
- 9.2 Selbstmitgefühl durch erfahrbares Mitgefühl ... 157
- 9.3 Falldarstellung ... 158
  - 9.3.1 Schematische Darstellung des Vorgehens zum Aufbau von Selbstmitgefühl ... 177
- 9.4 Mitgefühl mit dem schmerzenden Persönlichkeitsanteil ... 179
  - 9.4.1 Falldarstellung ... 179
  - 9.4.2 Schematische Darstellung des Vorgehens zum Aufbau von Mitgefühl mit dem schmerzenden Persönlichkeitsanteil ... 193
- 9.5 Selbstfürsorge: innere Grenzen setzen ... 194
  - 9.5.1 Falldarstellung ... 194
  - 9.5.2 Schematische Darstellung des Vorgehens zum Aufbau von Selbstfürsorge ... 205
- 9.6 Nein-Sagen: Nach außen Grenzen setzen ... 206
  - 9.6.1 Falldarstellung ... 206
  - 9.6.2 Schematische Darstellung des Vorgehens bei der Übung „Nein-Sagen" ... 219
- 9.7 Aufbau von Akzeptanz: Das ABER in ein UND umwandeln ... 221
  - 9.7.1 Falldarstellung I ... 221
  - 9.7.2 Schematische Darstellung des Vorgehens zum Aufbau von Krankheitsakzeptanz I ... 232
  - 9.7.3 Falldarstellung II ... 232

		9.7.4	Schematische Darstellung des Vorgehens zum Aufbau von Krankheitsakzeptanz II	243
	9.8	Emotionale Entlastung		244
		9.8.1	Falldarstellung	244
		9.8.2	Schematische Darstellung des Vorgehens zur emotionalen Entlastung	254

10 Resümee   255

Literatur   257

Über die Autorin

Dr. phil. Dipl.-Psych. Simin Bengler ist seit über 20 Jahren als Psychologische Psychotherapeutin (Verhaltenstherapie), Dozentin und Supervisorin mit den Schwerpunkten Schmerz- und Traumatherapie tätig. Ihre langjährige Erfahrung mit den Methoden der Hypnose und des NLP haben sie von den Wirkweisen suggestiver und imaginativer Techniken überzeugt.

Teil I
Einleitung

1

Suggestion und Schmerzlinderung

Zum Thema des Einflusses von Suggestion auf die Schmerzwahrnehmung gibt es mittlerweile viele Untersuchungen. Jensen (2015) fasst in seinem Buch „Hypnose bei chronischem Schmerz" die wichtigsten Studien zur Effektivität von Suggestion bei der Behandlung von Schmerzen zusammen. Einige davon werden im Folgenden kurz zusammengefasst. Chapman, Goodell und Wolff (1959; berichtet von Jensen (2015)) Konnten zeigen, dass hypnotische Suggestionen chemische, entzündliche und andere örtliche physiologische Prozesse beeinflussen können. Ihren Probanden wurde hypnotisch suggeriert, dass ein Arm normal sei und der andere verletzlich. Die Arme der insgesamt zwölf Versuchspersonen wurden mit schädigender Hitze stimuliert. Bei neun dieser Probanden wurden stärkere Entzündungsreaktionen im verletzlichen Arm festgestellt. Diese Studie wurde siebenundzwanzigmal wiederholt und die Forscher kamen immer wieder zu demselben Ergebnis. Jensen (2015) beschreibt eine weitere Studie von Derbyshire et al. (2004). Bei dieser Untersuchung wurden unter drei Experimentalbedingungen fMRI-Scans produziert. Es handelte sich um folgende drei Experimentalbedingungen:

1. Die Probanden wurden einer realen stärkeren thermischen Stimulation ausgesetzt.
2. Das Schmerzerlebnis wurde lediglich suggeriert, ohne tatsächliche Stimulation.
3. Die Probanden wurden aufgefordert, an einen solchen Schmerz zu denken bzw. sich ihn vorzustellen, ohne hypnotische Induktion.

Die Probanden mussten bei allen drei Bedingungen ihr Schmerzerleben auf einer Skala von 0 bis 10 einordnen. Wenig überraschend waren die Rückmeldungen der Versuchspersonen bezüglich der Stärke ihres Schmerzempfindens. Die Gruppe, die eine reale thermische Stimulation erfuhr, berichtete im Durchschnitt von einer Schmerzstärke von 5,7. Diejenigen Probanden, denen Schmerzen hypnotisch suggeriert wurden, empfanden die Schmerzstärke im Durchschnitt bei 2,8. Keiner der dritten Gruppe berichtete von empfundenen Schmerzen. Bemerkenswert bei dieser Studie waren die Ergebnisse der fMRI-Scans. Bei allen drei Probandengruppen wurden ähnliche Hirnbereiche aktiviert, nämlich Thalamus, ACC (anteriorer cingulärer Cortex), mediale anteriore Inselregion, parietaler und präfrontaler Cortex. D. h. sowohl real zugefügte Schmerzen als auch suggerierte und vorgestellte Schmerzen bewirken eine Aktivierung derjenigen Hirnregionen, die an der Schmerzverarbeitung beteiligt sind.

PET-unterstützte Studien von Faymonville et al. (2003; berichtet von Jensen 2015) weisen darauf hin, dass verschiedene hypnotische Suggestionen unterschiedliche Gehirnbereiche ansprechen. D. h. beispielsweise, dass Suggestionen, die (mit Schmerzen verbundene) Ängste reduzieren andere Bereiche des Gehirns aktivieren als Schmerzlindernde Induktionen.

Zudem bewirkt nach Jensen (2015) die, durch die hypnotische Entspannung bedingte, Zunahme der Alpha-Aktivität im Gehirn eine Schmerzlinderung. Jensen (2015) kommt aufgrund seiner Literaturrecherche bezüglich vieler Studien (z. B. Jensen 2008, Andreychuk u. a. 1975, Gay et al. 2002; berichtet von Jensen 2015) zu dem Schluss, dass Hypnose zum Zwecke der Schmerzreduktion mindestens genauso wirksam ist, wie medizinische Behandlungsmethoden.

Im Folgenden wird die Leserin mit hypnotherapeutischen Sprachmustern vertraut gemacht, die hauptsächlich der indirekten Methodik von Milton Erickson zuzuordnen sind. Danach werden Suggestionen zur Schmerzlinderung in Text- und Audioformat vorgestellt und durch Sitzungsprotokolle, für eine individuelle Vorgehensweise, ergänzt.

2

Suggestionstechniken

2.1 Indirekte Techniken zur Tranceinduktion und Suggestion

Die in diesem Buch vorgestellten Techniken basieren auf der Hypnosemethode von Milton Erickson (1901 bis 1980). Erickson entwickelte Möglichkeiten der indirekten Suggestion, die den Übenden als gleichberechtigten Partner, der den Tranceprozess mitgestaltet, in die Hypnose einbeziehen. Erickson hat mit seiner Technik den damals vorherrschenden autoritären Hypnosestil revolutioniert. Er vermochte mithilfe seiner entwickelten indirekten Sprachmuster die Klientinnen, auf antiautoritäre Art und Weise, zu hypnotisieren, ohne bei den Übenden Gefühle von Bevormundung oder Kontrollverlust zu erzeugen. Die damals noch vorherrschenden autoritären Suggestionsmethoden, die in der Befehlsform ausgesprochen wurden (wie z. B. „Folgen Sie mit den Augen meinem Pendel. Ihre Augen werden immer müder. Sie gehen in Trance", „Sie werden keine Zigarette mehr anrühren", „Sie werden jeden Tag Sport treiben und an Gewicht abnehmen", etc.), wirkten lediglich bei einem Teil der Menschen, die eher zu Gehorsam neigten.

Menschen, die mit Autoritäten Probleme hatten, konnten nicht hypnotisiert werden. Daher kommen wahrscheinlich die Vorurteile, dass wenig selbstbewusste und willensschwache Menschen leichter hypnotisierbar sind. Erickson war der Meinung, dass alle Menschen von der Hypnose profitieren können und Jeder hypnotisierbar ist. Er war sowohl verbal als auch durch Gesten und Verhaltensweisen ein Meister der indirekten Suggestion. Wilhelm Gerl (1998; S. 119) fasst Milton Ericksons Philosophie zur modernen Hypnose mit den folgenden Worten zusammen: „Hypnose ist eine systematische Verwendung natürlicher Fähigkeiten und der Erfahrungen, die durch das Leben selbst erworben wurden. Die Rolle des Therapeuten beschränkt sich auf die intelligente Führung, während der Patient mit den Phänomenen arbeitet, die unter Hypnose auftreten. Je weniger der Therapeut tut und je vertrauens- und erwartungsvoller er dem Patienten die Initiative überlässt, desto einfacher und effektiver werden hypnotische Zustände und hypnotische Phänomene hervorgerufen – in Übereinstimmung mit den eigenen Möglichkeiten und ungefärbt von Versuchen, dem Therapeuten zu gefallen. Der Hypnotiseur stülpt seinem Patienten also keine Standardmethode und keinen generellen Lösungsansatz über, sondern begegnet ihm als dem einzigartigen Individuum, das er ist. Die persönlichen Bedürfnisse und Ziele, die speziellen Fähigkeiten und eigenen Lösungsmöglichkeiten sind hier entscheidende Orientierungsmarken und Ressourcen". Für eine tiefgründigere Recherche zu Ericksons Arbeitsweise ist das Buch von Nemetschek P. (2011) „Milton Erickson lebt" zu empfehlen. Der Autor berichtet auf eine besonders anschauliche und lebendige Art über das Leben und Wirken von Erickson.

Der folgende Abschnitt zeigt u. a. einige Techniken der indirekten Suggestion, die in den Übungen dieses Buches Anwendung finden.

2.2 Pacing und Leading

Mit der Methode Pacing und Leading stellt der Hypnotiseur einen guten Rapport zu seinem Klienten her, um Widerstände abzubauen und die Bereitschaft für die Aufnahme von Suggestionen zu erhöhen. Ein guter Rapport bedeutet, dass Klientin und Therapeutin in einem guten Vertrauensverhältnis zueinanderstehen. Verstehen sich zwei Menschen gut, dann zeigen sie häufig dieselbe Gestik, Mimik und Körperhaltung. Verliebte Menschen atmen teilweise im selben Rhythmus. Der Hypnotiseur kann einen guten Rapport zu seiner Klientin herstellen, indem er objektive Gegebenheiten, die von beiden wahrgenommen werden, widerspiegelt. Dies wird als Pacing bezeichnet. Z.B.: „Sie sitzen mir gegenüber, haben die Augen geschlossen, hören meine Stimme …". Mit dem Pacing wird ein sogenanntes Yes-Set hergestellt, dem eine kleine Einladung (Leading) folgt. Z.B. „… und merken, wie sich Ihre Schultern mehr und mehr entspannen können". Das Herstellen des Yes-Sets erhöht die Wahrscheinlichkeit, dass die anschließende Einladung (z. B. „Ihre Schultern entspannen sich") vom Klienten auch bejaht wird. Um ein Yes-Set herzustellen, reicht es aus, wenn zwei bis drei Dinge gepaced werden. Mithilfe des Pacings fühlt sich der Klient von seinem Therapeuten verstanden und angenommen, was seine Motivation, in Trance zu gehen, erhöht.

Einige Beispiele für Pacing und Leading wären:

- Die Patientin liegt auf einer Couch und von draußen hört man Straßenlärm.

Hypnotiseur: Sie liegen auf meiner Couch (Pacing), hören die Autos, die draußen vorbeifahren (Pacing) und können mehr und mehr loslassen (Leading). Es wird davon ausgegangen, dass die Klientin zu den beiden Äußerungen des Therapeuten „Sie liegen auf meiner Couch, hören die Autos, die draußen vorbeifahren" innerlich ja sagt. Es wird ein Yes-Set hergestellt und die Wahrscheinlichkeit steigt, dass sie zu der anschließenden Suggestion „und können mehr und mehr loslassen" auch ja sagen wird. Mithilfe des Pacings soll also die Klientin in einen Zustand des „Ja-Sagens" gebracht werden, um Suggestionen eher annehmen zu können. Die weiteren Beispiele dienen zur tieferen Verdeutlichung dieser Technik.

- Der Patient sitzt auf einem Sessel und die Therapeutin paced seine Sitzhaltung.

Hypnotiseurin: Sie sitzen auf Ihrem Sessel (Pacing), beide Füße berühren den Boden (Pacing), Ihre Arme sind ineinander verschränkt (Pacing) und Sie dürfen die Augen schließen und nach innen gehen (Leading).

- Die Patientin sitzt auf einem Sessel und blickt auf den Boden. Die Heizung im Raum macht ab und zu klopfende Geräusche.

Hypnotiseur: Sie sitzen auf Ihrem Sessel (Pacing) und schauen auf den Boden (Pacing), sie hören das Klopfen der Heizung (Pacing) und bemerken allmählich, wie alle Muskeln in Ihrem Körper loslassen dürfen (Leading), etc.

2.3 Sprachmuster in der Hypnotherapie

Trancezustände lassen sich mithilfe unterschiedlicher Techniken erzeugen. Während in anderen Kulturen bestimmte Tänze und Rituale als Mittel zur Tranceinduktion dienen, werden hypnotische Zustände in unseren Breitengraden durch bestimmte Sprachmuster eingeleitet.

Zur Formulierung von Hypnosetexten gilt es einige Grundregeln zu beachten:

2.3.1 Gegenwartsform

Die Formulierungen sollten in der Gegenwartsform gesprochen werden, um die Qualität des Hier und Jetzt zu verstärken. Dem Übenden wird somit das Gefühl vermittelt, dass das in der Trance Erlebte im Moment geschieht.

2.3.2 Einfache Formulierungen

Es werden einfache und kurze Sätze verwendet, um dem Klienten das Verfolgen der Hypnoseübung möglichst zu erleichtern.

2.3.3 Positive Aussagen

Die Formulierungen erfolgen in positiver Form. Also z. B. „Ihr Kopf fühlt sich frei und leicht an" anstatt „Sie haben **keine** Kopfschmerzen mehr". Negative Formulierungen ziehen zu sehr den Fokus der Aufmerksamkeit auf die Dinge, wovon sich der Klient entfernen möchte. Der Satz „Sie haben keine Kopfschmerzen mehr" könnte zu einer Betonung und Verstärkung von Kopfschmerzen führen. Positive Formulierungen lenken die Aufmerksamkeit des Übenden auf das von ihm angestrebte Ziel.

Einige Beispiele für positive und negative Formulierungen:

- „Ihre Füße fühlen sich wohlig warm an", statt „Sie haben keine kalten Füße mehr"
- „Der ganze Körper entspannt sich mehr und mehr", statt „Sie sind nicht mehr angespannt"
- „Wenn Sie einem Hund begegnen, fühlen Sie sich ruhig und entspannt", statt „Sie haben keine Angst mehr vor Hunden"
- „Ihr Schlaf bessert sich von Nacht zu Nacht", statt „Sie werden in Zukunft keine Schlafstörungen mehr haben"

2.3.4 Modalformen

Unter Modalformen versteht man nicht-autoritäre Sprachmuster, wie z. B.:

- „**Sie können** die Augen schließen"
- „**Wenn Sie erlauben, darf** sich der Körper immer mehr entspannen"
- „**Wenn es für Sie in Ordnung ist,** dann **können** Sie sich bequem zurücklehnen"

Diese Sprachmuster helfen Widerstände bei den Klientinnen zu vermeiden, indem sie den Betroffenen die Wahlfreiheit bezüglich ihrer Mitarbeit während der Übung gewähren. Die Aussage „Sie können die Augen schließen" lädt die Klientin ein, die Augen zu schließen.

Es ist jedoch kein Befehl. Die Entscheidung, die Augen zu schließen oder geöffnet zu lassen, bleibt bei dem Übenden. Würde die Hypnotherapeutin Interventionen in der Befehlsform aussprechen (z. B. „schließen Sie die Augen", „Entspannen Sie sich jetzt", „Lehnen Sie sich zurück"), dann könnten sich die Klienten bevormundet fühlen und eine Kooperation verweigern, indem sie sich nicht auf die Hypnose einlassen.

2.3.5 Verbindungswörter

Bei dieser Technik wird eine nichtkausale, aber dennoch suggestive Verknüpfung von faktischen und erwünschten Verhaltensweisen hergestellt. Mithilfe von Verbindungswörtern werden objektive und momentan erfahrbare Begebenheiten mit Suggestionen verknüpft. Begriffe wie „und" oder „während" können als Verbindungswörter eingesetzt werden. Wie z. B.

- „Sie sitzen auf dem Stuhl **und** können dabei mehr und mehr loslassen".

Die objektive Tatsache, dass die Klientin auf dem Stuhl sitzt, wird mit der Suggestion, dass sie mehr und mehr loslassen kann, in Verbindung gebracht. Es wird also so getan, als ob es eine Verbindung zwischen dem Sitzen auf dem Stuhl und dem Loslassen der Klientin gäbe.

- „Sie hören das Klopfen der Heizung **und** Ihr ganzes Gesicht entspannt sich".

Das Klopfen der Heizung wird mit der Entspannung im Gesicht in Verbindung gebracht.

- „**Während** Sie meinen Worten folgen, bemerken Sie, wie Ihre Augenlider immer schwerer werden".

Hier bringt das Wort, „während" die faktische Gegebenheit, dass der Klient dem Therapeuten zuhört, mit der Entspannung der Augenlider in Verbindung.

- „**Während** Sie Ihre Arme verschränkt haben, dürfen Sie alle Anspannung loslassen".

Die verschränkten Arme werden mit dem Loslassen der Anspannung in Verbindung gebracht.

- „**Während** Sie bequem auf Ihrem Sessel sitzen, dürfen Sie an schöne Situationen denken, in denen Sie sich richtig wohlgefühlt haben".

Das Sitzen auf dem Sessel wird mit der Erinnerung schöner Situationen in Verbindung gebracht.

- „**Während** Sie ruhig ein- und ausatmen, wird Ihnen bewusst, wie viel Sie in Ihrem Leben erreicht haben".

Es wird ein Zusammenhang zwischen der Atmung und das Bewusstwerden der Dinge, die der Klient in seinem Leben erreicht hat, hergestellt.

- „**Während** Sie Ihre Schmerzen wahrnehmen, können Sie auch die Körperstellen spüren, die sich gut anfühlen".

Dem Klienten wird suggeriert, dass das Fühlen seiner Schmerzen auch zur Wahrnehmung von Schmerzfreien Körperstellen führt.

2.3.6 Pseudologische Verbindungen

Mit der Technik der pseudologischen Verbindungen wird eine den Verbindungswörtern ähnliche Intention verfolgt. Auch hier wird zwischen einer faktischen Gegebenheit und eines erwünschten Zielzustands ein Zusammenhang hergestellt. Pseudologische Verbindungen dienen eher zur Suggestion von Prozessen. Es werden Satzstrukturen verwendet, wie „Jedes Mal, wenn …", „Je mehr … desto", „Wenn … dann", „Weil …". Die folgenden Beispiele verdeutlichen den suggestiven Charakter pseudologischer Verbindungen.

- „**Jedes Mal, wenn** sich das Pendel nach rechts bewegt, wird sich Ihre Trance noch mehr vertiefen".

Es wird ein Zusammenhang zwischen der Rechtsbewegung des Pendels und der Trancetiefe hergestellt.

- „**Jedes Mal, wenn** Sie ein Vorbeifahrendes Auto hören, können Sie noch tiefer in die Entspannung gehen".

Vorbeifahrende Autos werden mit der Entspannung des Übenden in Verbindung gebracht.

- „**Je mehr** Sie mir zuhören, **desto** besser können Sie sich entspannen und loslassen".

Es wird suggeriert, dass sich Entspannung und Loslassen mit dem Zuhören verstärken.

- „**Je mehr** Sie sich zurücklehnen, **desto** leichter können Sie in Trance gehen".

Das Zurücklehnen wird mit der Trancetiefe in Verbindung gesetzt.

- „**Wenn** Sie auf meine Worte hören, **dann** wird es Ihnen immer leichter fallen, in Trance zu gehen".

Es wird so getan, als ob das Erreichen eines Trancezustands vom Zuhören abhängt.

- „**Wenn** Sie auf das Pendel achten, **dann** wird sich die Trance mit der Zeit von allein einstellen".

Das Erreichen der Trance wird mit dem Pendel in Verbindung gebracht.

- „**Weil** Sie auf das Pendel achten, können sich die Schultern immer besser entspannen".

Es wird suggeriert, dass die Konzentration auf das Pendel eine Entspannung in den Schultern bewirken wird.

- „**Weil** Sie die Augen schließen, werden Sie sich immer wohler fühlen".

Das Schließen der Augen wird mit einem zunehmenden Wohlgefühl in Verbindung gebracht.

2.3.7 Scheinalternativen

Bei dieser Technik lässt man den Klienten glauben, dass er die Alternative hat, wie er reagieren möchte.
- „**Früher oder später** werden die Arme leicht".

Dem Klienten wird das Gefühl gegeben, dass er die Freiheit hat, selbst darüber zu entscheiden, wann sich die Arme leicht anfühlen werden, was seine Kooperationsbereitschaft erhöht. In den Scheinalternativen steckt jedoch die Suggestion, dass sich die Arme auf jeden Fall leichter anfühlen werden. Nur der Zeitpunkt steht noch nicht fest. Im Folgenden werden weitere Suggestionsmöglichkeiten anhand dieser Formulierung vorgestellt:
- „**Früher oder später** werden Sie diese Schwierigkeiten überwunden haben und wieder mehr Lebensfreude genießen können".

Dass der Klient seine Schwierigkeiten überwinden und wieder mehr Lebensfreude empfinden wird, steht fest. Dem Übenden wird die Wahl des Zeitpunkts gelassen.
- „**Früher oder später** wird es Ihnen möglich sein noch mehr loszulassen".

Es steht fest, dass die Klientin loslassen wird. Der Zeitpunkt wird nicht festgelegt und suggeriert der Übenden eine gewisse Wahlfreiheit.
- „**Früher oder später** können Sie gelassener mit Ihrem Chef umgehen".

Es wird suggeriert, dass der Übende auf jeden Fall gelassener mit dem Chef umgehen wird. Der Zeitpunkt steht noch nicht fest.

- „Sie gehen in eine tiefe Trance. Vielleicht **jetzt oder später**".

Der Patientin wird suggeriert, dass sie selbst entscheiden kann, wann sie in Trance gehen möchte. Sie hat den Eindruck, frei wählen zu dürfen. In dieser Suggestion steckt die Information, dass sie auf jeden Fall in Trance gehen wird.

- „Sie können Ihre Augen schließen, **jetzt oder gleich**".

Der Klient denkt, dass er selbst entscheiden kann, wann er die Augen schließt. Die Suggestion „jetzt oder gleich" beinhaltet jedoch, dass das Schließen der Augen demnächst geschehen wird.

2.3.8 Weitere indirekte Formulierungen

Die zunehmende Praktik indirekter Sprachmuster verdeutlicht mit der Zeit das Potenzial dieser Technik, die weiter ausgebaut werden kann. Johann B. Garnitsching und Maximilian Ganster (1996) haben mit ihrem Kartenspiel „Hypno-Card" kreative Möglichkeiten indirekter Techniken entwickelt, die auszugsweise vorgestellt werden.

„Es ist völlig in Ordnung, wenn ..."

- „**Es ist völlig in Ordnung,** wenn Sie mit jedem Ausatmen Ihre Anspannung aus dem Körper hinauspusten".

Dem Klienten wird nicht befohlen, dass er mit jedem Ausatmen die Anspannung aus dem Körper hinauspusten soll, sondern es wird ihm die Idee vermittelt, dass dies möglich und in Ordnung ist.

- „**Es ist völlig in Ordnung,** wenn Ihre Schmerzen am Anfang noch da sind, bevor sie sich mit jedem Atemzug mehr und mehr zurückziehen können".

Es wird suggeriert, dass sich die Schmerzen nach einer gewissen Zeit mit jedem Atemzug zurückziehen können. Mit „es ist völlig in Ordnung" gerät die Übende nicht unter Druck, möglichst rasch eine Schmerzlinderung empfinden zu müssen.

- „**Es ist völlig in Ordnung,** wenn Sie an der Wirkung dieser Übungen zweifeln, bevor sich die Entspannung im ganzen Körper ausbreiten darf".

Mithilfe dieser Formulierung können auch Zweifel des Klienten gepaced werden, um im Anschluss eine Entspannungsinduktion einzuleiten.

„Vielleicht haben Sie nicht gewusst, dass ..."

- „**Vielleicht haben Sie nicht gewusst, dass** Sie mithilfe der Atmung Ihre Schmerzen lindern können".

Die Übende wird nicht direkt angesprochen („Sie können mithilfe der Atmung Ihre Schmerzen lindern"), sondern indirekt, wodurch ihr Gefühl der Wahlfreiheit gestärkt wird. Hier einige weitere Beispiele:

- „**Vielleicht haben Sie noch nicht gewusst, dass** Sie lernen können, sich zu entspannen".

Statt: „Sie können lernen, sich zu entspannen".

- „**Vielleicht haben Sie noch nicht gewusst,** dass Sie Ihre Schmerzen beeinflussen können".

Statt: „Sie können Ihre Schmerzen beeinflussen".

„Vielleicht nehmen Sie gerade wahr, wie ..."

- „**Vielleicht nehmen Sie gerade wahr, wie** sich die Muskeln in Ihren Schultern entspannen".

Statt: „Die Muskeln in Ihren Schultern entspannen sich".

- „**Vielleicht nehmen Sie gerade wahr, wie** sich Ihre Augen schließen und Sie den Alltag für einen Moment vergessen wollen".

Statt: „Schließen Sie die Augen und vergessen Sie den Alltag".

- „**Vielleicht nehmen Sie gerade wahr, wie** Sie Ihrem Körper wieder mehr Vertrauen schenken".

Statt: „Schenken Sie Ihrem Körper mehr Vertrauen".

„Sie wissen vielleicht nicht genau, ob …"

- „**Sie wissen vielleicht nicht genau, ob** sich dieses angenehme Gefühl im ganzen Körper ausbreiten wird".

Statt: „Dieses angenehme Gefühl breitet sich im ganzen Körper aus".

- „**Sie wissen vielleicht nicht genau, ob** Sie Ihre Schmerzen auch im Alltag kontrollieren können".

Statt: „Sie können Ihre Schmerzen auch im Alltag kontrollieren".

- „**Sie wissen vielleicht nicht genau, ob** Sie Ihre Fähigkeiten in Trance zu gehen, noch weiter vertiefen können".

Statt: „Sie können Ihre Fähigkeiten in Trance zu gehen, noch weiter vertiefen".

„Sie haben vielleicht noch nicht bemerkt, …"

- „**Sie haben vielleicht noch nicht bemerkt,** wie einfach es ist, in Trance zu gehen".

Statt: „Gehen Sie in Trance".

- „**Sie haben vielleicht noch nicht bemerkt,** dass Ihre Schmerzen nachgelassen haben".

Statt: „Ihre Schmerzen haben nachgelassen".

- „**Sie haben vielleicht noch nicht bemerkt,** dass Sie mithilfe der Vorstellungskraft Ihre Schmerzen lindern können".

Statt: „Sie können mithilfe der Vorstellungskraft Ihre Schmerzen lindern".

„**Ich könnte Ihnen sagen, dass …, aber …**"

- „**Ich könnte Ihnen sagen, dass** sich Ihre Schmerzen lindern werden, **aber** das werden Sie bald selbst entdecken".

Statt: „Ihre Schmerzen werden sich lindern".

- „**Ich könnte Ihnen sagen, dass** sich Ihr ganzer Körper entspannen wird, **aber** ich möchte nicht zu viel verraten".

Statt: „Ihr ganzer Körper wird sich entspannen".

- „**Ich könnte Ihnen sagen, dass** Sie in Trance gehen können, **abe**r wahrscheinlich ahnen Sie dies bereits".

Statt: „Sie können in Trance gehen".

„**Es gibt Menschen, die …**"

- „**Es gibt Menschen, die** tagsüber immer wieder eine kleine Pause einlegen".

Statt: „Legen Sie tagsüber eine kleine Pause ein".

- „**Es gibt Menschen, die** ihre Schmerzen durch Entspannung kontrollieren können".

Statt: „Sie können Ihre Schmerzen durch Entspannung kontrollieren".

- „**Es gibt Menschen, denen** es leichtfällt, in Trance zu gehen".

Statt: „Es wird Ihnen leichtfallen in Trance zu gehen".

„**Etwas in Ihnen bewirkt, dass Sie …**"

- „**Etwas in Ihnen bewirkt, dass Sie** Ihre Schmerzen von außen betrachten können".

Statt: „Betrachten Sie Ihre Schmerzen von außen".

- „**Etwas in Ihnen bewirkt, dass Sie** anfangen, an Ihre Selbstwirksamkeit zu glauben".

Statt: „Fangen Sie an, an Ihre Selbstwirksamkeit zu glauben".

- „**Etwas in Ihnen bewirkt, dass Sie** Ihre Gesundheit an die erste Stelle setzen".

Statt: „Sie müssen Ihre Gesundheit an die erste Stelle setzen".

„**Auf einer gewissen Ebene wissen Sie vielleicht schon, …**"

- „**Auf einer gewissen Ebene wissen Sie vielleicht schon,** dass Sie in Trance gehen können".

Statt: „Gehen Sie in Trance".

- „**Auf einer gewissen Ebene wissen Sie vielleicht schon,** dass Sie sich von Ihren Schmerzen distanzieren können".

Statt: „Distanzieren Sie sich von Ihren Schmerzen".

- **„Auf einer gewissen Ebene wissen Sie vielleicht schon,** dass Sie sich Ihr Leben leichter machen dürfen".

Statt: „Machen Sie sich Ihr Leben leichter".

„Sie werden möglicherweise …"
- „**Sie werden möglicherweise** das Bedürfnis verspüren, mehr auf Ihre Gesundheit zu achten".

Statt: „Achten Sie mehr auf Ihre Gesundheit".

- „**Sie werden möglicherweise** feststellen, dass Ihr Wert unabhängig von Ihrer Leistungsfähigkeit ist".

Statt: „Ihr Wert ist unabhängig von Ihrer Leistungsfähigkeit".

- „**Sie werden möglicherweise** fürsorglicher mit sich umgehen".

Statt: „Gehen Sie fürsorglicher mit sich um".

„Sie möchten vielleicht …"
- „**Sie möchten vielleicht** aktiv an Ihrer Gesundheit arbeiten".

Statt: „Arbeiten Sie aktiv an Ihrer Gesundheit".

- „**Sie möchten vielleicht** bewusster mit Ihrem Körper umgehen".

Statt: „Gehen Sie bewusster mit Ihrem Körper um".

- „**Sie möchten vielleicht** regelmäßig in Trance gehen".

Statt: „Gehen Sie regelmäßig in Trance".

„Wer weiß schon genau, ob …"

- „Wer weiß schon genau, ob Ihre Muskeln jetzt schon loslassen möchten".

Statt: „Lassen Sie Ihre Muskeln jetzt los".

- „Wer weiß schon genau, ob Sie noch tiefer in Trance gehen können".

Statt: „Gehen Sie noch tiefer in Trance".

- „Wer weiß schon genau, ob sich Ihr Körper noch behaglicher fühlen darf".

Statt: „Ihr Körper fühlt sich noch behaglicher".

„Ich frage mich, ob …"

- „Ich frage mich, ob Sie sich im Alltag von Ihren Schmerzen distanzieren können".

Statt: „Sie können sich im Alltag von Ihren Schmerzen distanzieren".

- „Ich frage mich, ob Sie Ihre Fähigkeit, in Trance zu gehen, noch mehr ausbauen werden".

Statt: „Bauen Sie Ihre Fähigkeit, in Trance zu gehen, noch mehr aus".

- „Ich frage mich, ob Sie sich öfters eine Pause gönnen werden".

Statt: „Gönnen Sie sich öfters eine Pause".

„Sie werden merken, dass irgendwann …"

- „Sie werden merken, dass irgendwann Ihre Schultern loslassen und sich ein angenehmes Gefühl im ganzen Körper ausbreiten darf".

Statt: „Ihre Schultern lassen los und ein angenehmes Gefühl breitet sich im ganzen Körper aus".

- „**Sie werden merken, dass irgendwann** Ihre Schmerzen nachlassen werden".

Statt: „Ihre Schmerzen lassen nach".

- „**Sie werden merken, dass irgendwann** der Körper das Bedürfnis hat, in Trance zu gehen".

Statt: „Gehen Sie in Trance".

„**Ich frage mich, ob Sie … werden, oder nicht**"

- „**Ich frage mich, ob Sie** mehr auf Ihre Gesundheit achten **werden, oder nicht**".

Statt: „Achten Sie mehr auf Ihre Gesundheit".

- „**Ich frage mich, ob Sie** jetzt schon in Trance gehen **werden, oder nicht**".

Statt: „Gehen Sie jetzt in Trance".

- „**Ich frage mich, ob Sie** dieses Wohlgefühl im Körper bemerken **werden, oder nicht**".

Statt: „Sie bemerken dieses Wohlgefühl im Körper".

„**Letztendlich …**"

- „**Letztendlich** werden Sie sich wundern, wie einfach es ist, in Trance zu gehen".

Statt: „Gehen Sie in Trance".

- „**Letztendlich** werden Sie mehr auf Ihre Gesundheit achten".

Statt: „Achten Sie mehr auf Ihre Gesundheit".

- „**Letztendlich** werden Ihre Schmerzen nachlassen".

Statt: „Ihre Schmerzen lassen nach".

„Es ist durchaus möglich, dass …"

- „**Es ist durchaus möglich, dass** sich Ihr Körper noch wohler fühlen darf".

Statt: „Ihr Körper fühlt sich noch wohler".

- „**Es ist durchaus möglich, dass** Sie in Trance gehen werden".

Statt: „Gehen Sie in Trance".

- „**Es ist durchaus möglich, dass** Ihre Schmerzen nachlassen".

Statt: „Ihre Schmerzen lassen nach".

„Wie wäre es für Sie, wenn …"

- „**Wie wäre es für Sie, wenn** Sie Ihre Schmerzen von außen betrachten könnten?"

Statt: „Betrachten Sie Ihre Schmerzen von außen".

- „**Wie wäre es für Sie, wenn** Sie noch tiefer in Trance gehen?"

Statt: „Gehen Sie noch tiefer in Trance".

- „**Wie wäre es für Sie, wenn** Sie zum Beobachter Ihrer Schmerzen werden?"

Statt: „Werden Sie zum Beobachter Ihrer Schmerzen".

„Sie können …, weil …"

- „**Sie können** in Trance gehen, **weil** dies etwas natürliches ist."

Statt: „Gehen Sie in Trance".

- „**Sie können** sich eine Pause gönnen, **weil** Sie es sich verdient haben."

Statt: „Gönnen Sie sich eine Pause".

- „**Sie können** alle Muskeln loslassen, **weil** Sie fürsorglich mit sich umgehen dürfen."

Statt: „Lassen Sie alle Muskeln los".

„Sie brauchen gar nicht …"

- „**Sie brauchen** sich **gar nicht** anzustrengen, die Entspannung kommt von selbst."

Statt: „Entspannen Sie sich".

- „**Sie brauchen gar nicht** gegen Ihre Sorgen anzukämpfen. Die Sorgen vergehen, wie die Wolken am Himmel."

Statt: „Kämpfen Sie nicht gegen Ihre Sorgen an".

- „**Sie brauchen** sich **gar nicht** auf Ihre Schmerzen konzentrieren, die Schmerzen vergehen, sobald sich der Körper entspannt hat."

Statt: „Konzentrieren Sie sich nicht auf Ihre Schmerzen und entspannen Sie Ihren Körper".

„Vielleicht bewirkt …, dass Sie …"

- **„Vielleicht bewirkt** jeder Atemzug, **dass Sie** noch mehr loslassen können."

Statt: „Lassen Sie noch mehr los".

- **„Vielleicht bewirkt** diese Übung, **dass Sie** in Zukunft mehr auf Ihre Gesundheit achten."

Statt: „Achten Sie mehr auf Ihre Gesundheit".

- **„Vielleicht bewirkt** dieses Wohlgefühl im Körper, **dass Sie** mehr Selbstvertrauen gewinnen können."

Statt: „Sie müssen mehr Selbstvertrauen gewinnen".

„Es ist gut zu wissen, dass …"

- **„Es ist gut zu wissen, dass** Sie mithilfe der Entspannung, Ihre Schmerzen lindern können."

Statt: „Die Entspannung lindert Ihre Schmerzen".

- **„Es ist gut zu wissen, dass** jeder Gedanke und jedes Geräusch Ihnen hilft, noch tiefer in Trance zu gehen."

Statt: „Gehen Sie noch tiefer in Trance".

- **„Es ist gut zu wissen, dass** Ihre Schmerzen im Verlauf der Übung zurückgehen werden."

Statt: „Ihre Schmerzen werden im Verlauf der Übung zurückgehen".

„Sie wundern sich vielleicht, wie einfach es ist …"

- „Sie wundern sich vielleicht, wie einfach es ist, in Trance zu gehen."

Statt: „Gehen Sie in Trance".

- „Sie wundern sich vielleicht, wie einfach es ist, den Alltag zu vergessen und loszulassen."

Statt: „Vergessen Sie den Alltag und lassen Sie los".

- „Sie wundern sich vielleicht, wie einfach es ist, Schmerzen zu lindern."

Statt: „Sie werden Ihre Schmerzen lindern".

„Und jeder Gedanke von Ihnen kann dazu führen, dass ..."

- „Und jeder Gedanke von Ihnen kann dazu führen, dass Sie die Entspannung im Körper noch intensiver wahrnehmen."

Statt: „Nehmen Sie die Entspannung im Körper intensiver wahr".

- „Und jeder Gedanke von Ihnen kann dazu führen, dass Sie sich von Ihren Schmerzen noch mehr distanzieren können."

Statt: „Distanzieren Sie sich noch mehr von Ihren Schmerzen".

- „Und jeder Gedanke von Ihnen kann dazu führen, dass Ihr Bedürfnis, auf die Gesundheit zu achten, noch stärker wird."

Statt: „Achten Sie noch mehr auf Ihre Gesundheit".

„Was passiert, wenn Sie ..."

- „Was passiert, wenn Sie Ihrem Bedürfnis zu entspannen, noch mehr nachgeben?"

Statt: „Entspannen Sie sich".

- „**Was passiert, wenn Sie** sich erlauben, zum Beobachter Ihrer Schmerzen zu werden?"

Statt: „Werden Sie zum Beobachter Ihrer Schmerzen".

- „**Was passiert, wenn Sie** noch tiefer in Trance gehen?"

Statt: „Gehen Sie noch tiefer in Trance".

2.4 Konfusionstechnik

Mithilfe der Konfusionstechnik verwendet die Hypnotiseurin Sprach- und Verhaltensmuster, die die Klientin verwirren sollen. Durch Verwirrungen sollen die Klienten in ihren Denkmustern aufgerüttelt und destabilisiert werden, um deren Empfänglichkeit für Suggestionen zu steigern. Durch eine kurzzeitige Verwirrung soll das bewusste Denken des Klienten abgeschaltet werden, um einen Zugang zu seinem Unbewussten zu erlangen.

Im Folgenden werden Sprachmuster vorgestellt, die Konfusion bewirken können:

- „Solange man lebt, lernt man und solange man lernt, lebt man" (nach Wilhelm Gerl; während eines Seminars der Milton Erickson Gesellschaft 1999).

Dieser Satz muss schnell gesprochen werden, damit die Klientin möglichst wenig Zeit hat, genauer über den Inhalt nachzudenken. Zudem beinhaltet der zweite Teil des Satzes „solange man lernt, lebt man" keine Logik. Nach der Konfusionstechnik sollte unmittelbar die beabsichtigte Suggestion folgen, um das eventuell nur kurze Zeitfenster, in dem das Bewusstsein abgeschaltet und die Übende für Suggestionen empfänglich ist, zu nutzen. Z.B. „Solange man lebt, lernt man und solange man lernt, lebt man (schnell gesprochen). Und beide Augenlider werden so schwer, dass sie sich nicht mehr öffnen möchten (langsam gesprochen)". Erfolgt nach der Konfusionstechnik eine Pause, dann ist die Wahrscheinlichkeit hoch, dass der Überraschungs- und Verwirrungseffekt dieser Methode verpasst wird und der Übende wieder mehr in den bewussten Zustand zurückkommt.

- „Die Entspannung kann durch Ihren ganzen Körper strömen. Von oben nach unten, von unten nach oben, von links nach rechts, von rechts nach links, rundherum tief und angenehm entspannt".

Dieser Satz wird schnell gesprochen und die Suggestion erfolgt unmittelbar danach. Z.B. „Die Entspannung kann durch Ihren ganzen Körper strömen. Von oben nach unten, von unten nach oben, von links nach rechts, von rechts nach links, rundherum tief und angenehm entspannt (schnell gesprochen) können Sie sich in eine angenehme und wohltuende Trance hineinsinken lassen (langsam gesprochen)".

- „Vielleicht geht zuerst Ihre linke Hand in die Entspannung, dann das rechte Bein, oder zuerst der rechte Arm, dann das linke Bein, vielleicht die rechte Hand, dann der linke Fuß (schnell gesprochen)". Danach erfolgt wieder eine Suggestion, wie z. B. „während der Kopf alle Gedanken loslässt und meine Worte Sie begleiten dürfen" (langsam gesprochen).

2.5 Fraktionierung als Methode zur Trancevertiefung

Mithilfe der Fraktionierung wird die Trancetiefe intensiviert. Nach der Induktion einer Trance wird der Patient wieder kurz ins Hier und Jetzt orientiert. Danach erfolgen wieder eine Tranceinduktion und eine kurze Orientierung im Hier und Jetzt, usw. Dieser Vorgang wird in der Regel drei bis fünfmal wiederholt. Die Verstärkung der Trancetiefe wird durch die Tatsache erklärt, dass Menschen lernende Wesen sind. Das Gelernte (die Tranceerfahrung) wird mit jeder Wiederholung besser.

Ein Beispiel:

- „Schließen Sie bitte die Augen. Sie können mit jedem Ausatmen tiefer und tiefer in die Entspannung gehen. Alle Muskeln und Nerven im Körper lassen los und Sie werden mit jedem Atemzug ruhiger und ruhiger. Je ruhiger und ruhiger Sie werden, umso mehr und mehr entspannt sich Ihr ganzer Körper. *Pause.* Sie hören meine Stimme und können dabei mehr und mehr loslassen. Während Sie mehr und mehr loslassen, können Sie tiefer und tiefer in eine wohltuende, heilsame Trance hinabgleiten. Ich zähle jetzt von eins auf drei. Erst bei drei, bitte nicht vorher, werden Sie die Augen kurz öffnen und dann gleich wieder schließen. Mit dem Schließen der Augenlider wird sich die Entspannung verdoppeln. Ich beginne gleich zu zählen. Eins, zwei, drei, Augen auf, Augen zu (dieser Satz muss schnell gesprochen werden. Die Augen werden nur kurz geöffnet und dann wieder geschlossen) und mit dem Schließen der Augenlider doppelt so tief entspannt. Alle Muskeln und Nerven im Gesicht doppelt so tief entspannt. Die Entspannung gleitet hinab über den Hinterkopf. *Pause.* Zu den Schultern. *Pause.* Dem Rücken. *Pause.* Beide Arme und Hände. *Pause.* Beine und Füße. *Pause.* Ich zähle wieder von eins auf drei. Und erst bei drei, bitte nicht vorher, öffnen Sie kurz die Augen und mit dem Schließen der Augen wird sich die Trance nochmals vertiefen. Und ich beginne zu zählen, eins, zwei, drei. Augen auf, Augen zu. Und mit dem Schließen der Augen noch tiefer in Trance. Tief und losgelöst. So entspannt, dass sich der Körper nicht mehr bewegen will … Ich zähle wieder von eins auf drei. Und erst bei drei, bitte nicht vorher, öffnen Sie kurz die Augen …".
- Ein kurzes Herausnehmen aus der Trance kann nicht nur mit dem Öffnen und Schließen der Augen erreicht werden. Weitere Möglichkeiten wären z. B.
    - „Ich zähle jetzt von eins auf drei und erst bei drei, bitte nicht vorher, kneifen Sie kurz die Augen zusammen und lassen gleich wieder los"
    - „Ich zähle jetzt von eins auf drei. Und erst bei drei, bitte nicht vorher, ballen Sie beide Hände zu einer Faust zusammen und lassen gleich wieder los".

- „Ich zähle gleich von eins auf drei und erst bei drei, bitte nicht vorher, heben Sie kurz den rechten Arm und lassen ihn gleich wieder nach unten fallen".
- „Ich zähle von eins auf drei. Aber erst bei drei, bitte nicht vorher, drücken Sie beide Fußspitzen in den Boden und lassen gleich wieder los".
- Usw.

- Eine weitere einfache Möglichkeit der Fraktionierung besteht darin, den Klienten zu instruieren, seine Augen abwechselnd zu öffnen und zu schließen. Mit dieser Methode wird der Klient immer müder, sodass es zunehmend schwieriger wird, die Augen zu öffnen:

„Ich zähle jetzt von hundert rückwärts auf eins. Sie schließen die Augen bei den ungeraden zahlen und öffnen sie bei den Geraden. Ich beginne zu zählen. Hundert. Augen auf. Neunundneunzig. Augen zu. Achtundneunzig. Augen auf. Siebenundneunzig Augen zu … Eins. Augen zu. Die Augen bleiben geschlossen. Können sich ausruhen. Tiefer und tiefer geht die Reise. Hinab in eine angenehme Trance …".

Die VAKOG-Methode zur Erzeugung lebhafter Vorstellungen
In der Trance induzierte Vorstellungen gewinnen an Lebhaftigkeit, wenn beim Klienten alle vier Sinneskanäle abgefragt werden. Dieses Vorgehen kommt aus dem neurolinguistischen Programmieren (NLP) und wird als VAKOG-Methode bezeichnet. V steht für „visuell", A für „auditiv", K für „kinästhetisch", O für „olfaktorisch" und G für „gustatorisch". Die Wahrnehmung der verschiedenen Sinneskanäle kann mit folgenden Fragen angeregt werden:
  V wie visuell

- Was sehen Sie?
- Welche Farben oder Gegenstände können Sie sehen?
- Erleben Sie diese Situation als eher hell oder dunkel?
- Ist es Tag oder Nacht?
- Können Sie alles scharf erkennen? Gibt es Dinge, die Sie eher verschwommen sehen?
- Usw.

A wie auditiv

- Was hören Sie in dieser Situation?
- Welche Töne und Klänge können Sie wahrnehmen?
- Hören Sie Naturgeräusche, wie Vogelzwitschern oder Meeresrauschen?
- Hören Sie eine Melodie?
- Usw.

K wie kinästhetisch

- Gibt es etwas, das Sie körperlich spüren Können? Vielleicht die Temperatur/Ihre Unterlage/etwas, das Sie berühren?
- Wieviel Raum spüren Sie um sich herum? Können Sie sich frei bewegen?
- Können Sie Ihre Emotionen auch körperlich spüren?

O wie olfaktorisch

- Welche Düfte/Gerüche steigen Ihnen in die Nase?
- Lösen die Düfte, die Sie riechen, bei Ihnen Emotionen und Erinnerungen aus?
- Usw.

G wie gustatorisch

- Nehmen Sie einen bestimmten Geschmack im Mund wahr?
- Ist diese Situation mit einem bestimmten Geschmack verbunden?
- Verbinden Sie mit diesem Geschmack eine Emotion oder Erinnerung?
- Usw.

Bei der Suggestion von Imaginationen müssen die Formulierungen möglichst offen gestaltet werden, um der Übenden die Wahlfreiheit zur Kreierung von eigenen Vorstellungen zu geben. Die Vorgaben der Therapeutin dürfen inhaltlich nicht zu sehr festgelegt sein. Es wird z. B.

nicht formuliert „auf Ihrer Wiese stehen rote Tulpen", sondern „können Sie Blumen sehen? Wenn ja, welche?". Zur Erhöhung der Wahlfreiheit des Übenden können folgende Formulierungen angewandt werden: „Es kann sein, dass Sie auf Ihrer Wiese Blumen sehen", „Ich weiß nicht, ob sich auf Ihrer Wiese Blumen befinden", „Vielleicht befinden sich auf Ihrer Wiese Blumen", „Sie können neugierig sein, ob sich auf Ihrer Wiese Blumen befinden", usw.

In meinem Buch „Praxisbuch imaginative Techniken in der Psychotherapie" (2021) werden imaginative Techniken und deren Anwendungsmöglichkeiten detailliert erklärt.

Übungsformen
Imaginative Übungen können als standardisierte Texte angeboten werden, was sich v. a. eignet, wenn Patienten Zuhause mit Audiodateien selbständig weiterüben möchten. Effektiver sind Übungen, die im Dialog zwischen Therapeutin und Patient stattfinden, da die aufgebauten Vorstellungen individuell auf den Patienten zugeschnitten werden können.

Tranceübungen können in assoziierter und dissoziierter Form angeboten werden. Assoziiert bedeutet, dass der Patient das Gefühl hat, er befindet sich in der Situation, die er mit allen Sinnesqualitäten (Sehen, Hören, Fühlen, Riechen/Schmecken) erlebt. In einem dissoziierten Modus wird der Übende zum Beobachter seiner selbst und sieht sich von außen. Wohltuende und angenehme Situationen werden in der Regel assoziiert imaginiert, während unangenehme Aspekte, wie Schmerzen, Angstsituationen oder traumatische Erlebnisse dissoziert vorgestellt werden.

Posthypnotische Suggestion
Posthypnotische Suggestionen verbinden die Lerninhalte aus der Tranceübung mit dem Alltag des Patienten. Z.B. „Sie werden sich von Tag zu Tag besser fühlen"; „Jedes Mal, wenn Sie Kopfschmerzen haben, können Sie die Augen schließen und sich entspannen"; „Jedes Mal, wenn Sie angespannt sind oder Schmerzen haben, werden Sie sich daran erinnern, dass Sie eine Pause machen dürfen"; „Jedes Mal, wenn Sie Kopfschmerzen haben, darf ein inneres Lächeln Ihre Schmerzen

lindern"; „Es wird Ihnen von Tag zu Tag besser gelingen Ihre Schmerzen zu lindern". Am Ende einer jeden Tranceübung sollen zwei bis drei posthypnotische Suggestionen angeboten werden, um den Transfer des Gelernten in den Alltag zu verstärken. In der klassischen Hypnotherapie werden zur Verstärkung von posthypnotischen Suggestionen Geschichten eingesetzt oder gar Amnesien erzeugt. Die Anwendung dieser Techniken macht eine ausführliche hypnotherapeutische Ausbildung notwendig und muss an dieser Stelle nicht vertieft werden.

Das Beenden einer Tranceübung
Jede Tranceübung muss beendet werden und es ist die Aufgabe der Therapeutin sicherzustellen, dass der Klient nach der Übung wieder im Hier und Jetzt ankommt. Bei den in diesem Buch vorgestellten Techniken handelt es sich um kürzere und weniger intensive Übungen, die in der Regel eher schnell und unkompliziert beendet werden können. Die Instruktion, der Klient solle tief ein- und ausatmen und sich dabei strecken und recken, reicht normalerweise aus, um eine kurze Übung zu beenden. Haben die Übenden tiefere Trancezustände erreicht, brauchen sie häufig eine etwas ausführlichere Ausleitung aus der Übung.

Wie z. B.: „Sie können sich langsam von der Übung verabschieden, indem Sie Ihre Aufmerksamkeit von Ihrer inneren Vorstellung weglenken und sich bewusst machen, wo Sie sind und welche Tageszeit es ist. Bitte atmen Sie tief ein und aus und bewegen Sie dabei langsam Ihre Finger und Zehen. Atmen Sie weiter tief durch und lassen Sie die Bewegungen immer größer werden. Wenn Sie sich richtig wach fühlen, dann öffnen Sie bitte die Augen" vgl. Bengler S. (2021). In meinem Buch „Praxisbuch imaginative Techniken in der Psychotherapie" werden weitere Formulierungen zum Beenden einer Übung vorgestellt.

Die im Folgenden beschriebenen Techniken zeigen weitere Beispiele für eine Tranceausleitung.

Hat der Patient nach einer Übung zwar die Augen geöffnet, aber das Gefühl, noch immer nicht richtig im Hier und Jetzt zu sein, so kann mit sogenannten Separatern gearbeitet werden. Separater sind bestimmte Fragen oder Handlungen, die das Bewusstsein und die Aufmerksamkeit des Klienten wieder komplett in die Gegenwart bringen sollen.

Das können z. B. Fragen sein:

- Was haben Sie gestern Mittag gegessen?
- Haben Sie ein Haustier?
- Wie viele Fenster hat Ihr Haus?
- Wie viele Ampeln gibt es auf Ihrem Weg zur Arbeit?
- Was ist Ihr Lieblingsessen? etc.

Diese Fragen zielen darauf ab, die Aufmerksamkeit des Klienten wieder ins Hier und Jetzt zu lenken, indem er aufgefordert wird, über alltägliche Dinge nachzudenken.

Separater können auch Aufforderungen zu bestimmten Handlungen sein:

- Der Therapeut kann die Klientin auffordern aus dem Fenster zu sehen und den Sonnenschein zu genießen.
- Die Therapeutin kann dem Patienten einen Ball zuwerfen und ein Ballspiel beginnen.
- Der Therapeut kann seine Klientin auffordern aufzustehen und einige Schritte durch den Raum hin- und herzugehen. Etc.

Kontraindikationen und eventuell auftauchende Probleme
Bevor mit einer Übung begonnen wird, sollte immer eine kurze Psychoedukation zum Ablauf und dem Ziel der Intervention stattfinden. Also z. B. „Bei der Übung, die Ich Ihnen heute zeigen möchte, werden Sie sich vorstellen, Sie sind an einem Sonnigen Ort und die Sonnenstrahlen erwärmen Ihre schmerzenden Körperstellen. In der Regel führt die Vorstellung von Wärme zu Muskelentspannung und Schmerzlinderung. Während der gesamten Übung werden Sie die Augen geschlossen halten, damit Sie intensiver bei Ihren inneren Bildern bleiben können". Zusätzlich muss immer gefragt werden, ob die Patientin mit der Übung einverstanden ist. Manchen Menschen ist es unangenehm, die Augen zu schließen. Das ist insbesondere bei traumatisierten Patienten und bei Klienten mit Angst vor Kontrollverlust der Fall. In diesen Fällen kann alternativ der Blick nach unten, z. B. auf den eigenen Schoß, gelenkt werden, sodass die Klientin nicht von der Umgebung abgelenkt wird.

Alle im Folgenden vorgestellten Übungen können auch im Dialog, also ohne Trance- und Entspannungsinduktion, durchgeführt werden, wobei in diesem Falle eine geringere Intensität an Lerneffekten in Kauf genommen werden muss. Sollte ein Patient nach der Psychoedukation die vorgeschlagene Intervention nicht ausführen wollen, dann muss dies unbedingt respektiert werden. Das Eruieren der Beweggründe gegen eine Übung kann in diesen Fällen helfen, tieferliegende Konflikte aufzudecken. Ein bohrendes und penetrantes Ausfragen des Patienten, warum er die Übung nicht mitmachen möchte, soll auf jeden Fall vermieden werden. Die Patienten werden immer darauf aufmerksam gemacht, dass sie die Übung jederzeit selbständig beenden können, indem sie die Augen öffnen oder sagen, dass sie nicht weitermachen wollen. Es gibt unterschiedliche Gründe für den vorzeitigen Abbruch einer Übung, wie z. B. plötzlich auftauchende Trauma-Erinnerungen, Schmerzverschlimmerung, Schwindelgefühle oder andere Formen des Unwohlseins. Will eine Patientin die Übung abbrechen, dann wird diesem Wunsch unverzüglich Folge geleistet und es werden die Gründe für den Abbruch eruiert, da diese eventuell wichtige Hinweise für die weitere Therapieplanung liefern können.

Nach Abschluss einer imaginativen Übung erfolgt immer eine Nachbesprechung bezüglich der Wirkung und eventueller Nebenwirkungen. Auch im Rahmen von kürzeren und weniger intensiven Tranceübungen können Trancephänomene auftreten, wie z. B., dass Körperteile nicht mehr gespürt bzw. als größer oder kleiner wahrgenommen werden. Im Trancezustand kann sich das Zeitgefühl verändern, sodass die Klienten die Übung als wesentlich kürzer oder länger empfinden können. In der Nachbesprechung können die Patienten bezüglich dieser Trancephänomene aufgeklärt und beruhigt werden. Patienten, die bisher keine Erfahrungen mit Entspannungsübungen und Meditationen gemacht haben, berichten meistens, dass sie zu Beginn der Übung Schwierigkeiten hatten, sich zu konzentrieren und durch Gedanken an den Alltag oder Geräusche leicht ablenkbar waren. Hier ist es wichtig, den Leistungsdruck, der bei einigen Klientinnen entsteht, abzubauen, indem erklärt wird, dass die Konzentrationsstörungen am Anfang ganz normal sind und sich mit regelmäßiger Übung abbauen werden. Die Übenden bekommen die Instruktion, gegen auftauchende Gedanken oder Geräusche im Außen nicht anzukämpfen, sondern diese zuzulassen und immer wieder mit der Konzentration zur Übung zurückzukommen. Die Patienten können also, mit ihrer Aufmerksamkeit, zwischen den Störreizen und der Übung hin- und herpendeln. Manche Übende geraten unter Druck, wenn sie sich die inneren Bilder nicht deutlich genug bzw. nicht mit allen Sinnesqualitäten vorstellen können. In diesen Fällen wird darauf hingewiesen, dass die Imagination etwas Individuelles ist und es keine standardisierten Vorgaben gibt, wie die inneren Vorstellungen sein müssen („So wie Sie sich die Situation vorstellen ist es in Ordnung. Manche Menschen haben das Gefühl, sie erleben die Situation real, andere sehen vielleicht nur einzelne Aspekte der Situation oder sehen das Bild von außen. Manche können kaum Bilder sehen aber hören oder spüren etwas. Die Vorstellung einer Situation kann sehr unterschiedlich sein und es gibt kein Richtig oder Falsch").

Imaginative Übungen sollten bei akuten Psychosen oder Drogenmissbrauch nicht angewendet werden, da der (bei diesen Diagnosen) ohnehin schon bestehende Realitätsverlust zusätzlich verstärkt wird.

Teil II
Suggestionen zur Schmerzlinderung

3

Suggestionen zur Temperaturveränderung an den betroffenen Körperstellen

3.1 Heilende Sonne

Mithilfe dieser Technik wird Wärme suggeriert, indem Sonnenstrahlen imaginiert werden, die auf schmerzende Körperstellen scheinen. Die Übung eignet sich besonders für spannungsbedingte Schmerzen, wie z. B. Schulter-Nacken-Schmerzen, Rückenverspannungen oder Bauchschmerzen.

3.1.1 Fallvorstellung

Bea, eine 32jährige verheiratete Mutter von zwei Kinder, leidet seit der Pubertät unter Endometriose. Sie berichtet: „Seit meiner ersten Regelblutung habe ich vor meiner Periode unwahrscheinliche Bauchschmerzen. Am Anfang meinten die Ärzte, dass sich die Hormone noch einspielen müssen. Danach hieß es, dass sich das Problem durch die

---

Ergänzende Information Die elektronische Version dieses Kapitels enthält Zusatzmaterial, auf das über folgenden Link zugegriffen werden kann https://doi.org/10.1007/978-3-662-66994-5_3.

Geburt des ersten Kindes lösen wird. Meine Schmerzen wurden nicht besser. Erst als Endometriose-Herde durch eine Operation entfernt wurden, ging es mir für ein Jahr besser, dann setzten die Schmerzen wieder ein. Ich will mich nicht ständig operieren lassen und die, vom Arzt vorgeschlagene, Hormontherapie habe ich nicht vertragen".

> **Exkurs Endometriose**
>
> Uhl (2006, zitiert durch Kröner-Herwig et al. 2011) fasst das klinische Bild der Endometriose wie folgt zusammen: „Die Patientinnen klagen über chronische Unterbauchschmerzen, schmerzhafte Regelblutungen, Ovulationsschmerzen, sexuelle Funktionsstörungen und bisweilen schmerzhafte Blasenentzündungen und bisweilen schmerzhafte Blasenentleerung und Defäkationsschmerzen. Schätzungen zufolge leiden etwa 10 % der Frauen im gebärfähigen Alter an einer Endometriose; nur bei der Hälfte dieser Frauen ist eine Behandlung, z. B. wegen Schmerzen oder Sterilität, indiziert." (Kröner-Herwig et al. 2011, S. 472). Als Ursache für die Schmerzen werden Wucherungen von Gebärmutterschleimhaut außerhalb der Gebärmutter angegeben. (Uhl 2006, zitiert durch Kröner-Herwig et al. 2011).

3.1.2 Suggestion im Dialog

Anhand des Sitzungsprotokolls mit der Patientin Bea wird das Vorgehen zur Suggestion von Wärme vorgestellt:

Therapeutin: *Sie möchten eine Möglichkeit finden, die Ihnen hilft, die Schmerzen zu lindern?*
Bea: Ja, vielleicht gibt es eine Meditation, die ich anwenden kann.
Therapeutin: Was machen Sie normalerweise, wenn Sie Schmerzen haben?
Bea: Wenn ich richtig starke Schmerzen habe, dann muss ich eine Tablette nehmen. Diese hilft meistens nur bedingt. Was zusätzlich hilft, ist Wärme. Ich habe ein kleines Heizkissen, das ich mir auf den Bauch lege.
Therapeutin: Die Wärme des Heizkissens lindert also Ihre Bauchschmerzen.

> **Kommentar**
> Es wird sichergestellt, dass die Patientin Wärme als angenehm und schmerzlindernd empfindet.

Bea nickt.

Therapeutin: *Ich zeige Ihnen eine Übung, mit deren Hilfe Sie mental ein Wärmegefühl im Bauch erzeugen können. Mit dieser Suggestion können Sie die Wirkung Ihres Heizkissens zusätzlich intensivieren. Ich werde Sie gleich bitten, eine bequeme Position einzunehmen und die Augen zu schließen. Nach einer kurzen Einleitung zur Entspannung, werde ich Sie auffordern, sich einen sonnigen Ort auf der Erde zu suchen. Hierfür werde ich Ihnen einige Fragen stellen, die Sie mir mit geschlossenen Augen beantworten können. Sie werden die Übung intensiver erleben und mehr von ihr profitieren können, wenn Ihre Augen geschlossen bleiben. Haben Sie Lust diese Imagination auszuprobieren?*

Bea: Ja.

Therapeutin: Gut, dann nehmen Sie eine bequeme Position ein, sodass Sie sich zurücklehnen und es sich richtig behaglich machen können. Atmen Sie ruhig ein und aus. *Pause.* Beobachten Sie, wie sich Ihr Körper beim Ein- und Ausatmen bewegt. *Pause.* Die Bewegungen Ihres Atems im Brustbereich. *Pause.* Im Bauchbereich. *Pause.* Vielleicht bemerken Sie auch leichte Bewegungen in den Armen und Beinen. *Pause.* Die harmonischen gleichmäßigen Bewegungen, die Sie Atemzug für Atemzug in eine angenehme Entspannung hinabgleiten lassen. *Pause.* Jetzt oder gleich. *Pause.* Sie werden vielleicht merken, dass sich Ihre Augenlider schwer anfühlen und müde werden. *Pause.* Und es ist völlig in Ordnung, wenn Sie die Augen schließen, während Ihr

	Körper mehr und mehr einschlafen darf. Und der Geist kann auf Reisen gehen. *Pause.* An einen schönen Ort, an dem die Sonne scheint. *Pause.* Ein ruhiger Ort, an dem sich Körper und Geist erholen können. *Pause.* Zur Ruhe finden. *Pause.* Vielleicht sehen Sie sich am Strand liegen oder auf einer schönen Wiese. *Pause.* Oder an einem anderen ruhigen Platz in der Natur. *Pause.* Sie können mit Ihrem Geist über der Erde schweben und sich einen schönen sonnigen Platz aussuchen. *Pause.* Während Sie mit jedem Ausatemzug immer mehr zur Ruhe finden können, darf der Geist seine Reise beginnen. *Pause.* Und während Ihre Augen geschlossen bleiben, können Sie mir mitteilen, ob Sie schon über der Erde schweben.
Bea:	Ja, ich fliege gerade über den Ozean.
Therapeutin:	Sie fliegen über den Ozean. Wie geht es Ihnen gerade?

> **Kommentar**
>
> Es wird sichergestellt, dass die Vorstellung des Fliegens für die Patientin angenehm ist. Menschen mit Höhen- oder Flugangst könnten bei dieser Vorstellung in Angst und Anspannung geraten.

Bea:	Gut, es ist ein freies Gefühl. Die Sonne scheint. Keine Wolken am Himmel und der strahlend blaue Ozean.
Therapeutin:	Sonnenschein und der strahlend blaue Ozean. Können Sie von hier oben schon einen schönen Platz erkennen? Einen sonnigen Ort, an dem Sie landen können. Ein besonderer Ort, an dem es möglich ist, Ihre Schmerzen zu lindern.
Bea:	Momentan sehe ich nur den blauen Ozean.
Therapeutin:	Nehmen Sie sich ruhig etwas Zeit und schauen Sie sich um. Von hier oben haben Sie einen guten Überblick. Wenn Sie möchten, können Sie noch etwas höher fliegen, um das Festland rundherum deutlicher

	wahrnehmen zu können. Nehmen Sie sich Zeit und fliegen Sie noch eine Weile herum, bis Sie einen guten Ort für sich gefunden haben.
Bea:	Ich bin jetzt etwas weiter nach oben geflogen.
Therapeutin:	Sie sind etwas weiter nach oben geflogen. Können Sie schon einen Ort erkennen?
Bea:	Ja, da unten ist eine kleine Insel.
Therapeutin:	Sie können eine kleine Insel erkennen. Was können Sie von hier oben sehen? Können Sie die Insel beschreiben? Gibt es da andere Menschen oder Tiere?
Bea:	Ich kann weder Menschen noch Tiere sehen. Nur Palmen. Und zwischen zwei Palmen ist eine Hängematte gespannt.
Therapeutin:	Eine Hängematte. Wie sieht die Hängematte aus?
Bea:	Es ist eine weiße Hängematte. Sie wirkt sehr einladend. Ich hätte Lust, mich daraufzulegen.
Therapeutin:	Sie hätten Lust, sich daraufzulegen. Wenn Sie möchten, können Sie Kurs auf diese Insel aufnehmen und zu dieser Hängematte fliegen. Möchten Sie das tun?
Bea:	Ja, das mache ich.
Therapeutin:	Bitte geben Sie mir Bescheid, wenn Sie auf der Insel angekommen sind.
Bea:	Ich bin schon da.
Therapeutin:	Sind Sie bei der Hängematte?
Bea:	Ja, ich stehe daneben.
Therapeutin:	Sie sind auf dieser Insel und stehen neben der Hängematte. Wenn Sie sich umschauen, was können Sie sehen?
Bea:	Da sind diese vielen Palmen rundherum und ein weißer Sandstrand.
Therapeutin:	Palmen und der weiße Sandstrand. Gibt es auch Geräusche, die Sie hören können?
Bea:	Im Vordergrund höre ich das Meer rauschen.
Therapeutin:	Gibt es noch andere Dinge, die Sie hören?
Bea:	Nein, nur das Meer.

Therapeutin:	Palmen, weißer Sandstrand und Meeresrauschen. Können Sie diesen Ort auch riechen? Gibt es Gerüche, die Sie wahrnehmen?

Kommentar

Die Sinnesmodalitäten „Sehen", „Hören" und „Riechen" werden abgefragt, um die Vorstellung des Ortes zu intensivieren. Die Sinnesmodalität „Fühlen" wird später zum Zwecke der Schmerzlinderung eruiert.

Bea:	Nein, ich kann nichts riechen.
Therapeutin:	Bitte schauen Sie in diesem Moment auf Ihre Bedürfnisse. Was möchten Sie als nächstes tun? Was wäre gut für Sie?
Bea:	Ich möchte mich auf die Hängematte legen.
Therapeutin:	Gut, legen Sie sich einfach auf die Hängematte. *Nach einer Pause.* Liegen Sie schon auf der Hängematte?
Bea:	Ja.
Therapeutin:	Wie geht es Ihnen? Liegen Sie bequem?
Bea:	Ja, sehr bequem.
Therapeutin:	Liegen Sie in der prallen Sonne oder spenden die Palmen ausreichend Schatten?
Bea:	Ich stelle mir vor, dass mein Kopf ganz im Schatten ist, und der restliche Körper ist im Halbschatten.
Therapeutin:	Wie geht es Ihrem Bauch? Haben Sie Schmerzen?
Bea:	Ich habe momentan leichte Schmerzen. Ich habe immer im Hintergrund Schmerzen.
Therapeutin:	Sie können sich vorstellen, wie die Sonne auf Ihren Bauch scheint und ihn angenehm erwärmt. Die Sonnenstrahlen dürfen gezielt auf Ihren Bauch scheinen und für Linderung sorgen. *Pause.* Sie können mir Rückmeldung geben, was gerade passiert.
Bea:	Die Sonne scheint auf meinen Bauch.

Therapeutin:	Die Sonne scheint auf Ihren Bauch. Können Sie mir beschreiben, wie Sie sich das vorstellen?
Bea:	Ich sehe, wie gelbe Sonnenstrahlen auf meinen Bauch scheinen.
Therapeutin:	Die gelben Sonnenstrahlen, die auf Ihren Bauch scheinen. In diesem Moment müssen Sie nichts Besonderes tun. *Pause.* Sie liegen bequem und können beobachten, wie die Sonnenstrahlen ihre Heilkraft entfalten. *Pause.* Sie wundern sich vielleicht, wie einfach es ist, dem Körper etwas Gutes zu tun. *Pause.* Vielleicht nehmen Sie gerade wahr, wie heilsam Sonnenstrahlen sein können. *Pause.* Je intensiver die Sonnenstrahlen auf Ihren Bauch scheinen, umso mehr angenehme, heilende Wärme darf sich ausbreiten. *Pause.* Während Sie nur daliegen und beobachten. *Pause.* Ihr Bauch wird immer wärmer und wärmer. *Pause.* Und je wärmer der Bauch wird, umso besser wird die Durchblutung. *Pause.* Die Haut am Bauch verfärbt sich rosa, das mehr und mehr in ein blasses Rot übergehen kann. *Pause.* Und während die Haut mehr und mehr von der Sonne erwärmt wird, umso intensiver werden die darunterliegenden Muskeln durchblutet. *Pause.* Früher oder später werden Sie dieses wohltuende Gefühl der Wärme deutlich spüren können. *Pause.* Sie brauchen nichts zu tun. *Pause.* Es ist gut zu wissen, dass die Sonne ihre heilenden Kräfte entfalten kann. *Pause.* Ganz von allein, ganz von selbst. *Pause.* Vielleicht können Sie mit Ihrem inneren Auge zu den Muskeln gehen und sehen, wie diese durchblutet werden. *Pause.* Die Gefäße in den Muskeln weiten sich. *Pause.* Die Muskeln werden weit und weich. *Pause.* Entspannen sich. *Pause.* Während Sie bequem liegenbleiben können und beobachten, wie die Sonne Ihrem Körper hilft. *Pause.* Während Ihre Augen geschlossen bleiben können, kann der Mund aus der Entspannung gehen und Sie können mir mitteilen, wie es Ihnen gerade geht.

> **Kommentar**
>
> Visuelle Komponenten, wie Sonnenstrahlen, die auf den Bauch scheinen, eine sich rosa verfärbende Haut und gut durchblutete Muskeln werden mit kinästhetischen Faktoren (Wärmeempfinden und Muskelentspannung) in Verbindung gebracht. Die Suggestionen werden mithilfe von Sprachtechniken intensiviert.

Bea: *Nach einer Pause.* Mir geht es gut. Ich bin entspannt.
Therapeutin: Sie sind entspannt. Wie geht es Ihrem Bauch?

> **Kommentar**
>
> Die Wirkung der Suggestion auf die Schmerzen wird eruiert.

Bea: Mein Bauch ist warm und entspannt.
Therapeutin: Ihr Bauch ist warm und entspannt. Bleiben Sie bitte bei diesem entspannten Gefühl im Bauch. *Pause.* Sie liegen an Ihrem Ort. *Pause.* Die Sonne scheint und erfasst den Bauch. *Pause.* Die Haut wird warm und angenehm rot. *Pause.* Die Muskeln werden gut durchblutet. *Pause.* Werden weit und weich. *Pause.* Und Sie fühlen sich immer wohler. *Pause.* immer wärmer. *Pause.* Immer weicher. *Pause.* Je mehr die Sonne auf Ihren Bauch scheint, umso wohler und entspannter fühlen Sie sich. *Pause.* Sie haben vielleicht noch nicht bemerkt, wie leicht sich Schmerzen und Verspannungen auflösen können. *Pause.* Vielleicht nehmen Sie gerade wahr, wie Ihre Schmerzen und Verspannungen einfach wegschmelzen. *Pause.* Abfließen. *Pause.* Die Muskeln werden weich – entspannen sich. *Pause.* Je weicher die Muskeln werden, umso mehr gehen die Schmerzen zurück. *Pause.* Weiche, gut durchblutete Muskeln. *Pause.* An den betroffenen Stellen darf sich ein Wohlgefühl ausbreiten. *Pause.* Vielleicht fragen Sie

sich in diesem Moment, was für Sie Wohlempfinden bedeutet. *Pause.* Wie nehmen Sie dieses Wohlgefühl im Bauch wahr? *Pause.* Ist es die Wärme der Sonnenstrahlen? *Pause.* Oder ein befreiendes und leichtes Gefühl? *Pause.* Vielleicht entspannte Schwere oder etwas Anderes? *Pause.* Während Sie an diesem Ort entspannt in der Sonne liegen, können Sie die Erfahrung machen, wie Sie körperliches Wohlempfinden wahrnehmen. *Pause.* Die warmen Sonnenstrahlen. *Pause.* Gute Durchblutung. *Pause.* Entspannung. *Pause.* Ein Wohlempfinden. *Pause.* Und je mehr die Sonne auf die betroffenen Körperstellen scheint, umso deutlicher können Sie dieses Gefühl wahrnehmen. Und während Ihre Augen geschlossen bleiben, kann der Mund aus der Entspannung gehen und Sie können mir mitteilen, wie es Ihnen in diesem Moment geht.

Kommentar

Die Wärmesuggestion wird nochmals verstärkt.

Bea: *Nach einer Pause.* Mir geht es gut. Mein Bauch fühlt sich gut an. Angenehm warm.

Therapeutin: Ihr Bauch ist angenehm warm. Können Sie Ihr momentanes Wohlempfinden im Bauch genauer beschreiben?

Kommentar

Die schmerzlindernde Wirkung der Suggestion wird nochmals eruiert.

Bea: Es ist so ein warmes Strömen, das im Bauch kreist. Mein Bauch fühlt sich gut durchblutet an.

Therapeutin: Ein warmes Strömen. Der Bauch gut durchblutet. Bleiben Sie noch für einen Moment in Ihrer Hängematte liegen und genießen Sie diese angenehme Durchblutung. *Pause.* Das warme Strömen im Bauch. *Pause.* Jedes Mal, wenn Ihr Bauch Entspannung benötigt, dann können Sie an diesen Ort fliegen und die wärmende Sonne genießen. Jedes Mal, wenn Sie Schmerzen haben und sich ein Heizkissen auf den Bauch legen, können Sie die empfundene Wärme intensivieren, indem Sie sich vorstellen, dass Sie auf Ihrer Hängematte liegen und die Sonne auf Ihren Bauch scheint. Jetzt ist es Zeit, sich von dieser Übung zu verabschieden. Bitte gehen Sie aus Ihrer Hängematte wieder heraus. *Pause.* Stehen Sie schon am Strand oder liegen Sie noch in Ihrer Hängematte?

Kommentar

Posthypnotische Suggestionen sollen die Patientin in Schmerzsituationen an diese hilfreiche Vorstellung erinnern.

Bea: Ich stehe schon neben der Hängematte.
Therapeutin: Gut, dann können Sie sich jetzt von diesem Ort verabschieden. Sie können jederzeit an diesen Ort zurückkehren und sich mithilfe der Sonnenstrahlen Linderung verschaffen. Bitte steigen Sie wieder hoch in die Luft und fliegen Sie ins Hier und jetzt zurück. Zurück in den Praxisraum, auf Ihren Sessel. Bitte geben Sie mir Bescheid, wenn Sie im Hier und Jetzt angekommen sind.
Bea: *Nach einer kurzen Pause.* Ich bin wieder da.
Therapeutin: Können Sie den Boden unter Ihren Füßen spüren?
Bea: Ja.
Therapeutin: Können Sie den Sessel, auf dem Sie sitzen, wahrnehmen?

Bea:	*Berührt mit den Händen die beiden Armlehnen des Sessels.* Ja, das kann ich.
Therapeutin:	Atmen Sie bitte tief ein und aus und bewegen Sie Ihre Finger und Zehen. *Pause.* Atmen Sie tief durch und strecken und recken Sie sich, aber nur soweit es gut für Ihren Körper ist. *Pause.* Öffnen Sie die Augen. Das ist das Ende der Übung.

Bea konnte von dieser Form der Wärmesuggestion profitieren und hat diese Übung mithilfe der dazugehörigen Audioaufnahme selbständig praktiziert. Nach einigen Wochen war es ihr möglich, die Wärmesuggestion aus sich heraus, also ohne Audioaufnahme, anzuwenden, um v. a. bei besonders starken Schmerzzuständen für Linderung zu sorgen. Mithilfe der Wärmesuggestion konnte sie von ihren Schmerzen immer wieder Pause machen.

3.1.3 Schematische Darstellung der Übung zur Wärmesuggestion

Das Vorgehen bei der Wärmesuggestion sieht folgendermaßen aus:

1. Es wird sichergestellt, dass Wärme eine angenehme und schmerzlindernde Empfindung für die Patientin ist.
2. Es wird sichergestellt, dass die Vorstellung, zu fliegen für die Patientin angenehm ist und keine Ängste auslöst.
3. Die Patientin wird instruiert, an einen schönen und sonnigen Ort zu fliegen.
4. Die Sinnesmodalitäten „Sehen", „Hören" und „Riechen" werden abgefragt, um die Vorstellung des Ortes zu intensivieren.
5. Visuelle Komponenten (wie Sonnenstrahlen, die auf den Bauch scheinen, eine sich rosa verfärbende Haut, gut durchblutete Muskeln) werden mit kinästhetischen Faktoren (Wärmeempfinden und Muskelentspannung) in Verbindung gebracht. Die Suggestionen werden mithilfe von hypnotischen Sprachtechniken intensiviert.
6. Die Wirkung der Suggestion auf die Schmerzen wird eruiert.

7. Die Wärmesuggestion wird nochmals verstärkt.
8. Die schmerzlindernde Wirkung der Suggestion wird nochmals eruiert.
9. Posthypnotische Suggestionen sollen die Patientin in Schmerzsituationen an diese hilfreiche Vorstellung erinnern.

3.1.4 Standardisierte Übung zur Wärmesuggestion

Diese Übung kann auch als Standardtext angeboten werden:

Nehmen Sie eine bequeme Position ein, sodass Sie sich zurücklehnen und es sich richtig behaglich machen können. Atmen Sie ruhig ein und aus. *Pause.* Beobachten Sie, wie sich Ihr Körper beim Ein- und Ausatmen bewegt. *Pause.* Die Bewegungen Ihres Atems im Brustbereich. *Pause.* Im Bauchbereich. *Pause.* Vielleicht bemerken Sie auch leichte Bewegungen in den Armen und Beinen. *Pause.* Die harmonischen gleichmäßigen Bewegungen, die Sie Atemzug für Atemzug in eine angenehme Entspannung hinabgleiten lassen. *Pause.* Jetzt oder gleich. *Pause.* Sie werden vielleicht merken, dass sich Ihre Augenlider schwer anfühlen und müde werden. *Pause.* Und es ist völlig in Ordnung, wenn Sie die Augen schließen, während Ihr Körper mehr und mehr einschlafen darf. Und der Geist kann auf Reisen gehen. *Pause.* An einen schönen Ort, an dem die Sonne scheint. *Pause.* Ein ruhiger Ort, an dem sich Körper und Geist erholen können. *Pause.* Zur Ruhe finden. *Pause.* Vielleicht sehen Sie sich am Strand liegen oder auf einer schönen Wiese. *Pause.* Oder an einem anderen ruhigen Platz in der Natur. *Pause.* Sie können mit Ihrem Geist an einen schönen sonnigen Ort reisen. *Pause.* Während Sie mit jedem Ausatemzug immer mehr zur Ruhe finden können, darf der Geist seine Reise beginnen. *Pause.* Wie wäre es für Sie, wenn Ihr Geist einfach über der Erde schweben würde? *Pause.* Über Strände. *Pause.* Über Wiesen. *Pause.* Über Berge. *Pause.* Der Geist darf über der Erde schweben und einen sonnigen ruhigen Platz aussuchen, an dem er sich ausruhen möchte. *Pause.* Sie können sich erlauben, einen schönen Platz auszusuchen. *Pause.* Jetzt. *Pause.* Kommen Sie auf die Erde. *Pause.* Jetzt. *Pause.* Kommen Sie zur Ruhe. *Pause.* Sie liegen an Ihrem ruhigen Ort. Die Sonne scheint. Sie wundern sich vielleicht, wie einfach es ist, einen bequemen Platz zu finden. *Pause.* Vielleicht auf einer Liege. *Pause.* Vielleicht auf einem Badetuch auf dem Boden. *Pause.* Oder möchten Sie sich lieber auf ein Bett legen. *Pause.* Sie finden eine angenehme Position und kommen zur Ruhe. *Pause.* Sie liegen an Ihrem sonnigen Ort. *Pause.* Die Sonne scheint angenehm auf Ihren Körper, während sich der Kopf im Schatten befindet. *Pause.* Vielleicht unter einem Baum, einem Schirm oder einer Überdachung. *Pause.* Die Sonne scheint besonders auf die Körperstellen, die ihre wärmende Kraft benötigen. *Pause.* Falls Ihr Rücken oder der Nacken die Wärme der Sonne brauchen, dann können Sie sich setzen oder auf den Bauch legen. *Pause.* Ihre Position sollte angenehm sein. *Pause.* Vielleicht können Sie jetzt schon sehen, wie die warmen Strahlen der Sonne auf die Bereiche Ihres Körpers scheinen, die Linderung benötigen. *Pause.* Sie müssen nichts Besonderes Tun. *Pause.* Sie liegen bequem und können beobachten, wie die Sonnenstrahlen ihre Heilkraft entfalten. *Pause.* Sie wundern sich vielleicht, wie einfach es ist, dem Körper etwas Gutes zu tun. *Pause.* Vielleicht nehmen Sie gerade wahr, wie heilsam Sonnenstrahlen sein können. *Pause.* Je intensiver die Sonnenstrahlen auf die betroffenen Gebiete scheinen, umso mehr angenehme, heilende Wärme darf sich ausbreiten. *Pause.* Während Sie nur daliegen und beobachten. *Pause.* Ihre Körperstellen werden immer wärmer. *Pause.* Und je wärmer die Körperstellen werden, umso besser wird die Durchblutung. *Pause.* Die Haut an diesen Stellen verfärbt sich rosa, das mehr und mehr in ein blasses Rot übergehen kann. *Pause.* Und während die Haut mehr und mehr von der Sonne erwärmt wird, umso intensiver werden die darunterliegenden Muskeln durchblutet. *Pause.* Früher oder später werden Sie dieses wohltuende Gefühl der Wärme deutlich spüren können. *Pause.* Sie brauchen nichts zu tun. *Pause.* Es ist gut zu wissen, dass die Sonne ihre heilenden Kräfte entfalten kann. *Pause.* Ganz von allein, ganz von selbst. *Pause.* Vielleicht können Sie mit ihrem inneren Auge zu den Muskeln gehen und sehen, wie diese durchblutet werden. *Pause.* Die Gefäße in den Muskeln weiten sich. *Pause.* Die Muskeln werden weit und weich. *Pause.* Entspannen sich. *Pause.* Während Sie bequem liegenbleiben können und beobachten, wie die Sonne Ihrem Körper hilft. *Pause.*

Es ist möglich, dass Sie die entspannende Wirkung der Sonne mit jedem Atemzug deutlicher spüren können. *Pause.* Sie liegen an Ihrem schönen Ort. *Pause.* Die Sonne scheint und erfasst Ihre betroffenen Körperstellen. *Pause.* Die Haut wird warm und angenehm rot. *Pause.* Die Muskeln werden gut durchblutet. *Pause.* Werden weit und weich. *Pause.* Und Sie fühlen sich immer wohler. *Pause.* Immer wärmer. *Pause.* Immer weicher. *Pause.* Je mehr die Sonne auf Ihre betroffenen Stellen scheint, umso wohler und entspannter fühlen Sie sich. *Pause.* Sie haben vielleicht noch nicht bemerkt, wie leicht sich Schmerzen und Verspannungen auflösen können. *Pause.* Vielleicht nehmen Sie gerade wahr, wie Ihre Schmerzen und Verspannungen einfach wegschmelzen. *Pause.* Abfließen. *Pause.* Die Muskeln werden weich, entspannen sich. *Pause.* Je weicher die Muskeln werden, umso mehr gehen die Schmerzen zurück. *Pause.* Weiche, gut durchblutete Muskeln. *Pause.* An den betroffenen Stellen darf sich ein Wohlgefühl ausbreiten. *Pause.* Vielleicht fragen Sie sich in diesem Moment, was für Sie Wohlempfinden bedeutet. *Pause.* Wie nehmen Sie dieses Wohlgefühl an den betroffenen Stellen wahr? Ist es die Wärme der Sonnenstrahlen? *Pause.* Oder ein befreiendes und leichtes Gefühl? *Pause.* Vielleicht entspannte Schwere oder etwas Anderes? *Pause.* Während Sie an Ihrem Ort entspannt in der Sonne liegen, können Sie die Erfahrung machen, wie Sie körperliches Wohlempfinden wahrnehmen. *Pause.* Die warmen Sonnenstrahlen. *Pause.* Gute Durchblutung. *Pause.* Entspannung. *Pause.* Ein Wohlempfinden. *Pause.* Und je mehr die Sonne auf die betroffenen Stellen scheint, umso deutlicher können Sie dieses gute Gefühl wahrnehmen. *Pause.* Sonnenschein. *Pause.* Wärme. *Pause.* Gute Durchblutung. *Pause.* Entspannung. *Pause.* Die Muskeln weich und weit. *Pause.* Sie müssen nichts Besonderes tun. *Pause.* Sie dürfen sich ausruhen und beobachten, wie Ihnen die Sonne hilft. *Pause.* Jedes Mal, wenn Sie Durchblutung und Entspannung brauchen, dann können Sie an Ihren Ort fliegen und die wärmenden Strahlen der Sonne genießen. *Pause.* Sie können sich immer wieder eine Auszeit nehmen, um an Ihren Ort zu fliegen, an dem Sie Entspannung und Wohlempfinden erfahren werden. *Pause.* Wann immer Sie möchten, können Sie an Ihrem Ort die wärmende Sonne genießen. *Pause.* Wohlig durchblutet, weich und entspannt. *Pause.*

Jetzt ist es Zeit, sich von dieser Übung zu verabschieden. *Pause.* Sie können von Ihrem Ort wegfliegen und im Hier und Jetzt wieder ankommen. *Pause.* Machen Sie sich bewusst, wo Sie sich befinden und welche Tageszeit es ist. *Pause.* Nehmen Sie Ihre Unterlage, auf der Sie sitzen oder liegen wahr. *Pause.* Atmen Sie tief ein und aus und bewegen Sie Ihre Finger und Zehen. *Pause.* Atmen Sie tief durch und strecken und recken Sie sich, aber nur soweit es gut für Ihren Körper ist. *Pause.* Öffnen Sie die Augen. Das ist das Ende der Übung.

3.2 Frische im Kopf

Mithilfe der im Folgenden vorgestellten Übung wird Kälte suggeriert, was meistens bei Migräne-Kopfschmerzen und auch bei einigen Nervenschmerzen indiziert ist.

3.2.1 Falldarstellung

Birte, eine 35jährige Migränepatientin, möchte neben der medikamentösen Therapie mentale Techniken zur weiteren Linderung ihrer Kopfschmerzen lernen. Birte berichtet: „Ich habe seit der Pubertät einmal im Monat starke Migräne, wenn meine Regelblutung einsetzt. Ohne Medikamente könnte ich meine Kopfschmerzen nicht ertragen. Meistens muss ich mich, trotz der Einnahme von Migränemitteln, krankmelden. Ich liege dann den ganzen Tag über im Bett und mir geht es sehr schlecht. Vielleicht kann ich zusätzlich etwas für mich tun, damit ich meine Kopfschmerzen besser im Griff habe."

> **Exkurs: Migräne**
>
> Kröner-Herwig et al. (2011) beschreiben das klinische Bild der Migräne wie folgt: „Migräne ist ein idiopathischer Kopfschmerz mit rezidivierenden Attacken von 4–72 h Dauer... Die Schmerzen sind meist von Übelkeit und sensorischer Überempfindlichkeit begleitet ... Die zwei häufigsten Formen sind die Migräne mit und Migräne ohne Aura. Bei der Aura handelt es sich in der Regel um neurologische Reiz- und Ausfallsymptome visueller

> Art – wie Lichtblitze, Fortifikationen und Gesichtsfeldausfälle. Es kann aber auch zu Sprech-, Sprach- und Sensibilitätsstörungen sowie zu Paresen kommen. Diese Symptome entwickeln sich über einen Zeitraum von 5–20 min und können bis zu 1 h andauern. Erst nach dieser schmerzlosen Phase schließt sich innerhalb 1h die Kopfschmerzphase an. Die Schmerzen selbst werden als pochend, klopfend, pulsierend oder hämmernd wahrgenommen und erreichen relativ schnell eine hohe Intensität. Die Migräne ohne Aura macht ca. 65 % und die Migräne mit Aura ca. 16 % der Fälle aus" (Kröner-Herwig et al. 2011, S. 383). Einen tieferen Überblick über psychodynamische Aspekte der Migräne bietet Hanne Seemann in ihrem Vortrag (2004).

3.2.2 Suggestion im Dialog

Anhand des Sitzungsprotokolls mit der Patientin Birte wird das Vorgehen zur Suggestion von Kälte vorgestellt.

Um Birte für die folgende Imagination vorzubereiten, wurden zunächst die Migräneschmerzen eruiert:

Therapeutin: *Können Sie mir beschreiben, welche Bereiche Ihres Kopfes schmerzen, wenn Sie Migräne bekommen?*
Birte: Es sind meistens Schmerzen im Bereich der Stirn und der Augen. Meine Stirn und meine Augen werden ganz heiß.
Therapeutin: Sie spüren also eine Hitze in der Stirn und in den Augen.
Birte: Ja, das ist auch spürbar. Ich bilde mir diese Hitze nicht ein. Mein Kopf wird tatsächlich heiß. Ich bekomme einen roten Kopf und rote Augen.
Therapeutin: Die Gefäße im Kopfbereich öffnen sich zu stark und dann bekommen Sie die Migräneschmerzen.
Birte: So hat mir das auch der Arzt erklärt. Manchmal ist nur eine Seite des Kopfes betroffen, meistens die linke Seite, aber ich habe die Schmerzen auch immer wieder beidseitig.

Therapeutin:	Würde Ihnen in dieser Situation Kühle oder Kälte guttun?
Birte:	Ja, auf jeden Fall. Manchmal lege ich mir einen kühlen Waschlappen auf die Stirn. Das hilft etwas. In solchen Situationen würde ich am liebsten meinen Kopf in eine Schüssel mit Eiswasser tauchen. Wenn ich Migräne habe, bin ich nicht in der Lage, so etwas zu tun und ich weiß nicht, ob es in der Realität so gut wäre.
Therapeutin:	Aber die Vorstellung, Sie würden Ihren Kopf in eine Schüssel mit Eiswasser tauchen, tut gut?

Kommentar

Es wird sichergestellt, dass die Suggestion von Kälte oder Kühle für die Patientin angenehm ist.

Birte:	Ja, das ist eine angenehme Vorstellung.
Therapeutin:	In der Praxis wird dies schwer umsetzbar sein. Sie haben meistens drei Tage lang Migräne und können Ihren Kopf nicht immer wieder in ein Eiswasser tauchen.
Birte:	Das stimmt. Das würde mir mehr schaden als nützen.
Therapeutin:	Ich zeige Ihnen eine Übung, die Ihnen hilft, Ihren Kopf mithilfe bildhafter Vorstellungen zu kühlen. Wenn Sie Migräne haben, können Sie sich diese Bilder so oft vorstellen, wie Sie möchten. Haben Sie Lust, diese Übung kennenzulernen?
Birte:	Ja.
Therapeutin:	Bei dieser Übung werde ich Ihnen einige innere Vorstellungsbilder anbieten, die mit Kühlung und Kälte in Verbindung stehen. Sie können ein Bild auswählen, das sich angenehm anfühlt. Nach einer Entspannungseinleitung werde ich Ihnen Fragen stellen, die Sie mir bitte mit geschlossenen Augen beantworten.

	Mit geschlossenen Augen bleiben Sie konzentrierter bei Ihren inneren Vorstellungen. Sind Sie mit dieser Übung einverstanden?
Birte:	Ja, gerne.
Therapeutin:	Bitte nehmen Sie eine bequeme Position ein, sodass sich Ihr Kopf an der Rückenlehne anlehnen kann. Ihr Kopf wird von der Rückenlehne sicher gehalten und getragen, während Sie Ihre Augen schließen dürfen und mit ein, zwei tiefen Ausatemzügen zur Ruhe kommen. *Pause.* Alle Muskeln im Kopfbereich dürfen loslassen. *Pause.* Die Muskeln im Schulter- und Nackenbereich lassen los. *Pause.* Beide Arme und Hände ganz entspannt. *Pause.* Ihr Kopf ist entspannt zurückgelehnt, die Augen geschlossen, und Sie dürfen mit jedem Ausatemzug mehr und mehr loslassen. Mit jedem Ausatmen mehr und mehr. *Pause.* Während Sie tiefer und tiefer in die Entspannung gehen, können Sie darüber nachdenken, wie viele Möglichkeiten es gibt, sich zu erfrischen, den Kopf zu kühlen. Vielleicht sind Sie schon einmal nah an einem kühlen Wasserfall gestanden oder können sich erinnern, wie es ist, an einem heißen Sommertag in den Pool zu springen. *Pause.* Diese angenehme Kühle, die gut tut und auch den Kopfbereich miterfasst. Oder ist es eher ein Spaziergang an einem Wintertag? Überall liegt Schnee, Eiszapfen hängen von den Bäumen und diese intensive Kälte, die sich um Ihre Stirn legt. *Pause.* Vielleicht sind es Gerüche, die Ihnen ein Gefühl der Kühle im Kopf bereiten. Der Geruch von Menthol oder Pfefferminz oder andere Gerüche. *Pause.* Mit welcher Vorstellung verbinden Sie angenehme Kühle? Nehmen Sie sich bitte die Zeit, die Sie brauchen und geben Sie mir mit geschlossenen Augen Bescheid, wenn Sie ein angenehmes Bild gefunden haben.

3 Suggestionen zur Temperaturveränderung ...

Kommentar
Der Patientin werden mehrere innere Vorstellungen in Zusammenhang mit Kälte und Kühle zur Auswahl angeboten.

Birte: Die Erzählung vom Spaziergang in der Schneelandschaft hat mich sehr angesprochen. Ich mag den Winter und ich liebe Schnee.
Therapeutin: Sehen Sie sich bereits in einer Schneelandschaft spazieren gehen?
Birte: Ja.
Therapeutin: Möchten Sie die Landschaft beschreiben? Was können Sie sehen?
Birte: Ich kenne diesen Ort aus meiner Kindheit. Damals gab es in der Nähe unseres Hauses einen kleinen Wald. Und in diesem Wald gibt es eine Lichtung mit einem kleinen See.
Therapeutin: Eine Waldlichtung mit einem kleinen See. Sie sagten, Sie sehen sich in einer Schneelandschaft spazieren gehen. Möchte Sie diese Landschaft beschreiben?
Birte: Alles ist weiß. Überall liegt Schnee. Früher hatten wir noch Schnee im Winter. Der See ist zugefroren.
Therapeutin: Alles ist weiß, der See ist zugefroren. Was hören Sie in dieser Situation?
Birte: Es ist still. Ab und zu ein Knacken in den Bäumen. Ansonsten Stille. Die Tiere haben sich wegen der Kälte zurückgezogen.
Therapeutin: Es ist still. Wie riecht es an diesem Ort?
Birte: Es riecht nach Schnee. Ein frischer Schneegeruch.
Therapeutin: Ein frischer Schneegeruch. Sie sind in Ihrer Winterlandschaft, alles ist mit Schnee bedeckt, die Stille an diesem Ort und der frische Schneegeruch. Wie nehmen Sie die Temperatur in dieser Situation wahr?

> **Kommentar**
> Die Vorstellung wird mithilfe der VAKOG-Methode intensiviert.

Birte: Ich habe warme Kleidung an, also Mantel, Schaal, Mütze und warme Stiefel. Ich spüre die kalte Luft in meiner Nase.
Therapeutin: Die warme Kleidung schützt Sie vor der Kälte. Durch die Nase spüren Sie, wie kalt es ist.
Birte: Ja, das stimmt.
Therapeutin: Stellen Sie sich vor, Sie bekommen in dieser Situation Migräne. Wie fühlt sich Ihr Kopf an?

> **Kommentar**
> Um die lindernde Wirkung dieser Kältevorstellung auf die Migräne zu testen, wird eine Migräneattacke imaginiert.

Birte: *Atmet tief durch.* Da muss ich nicht lange überlegen. Mein Kopf und meine Augen werden ganz heiß. Es ist ein Brennen und ein Schmerz.
Therapeutin: Ein Brennen und ein Schmerz. Wie können Sie die Kälte der Landschaft, in der Sie sich befinden, für sich nutzen?
Birte: Ich möchte meine Mütze abnehmen, und mir den Schnee gegen die Stirn und die Augen halten.
Therapeutin: Wie möchten Sie das tun?
Birte: Ich nehme den Schnee in beide Hände und lege mein Gesicht in die Hände.
Therapeutin: Gut, dann nehmen Sie bitte den Schnee in die Hände und legen Ihr Gesicht in den Schnee. Wie fühlt sich das an?
Birte: Angenehm kühl.

| Therapeutin: | Angenehm kühl. Beide Augen kühl, die Stirn kühl. Je mehr Sie Ihr Gesicht im Schnee liegen lassen, umso kühler und kühler darf sich der ganze Kopfbereich anfühlen. Diese wohltuende Kühle darf sich bis zum Hinterkopf ausbreiten. Sie können neugierig sein, wie einfach sich diese Kühle im ganzen Kopfbereich ausbreiten kann. Vielleicht haben Sie noch nicht gewusst, dass diese Kühle Ihre Migräne lindern kann. Je kühler und kühler sich der ganze Kopf anfühlen darf, umso mehr und mehr gehen die Migräneschmerzen zurück. Die Blutgefäße im ganzen Kopfbereich ziehen sich zusammen. Der Kopf wird immer kühler und kühler und die Schmerzen gehen mehr und mehr zurück. Wie fühlen Sie sich in diesem Moment? |

> **Kommentar**
>
> Die individuelle schmerzlindernde Imagination der Patientin wird mithilfe suggestiver Techniken verstärkt.

Birte:	Es geht mir gut. Die Kühle tut mir gut. Der Schnee in meinen Händen ist geschmolzen und mein Gesicht ist nass.
Therapeutin:	Ihr Gesicht ist nass. Was würde Ihnen als Nächstes guttun?
Birte:	Ich möchte mein Gesicht abtrocknen. Mein nasses Gesicht würde sich mit der Zeit unangenehm anfühlen.
Therapeutin:	Das verstehe ich. Haben Sie etwas, womit Sie Ihr Gesicht abtrocknen können?
Birte:	Ich nehme meinen Schal.
Therapeutin:	Gut, dann trocknen Sie bitte Ihr Gesicht mit dem Schal gründlich ab. Wenn Ihr Gesicht wieder vollkommen trocken ist, geben Sie mir bitte Bescheid.
Birte:	Mein Gesicht ist trocken.
Therapeutin:	Wie fühlen Sie sich?

Birte: Mein Gesicht und mein ganzer Kopf fühlen sich frisch an. Und auch irgendwie leicht.
Therapeutin: Frische und Leichtigkeit im Kopfbereich. Jedes Mal, wenn sich eine Migräne ankündigt, können Sie sich an diese schöne Schneelandschaft erinnern. Sie können Ihr Gesicht mit dem Schnee kühlen, sodass diese Kühle den ganzen Kopfbereich erfasst und die Schmerzen zurückgehen dürfen. Sie können sich an den kühlen Schnee in Ihrem Gesicht erinnern und die Blutgefäße in Ihrem Kopf ziehen sich so weit zusammen, dass Ihre Migräne zurückgeht. Jedes Mal, wenn sich die Migräne ankündigt, werden Sie an diese Schneelandschaft denken, um sich Linderung zu verschaffen. Jetzt ist es Zeit, sich von dieser Übung zu verabschieden. Bitte kommen Sie mit Ihrer Aufmerksamkeit ins Hier und Jetzt. Sie können die Aufmerksamkeit von Ihrem inneren Bild abwenden und sich bewusst machen, wo Sie sind und welche Tageszeit es ist. Bitte atmen Sie tief ein und aus. Strecken und recken Sie sich. Öffnen Sie die Augen. Das ist das Ende der Übung.

> **Kommentar**
> Posthypnotische Suggestionen helfen, die hilfreichen inneren Bilder im Gedächtnis zu verankern.

3.2.3 Schematische Darstellung der Übung zur Kältesuggestion

Das Vorgehen bei der Kältesuggestion zur Linderung vom Migränekopfschmerzen sieht folgendermaßen aus:

1. Die Art der Kopfschmerzen wird eruiert und es wird sichergestellt, dass Kälte/Kühle-Suggestionen als angenehm und schmerzlindernd empfunden werden.

2. Entspannungsinduktion.
3. Metaphern und Situationen, die Kühle/Kälte suggerieren können, werden vorgeschlagen.
4. Die Patientin wird gebeten, sich eine Metapher auszusuchen, die ihr guttut.
5. Die Vorstellung der von der Patientin ausgesuchten Metapher wird anhand der VAKOG-Methode intensiviert.
6. Die Migräne wird imaginativ induziert.
7. Es erfolgt eine Kühlung des Kopfes in der Vorstellung.
8. Die imaginativ empfundene Kühle und damit einhergehende Schmerzlinderung wird mithilfe suggestiver Sprachmuster verstärkt.
9. Posthypnotische Suggestionen sollen die Patientin bei einem aufkeimenden Migräneschub an ihre hilfreichen inneren Bilder erinnern.

3.2.4 Standardisierte Übung zur Kältesuggestion

Die Kältesuggestion kann auch als allgemein formulierte Übung angeboten werden:

Bitte finden Sie eine Position, die es Ihnen ermöglicht, Ihren Kopf zurückzulehnen. Das kann im Liegen sein oder im Sitzen. Z. B. auf einem Sessel mit einer hohen Rückenlehne, sodass der Kopf sicher gehalten und getragen wird und die Schultern und der Nacken einfach loslassen dürfen. *Pause.* Nehmen Sie bewusst wahr, wie Ihr Kopf gehalten wird und Sie nichts tun müssen. Locker und gelöst. *Pause.* Während der nächsten Minuten werden Sie sich in verschiedene Situationen begeben, die mit angenehmer Kühle und Frische verbunden sind. Wie z. B. ein Wasserfall, vielleicht irgendwo in den Bergen. *Pause.* Je näher Sie an diesem Wasserfall sind, umso deutlicher können Sie seine Kühle und Frische spüren. *Pause.* Vielleicht auch einige kühle Wassertropfen, die Sie erreichen und auch den Kopf abkühlen. *Pause.* Eine kühle Stirn. *Pause.* Kühle Luft, die an den Nasenflügeln spürbar ist. *Pause.* Die Frische des Wassers, die auch hörbar ist. *Pause.* Das typische Plätschern großer Wassermassen, die kraftvoll nach unten prasseln. *Pause.* Und auch Ihr Kopf, der von dieser Frische und Leichtigkeit mehr und mehr erreicht wird. *Pause*. Und während sich der Kopf kühler und leichter anfühlen darf, geht es Ihnen besser und besser. Immer besser, immer kühler, immer leichter. *Pause*. Vielleicht möchten Sie sich daran erinnern, wie es sich anfühlt, an einem schönen Sommertag in den Pool zu springen. *Pause*. Und der ganze Körper. *Pause*. Auch der Kopf. *Pause*. Werden erfrischt. Wohltuende Kühle im Kopf. *Pause*. Vielleicht auch die Vorstellung von einem Eisbeutel, den Sie sich auf die Stirn legen können. *Pause*. Angenehm kühl und leicht, während ein frischer Geruch die Nase erreicht. *Pause*. Jetzt oder gleich. *Pause*. Vielleicht der Geruch von Pfefferminz, einer frischen Zitrone, von frischer Luft oder etwas Anderem, das Sie mit Frische und Kühle in Verbindung bringen. Und dieser frische Geruch darf über die Nase Ihren Kopf erreichen. Durch die Nase in den Kopf hinein, sodass der Kopf von innen mit Frische und Kühle durchströmt wird. *Pause*. Angenehme Frische, die den Schmerz abkühlt, vielleicht sogar auf Eis legt, während sich Ihr Kopf immer freier und leichter fühlen darf. Und vor Ihrem inneren Auge Vorstellungen erscheinen, die das angenehme frische und kühle Gefühl begleiten dürfen. Ein nach unten tropfender Eiszapfen auf einem Baum, eingebettet in eine Schneelandschaft. *Pause*. Schritte im Schnee, die deutlich zu hören sind. *Pause*. Ein Gebirgsbach an einem verschneiten Tag. *Pause*. Eine Blumenwiese im Morgengrauen. Die Frische der Natur. *Pause*. Oder vielleicht ein klarer See – rein und kühl. *Pause*. Manche Menschen verbinden den Geruch von ätherischen Ölen mit Kühle und Frische. *Pause*. Oder ist es eher das Geräusch von Wellen? Vielleicht auf rauer See? *Pause*. Ein kühler und leichter Kopf mit Ihrer ganz persönlichen inneren Vorstellung. *Pause*. Mit zunehmender Kühle und Frische wird Ihr Kopf leichter und leichter. *Pause*. Von innen heraus entspannt und frei. *Pause*. Je leichter und leichter Ihr Kopf wird, umso wohler und wohler fühlen Sie sich. *Pause*. Je wohler und wohler Sie sich fühlen, umso freier und leichter wird Ihr Kopf. *Pause*. Immer Kühler, immer frischer, immer leichter. *Pause*. Ganz wohlig, jetzt oder gleich, tief entspannt und locker. *Pause*. Sie können dieses Ruhige Gefühl so lange genießen, wie Sie möchten. *Pause*. Vielleicht möchten Sie auch einige Minuten liegen bleiben und die neu gewonnene Harmonie im Kopf genießen. *Pause*. Jedes Mal, wenn Sie Kopfschmerzen haben, dürfen Sie Ihrem Kopf ein Gefühl der Frische schenken. Jedes Mal, wenn Sie

Kopfschmerzen haben, schließen Sie die Augen und Ihr Kopf darf sich kühl und frisch fühlen. Jedes Mal, wenn Sie Kopfschmerzen haben, schließen Sie die Augen und erfrischen Ihren Kopf mit Ihren inneren Vorstellungen.

Sie können sich jetzt von dieser Übung verabschieden und sich auf Ihren Alltag vorbereiten, indem Sie mit Ihren Schultern ganz sanft kleine Kreisbewegungen nach hinten ausführen. Ganz kleine langsame Bewegungen. Atmen Sie dabei tief ein und aus. Strecken Sie beide Arme nach vorne und atmen Sie dabei kräftig durch. Öffnen Sie die Augen. Das ist das Ende der Übung.

4

Suggestionen zur Entspannung

Im Folgenden werden zwei suggestive Übungen mit dem Ziel körperlicher und psychischer Tiefenentspannung vorgestellt. Insbesondere Schmerzen, die auf muskuläre Verspannungen und psychischem Stress zurückzuführen sind, können auf diese Weise gelindert werden.

4.1 Das Boot

4.1.1 Falldarstellung

Oliver, ein 42jähriger Sachbearbeiter, leidet seit ca. einem Jahr unter Schmerzen im Schulter-Nacken-Bereich. Oliver berichtet: „Ich habe seit einem Jahr diese starken Schmerzen. Zuerst dachte ich, ich habe einen Bandscheibenvorfall in der Halswirbelsäule. Nach einigen Untersuchungen konnten die Ärzte Entwarnung geben. Die Physiotherapie hilft mir. Ich habe vor drei Wochen mit einem Yoga-Kurs begonnen, was mir auch guttut. Ich möchte auch von psychologischer Seite Entspannungsübungen lernen".

4.1.2 Suggestion im Dialog

Anhand des Sitzungsprotokolls mit dem Patienten Oliver wird das Vorgehen zur Suggestion von körperlicher Tiefenentspannung vorgestellt.

Therapeutin: Sowohl die Ärzte als auch der Physiotherapeut konnten die Ursache Ihrer Schmerzen mit Verspannungen der Muskulatur im Schulter-Nacken-Bereich in Verbindung bringen. Damit Sie eine Entspannung Ihrer Muskulatur bewirken können, sind v. a. Sport und Bewegung von entscheidender Bedeutung.

Oliver nickt.

Therapeutin: Als Psychologin kann ich Ihnen Meditationen zur Tiefenentspannung vorstellen, die Sie später in Eigenregie praktizieren können. Die Übung, die ich Ihnen heute zeigen möchte, ist eine Fantasieübung, bei der Sie sich vorstellen, dass Sie bequem auf einem Boot liegen und durch die wiegenden Bewegungen im Wasser loslassen können. Könnte diese Vorstellung für Sie angenehm sein oder haben Sie Probleme mit Wasser, Seekrankheit oder Ähnlichem?

> **Kommentar**
> Es wird sichergestellt, dass der Patient keine Angst im Wasser oder auf einem Boot hat.

Oliver: Nein, alles gut. Wasser ist für mich generell ein wohltuendes Element. Ich kann mir vorstellen, dass mich diese Vorstellung entspannen könnte.

Therapeutin: Ich beginne mit einer Entspannungseinleitung und im Anschluss werde ich Ihnen Fragen stellen, die Sie mir mit geschlossenen Augen beantworten. Das Gespräch wird die Entspannung vertiefen. Bitte halten Sie die Augen während der gesamten Übung geschlossen,

	damit Sie intensiv bei Ihren Vorstellungen bleiben können. Falls Ihnen dies unangenehm sein sollte, können Sie natürlich jederzeit die Augen öffnen oder die Übung beenden. Ist es in Ordnung, wenn wir mit der Übung beginnen?
Oliver:	Ja, wir können anfangen.
Therapeutin:	Nehmen Sie eine bequeme Position ein und kommen Sie zur Ruhe. *Pause.* Spüren Sie, wie sich Ihr Körper beim Ein- und Ausatmen bewegt. *Pause.* Harmonisch und gleichmäßig. *Pause.* Während Sie Ihren Atem beobachten, können Sie die Augen schließen und noch tiefer in die Entspannung gehen. *Pause.* Vielleicht bewirkt jeder Atemzug, dass Sie noch mehr loslassen können. *Pause.* Sie haben es sich bequem gemacht, vielleicht schon die Augen geschlossen, beobachten die rhythmischen Bewegungen Ihres Atems und können alle Muskeln Ihres Körpers loslassen. *Pause.* Jetzt oder gleich. *Pause.* Vielleicht gibt es noch einige Dinge, die Sie wahrnehmen, wie Geräusche oder Gedanken. *Pause.* Alles, was im Moment da ist, darf sein. *Pause.* Geräusche und Gedanken kommen und gehen, wie die Wolken am Himmel. *Pause.* Und jedes Geräusch und jeder Gedanke kann dazu führen, dass Sie noch tiefer in Trance gehen können. *Pause.* Ich frage mich, ob Sie sich erlauben noch mehr loszulassen. *Pause.* Und die Entspannung darf durch den ganzen Körper strömen, wie eine Welle, die vom Kopf aus bis hinunter zu den Zehen fließt. *Pause.* Immer wieder fließt die Welle der Entspannung vom Kopf bis hinunter zu den Zehen und der Körper wird müder und müder. *Pause.* Wie wäre es für Sie, wenn Ihr Körper schlafen geht? *Pause.* Der Körper geht schlafen. *Pause.* Der Körper geht schlafen. *Pause.* Sie dürfen sich treiben lassen, in tiefe, heilsame innere Räume der Entspannung hinein. *Pause.* Vielleicht so, als würden Sie bequem auf einem Boot liegen. *Pause.* Sie können es sich auf Ihrem Boot richtig

bequem machen. *Pause.* Vielleicht mit einer weichen Matratze oder eingebettet in weiche Kissen. *Pause.* Machen Sie es sich auf Ihrem Boot bequem, nehmen Sie eine angenehme Position ein. *Pause.* Und während Ihre Augen geschlossen bleiben, kann der Mund aus der Entspannung gehen und Sie können mir mitteilen, ob Sie schon auf Ihrem Boot liegen.

> **Kommentar**
> Nach der Tranceinduktion wird die Übung im Dialog fortgeführt.

Oliver: Ich liege auf einem Boot im See.
Therapeutin: Auf einem Boot im See. Können Sie mir das Boot beschreiben? Wie sieht Ihr Boot aus?
Oliver: Es ist ein ganz einfaches Holzboot. Ein kleines Boot.
Therapeutin: Ein kleines Holzboot. Liegen Sie auf dem Holzboden oder haben Sie sich eine bequeme Unterlage gesucht?
Oliver: Ich habe mir eine Schaumstoffmatratze als Unterlage ausgesucht.
Therapeutin: Eine Schaumstoffmatratze. Haben Sie es bequem auf dem Boot oder brauchen Sie noch etwas?
Oliver: Ich brauche noch ein Kissen und eine leichte Decke.
Therapeutin: Gut, dann holen Sie bitte noch Kissen und Decke dazu. Lassen Sie sich Zeit. Wenn Sie alles haben, dann geben Sie mir bitte Bescheid.

> **Kommentar**
> Die vorgestellte Situation wird möglichst bequem gestaltet.

Oliver: *Nach einer Pause.* Jetzt habe ich alles da.
Therapeutin: Überprüfen Sie bitte, ob Sie bequem liegen oder noch etwas brauchen.

Oliver:	Ich brauche nichts mehr. So passt es.
Therapeutin:	Wenn Sie sich an diesem See umsehen, was sehen Sie?
Oliver:	Ich habe die Augen geschlossen, weil die Sonne scheint. Ich stelle mir vor, mein Boot ist am Rand eines Sees. Über mir ist ein Baum, sodass ich im Halbschatten liege. Die Sonne blitzt zwischen den Blättern der Baumkrone hindurch.
Therapeutin:	Treibt Ihr Boot lose auf dem See oder möchten Sie es am Ufer verankern?
Oliver:	Ich möchte mir vorstellen, dass mein Boot fest am Ufer verankert ist.

> **Kommentar**
> Die visuellen Aspekte dieser Situation werden abgefragt.

Therapeutin:	Es ist ein sonniger Tag und Sie liegen auf Ihrem Boot im Halbschatten. Ihr Boot ist sicher verankert. Wenn Sie sich umhören, was hören Sie?

IDie auditiven Komponenten der Situation werden eruiert.

Oliver:	Ich höre das leichte Plätschern des Wassers, das durch die Bewegungen des Bootes entsteht und ein paar Kinderstimmen im Hintergrund. Die Kinder lachen und sind fröhlich.
Therapeutin:	Können Sie in dieser Situation etwas riechen?

> **Kommentar**
> Die olfaktorischen Komponenten dieser Situation werden abgefragt.

Oliver:	Ich habe den Geruch von frisch gemähtem Gras in der Nase.

Therapeutin: Der Geruch von frisch gemähtem Gras, das leichte Plätschern des Wassers und fröhliche Kinderstimmen im Hintergrund. Was fühlen Sie in diesem Moment?

> **Kommentar**
> Die emotionalen und kinästhetischen Faktoren dieser Situation werden erfragt.

Oliver: Ich fühle mich gut. Ganz entspannt.
Therapeutin: Wie fühlt sich Ihre Unterlage an?
Oliver: Die Matratze ist angenehm. Nicht zu weich und nicht zu hart. Der Stoff von meinem Kissen ist glatt und kühl.
Therapeutin: Sie spüren Ihre angenehme Unterlage und können mehr und mehr loslassen. *Pause.* Während sich Ihr Körper auf dem Boot ausruht, darf der Geist in Trance gehen. *Pause.* So als ob sich Ihr Geist auf einer Spirale der Entspannung tiefer und tiefer bewegt. *Pause.* Die Spirale führt immer tiefer nach unten. *Pause.* In eine wohlige Trance hinein. *Pause.* Jetzt oder gleich. *Pause.* Ganz von allein, ganz von selbst. *Pause.* Sie müssen nichts Besonderes tun. *Pause.* Die Spirale zeigt Ihnen den Weg. *Pause.* Die Spirale geht unendlich nach unten. *Pause.* Wie geht es Ihnen auf dieser Spirale?

> **Kommentar**
> Die Metapher der Spirale, die nach unten führt, hilft, tiefere Trancezustände herzustellen.

Oliver braucht Zeit, bis er antworten kann.

> **Kommentar**
>
> Das ist ein Zeichen, dass er tiefer in die Entspannung gegangen ist.

Oliver: Ich bin auf der Spirale und drehe mich nach unten.
Therapeutin: Wie fühlen Sie sich dabei?

> **Kommentar**
>
> Es wird sichergestellt, dass die Vorstellung der sich abwärts bewegenden Spirale für den Patienten angenehm ist.

Oliver: *Nach einer Pause.* Gut, sehr gut.
Therapeutin: Sie können sich nach unten treiben lassen. *Pause.* Das Loslassen genießen. *Pause.* In diesem Zustand, in dem Sie nichts tun müssen. *Pause.* Sie dürfen so sein, wie Sie sind. *Pause.* Der ganze Körper schläft. *Pause.* Der Geist frei und leicht. *Pause.* Der Alltag vergessen. *Pause.* Der Alltag ist weit weg. *Pause.* Der Geist in der Spirale immer tiefer in Trance. *Pause.* Alle Gedanken sind egal. *Pause.* Die Gedanken sind weit weg. *Pause.* Alle Gefühle sind egal. *Pause.* Die Gefühle sind weit weg. *Pause.* Alle Empfindungen sind egal. *Pause.* Die Empfindungen sind weit weg. *Pause.* Der Alltag ist weit weg. *Pause.* Geist und Körper in einem angenehmen Trancezustand. *Pause.*

> **Kommentar**
>
> Der mentale Abstand zu den alltäglichen Sorgen und Gedanken wird suggestiv verstärkt.

In diesem Zustand können Geist und Körper lernen. *Pause.* Lernen, loszulassen. *Pause.* Eine Pause machen. *Pause.* Den Alltag für einen Moment vergessen. *Pause.* Für das eigene Wohlbefinden sorgen. *Pause.* Die Gesundheit an erster Stelle. *Pause.* Etwas in Ihnen bewirkt, dass Sie ein ganz neues Bewusstsein für Ihre eigenen Bedürfnisse entwickeln. *Pause.* Auf einer gewissen Ebene wissen Sie vielleicht schon, dass Sie Pausen und Erholung brauchen, um gut für Ihren Körper sorgen zu können. *Pause.* Es gibt Menschen, die zwischendurch immer wieder Pause machen, um alle Muskeln loszulassen. *Pause.* Zwischendurch immer wieder durchatmen und die Seele baumeln lassen. *Pause.*

> **Kommentar**
>
> Die Entspannung wird mithilfe suggestiver Sprachtechniken intensiviert.

Jedes Mal, wenn Sie angespannt sind oder Schmerzen haben, werden Sie sich daran erinnern, dass Sie eine Pause machen dürfen. *Pause.* Jedes Mal, wenn Sie eine Mahlzeit zu sich nehmen, erinnern Sie sich daran, dass Sie sich zwischendurch eine Pause für Körper und Seele gönnen dürfen. *Pause.* In Ihrer Freizeit erinnern Sie sich daran, dass Sie in eine tiefe Trance gehen können. *Pause.* Vielleicht bewirkt diese Erfahrung, dass Sie Ihre Fähigkeit in Trance zu gehen, von Tag zu Tag verbessern. *Pause.* Ihr Körperliches Wohlbefinden verbessert sich und Sie werden sich immer wohler fühlen. *Pause.*

> **Kommentar**
>
> Posthypnotische Suggestionen sollen den Patienten immer wieder an diese Übung erinnern. Die Wahrscheinlichkeit des selbständigen Übens soll damit erhöht werden.

Jetzt ist es Zeit, sich von dieser Übung zu verabschieden. *Pause.* Ihr Geist bewegt sich auf der Spirale nach oben. *Pause.* Immer weiter nach oben, bis Sie wieder bei Ihrem Boot angekommen sind. *Pause.* Sie sind auf Ihrem Boot und der Körper darf aufwachen. *Pause.* Der Körper wacht auf und Sie merken, dass Sie sich im Hier und Jetzt befinden. *Pause.* In Ihrem Zimmer, auf Ihrer Unterlage. *Pause.* Machen Sie sich bewusst, wo Sie sich befinden und welche Tageszeit es ist. *Pause.* Atmen Sie tief ein und aus und bewegen Sie Ihre Finger und Zehen. *Pause.* Atem Sie weiter tief ein und aus und strecken und recken Sie sich. *Pause.* Wenn Sie sich wieder ganz im Hier und Jetzt fühlen, dann öffnen Sie die Augen. Das ist das Ende der Übung.

4.1.3 Schematische Darstellung der Übung zur Suggestion von körperlicher Tiefenentspannung

Die einzelnen Schritte bei der Übung „das Boot" sehen folgendermaßen aus:

1. Es wird sichergestellt, dass der Patient keine Angst im Wasser oder auf einem Boot hat.
2. Nach der Tranceinduktion wird die Übung im Dialog fortgeführt. Die imaginierte Situation wird mithilfe der VAKOG-Methode eruiert. Es wird sichergestellt, dass die vorgestellte Position auf dem Boot bequem ist und sich der Patient sicher fühlt, z. B. mit der Vorstellung, dass das Boot mit dem Ufer fest verankert ist.
3. Mithilfe der Metapher, der sich abwärts bewegenden Spirale, wird die Trance vertieft. Es wird sichergestellt, dass diese Vorstellung für den Übenden angenehm ist.
4. Mithilfe suggestiver Sprachtechniken wird der mentale Abstand zum Alltagsstress hergestellt und die Trance intensiviert.
5. Posthypnotische Suggestionen sollen den Patienten immer wieder an diese Übung erinnern. Die Wahrscheinlichkeit des selbständigen Übens soll damit erhöht werden.

4.1.4 Standardisierte Übung zur Suggestion von körperlicher Tiefenentspannung

Diese Übung kann auch in Form eines standardisierten Textes angeboten werden:

Nehmen Sie eine bequeme Position ein und kommen Sie zur Ruhe. *Pause.* Spüren Sie, wie sich Ihr Körper beim Ein- und Ausatmen bewegt. *Pause.* Harmonisch und gleichmäßig. *Pause.* Während Sie Ihren Atem beobachten, können Sie die Augen schließen und noch tiefer in die Entspannung gehen. *Pause.* Vielleicht bewirkt jeder Atemzug, dass Sie noch mehr loslassen können. *Pause.* Sie haben es sich bequem gemacht, vielleicht schon die Augen geschlossen, beobachten die rhythmischen Bewegungen Ihres Atems, und können alle Muskeln Ihres Körpers loslassen. *Pause.* Jetzt oder gleich. *Pause.* Vielleicht gibt es noch einige Dinge, die Sie wahrnehmen, wie Geräusche oder Gedanken. *Pause.* Alles, was im Moment da ist, darf sein. *Pause.* Geräusche und Gedanken kommen und gehen, wie die Wolken am Himmel. *Pause.* Und jedes Geräusch und jeder Gedanke kann dazu führen, dass Sie noch tiefer in Trance gehen können. *Pause.* Ich frage mich, ob Sie sich erlauben noch mehr loszulassen. *Pause.* Und die Entspannung darf durch den ganzen Körper strömen, wie eine Welle, die vom Kopf aus bis hinunter zu den Zehen fließt. *Pause.* Immer wieder fließt die Welle der Entspannung vom Kopf bis hinunter zu den Zehen und der Körper wird müder und müder. *Pause.* Wie wäre es für Sie, wenn Ihr Körper schlafen geht? *Pause.* Der Körper geht schlafen. *Pause.* Der Körper geht schlafen. *Pause.* Sie dürfen sich treiben lassen, in tiefe, heilsame innere Räume der Entspannung hinein. *Pause.* Vielleicht so, als würden Sie bequem auf einem Boot liegen. *Pause.* Auf weichen Kissen. *Pause.* Ein leichtes Schaukeln, das Sie sanft wiegt auf dem ruhigen See. *Pause.* Es ist völlig in Ordnung, wenn Sie sich auf Ihrem Boot ausruhen. *Pause.* Es ist ein schöner Tag im Frühsommer, nicht zu heiß, nicht zu kühl. *Pause.* Sie liegen, weich eingebettet, auf Ihrem Boot. *Pause.* Die Sonne scheint. *Pause.* Ihr Boot ist mit einem Seil am Ufer fest verankert und kann nicht wegtreiben. *Pause.* Ich frage mich, ob Sie bereits wissen, dass Sie sich sicher fühlen können. *Pause.* Sie können möglicherweise jetzt schon die Sicherheit und Geborgenheit im ganzen Körper wahrnehmen. *Pause.* Die warme Sonne auf Ihrer Haut. *Pause.* Vielleicht ein leichter Windhauch. *Pause.* Das Wiegen des Bootes. *Pause.* Können Sie das leichte Plätschern des Wassers hören? *Pause.* Oder die Vögel? *Pause.* Andere angenehme Klänge? *Pause.* Was passiert, wenn Sie für einen Moment diese angenehmen Klänge auf sich wirken lassen? *Pause.*

4 Suggestionen zur Entspannung

Und ich weiß nicht, ob Sie zwischendurch die Augen öffnen möchten, um die Landschaft um den See herum zu genießen. *Pause.* Bäume um den See herum, die Schatten spenden. *Pause.* Blumen und Wiesen. *Pause.* Andere schöne Dinge. *Pause.* Wenn Sie möchten, können Sie die Augen auch wieder schließen. *Pause.* Wieder ganz hinein gehen in dieses Wohlgefühl. *Pause.* Die weiche Unterlage spüren. *Pause.* Das leichte Wiegen des Bootes. *Pause.* Sie können mehr und mehr loslassen. *Pause.* Während sich Ihr Körper auf dem Boot ausruht, darf der Geist in Trance gehen. *Pause.* So als ob sich Ihr Geist auf einer Spirale der Entspannung tiefer und tiefer bewegt. *Pause.* Die Spirale führt immer tiefer nach unten. *Pause.* In eine wohlige Trance hinein. *Pause.* Jetzt oder gleich. *Pause.* Ganz von allein, ganz von selbst. *Pause.* Sie müssen nichts Besonderes tun. *Pause.* Die Spirale zeigt Ihnen den Weg. *Pause.* Die Spirale geht unendlich nach unten. *Pause.* Und Sie können sich nach unten treiben lassen. *Pause.* Das Loslassen genießen. *Pause.* In diesem Zustand, in dem Sie nichts tun müssen. *Pause.* Sie dürfen so sein, wie Sie sind. *Pause.* Der ganze Körper schläft. *Pause.* Der Geist frei und leicht. *Pause.* Der Alltag vergessen. *Pause.* Der Alltag ist weit weg. *Pause.* Der Geist in der Spirale immer tiefer in Trance. *Pause.* Alle Gedanken sind egal. *Pause.* Die Gedanken sind weit weg. *Pause.* Alle Gefühle sind egal. *Pause.* Die Gefühle sind weit weg. *Pause.* Alle Empfindungen sind egal. *Pause.* Die Empfindungen sind weit weg. *Pause.* Der Alltag ist weit weg. *Pause.* Geist und Körper in einem angenehmen Trancezustand. *Pause.* In diesem Zustand können Geist und Körper lernen. *Pause.* Lernen, loszulassen. *Pause.* Eine Pause machen. *Pause.* Den Alltag für einen Moment vergessen. *Pause.* Für das eigene Wohlbefinden sorgen. *Pause.* Die Gesundheit an erster Stelle. *Pause.* Etwas in Ihnen bewirkt, dass Sie ein ganz neues Bewusstsein für Ihre eigenen Bedürfnisse entwickeln. *Pause.* Auf einer gewissen Ebene wissen Sie vielleicht schon, dass Sie Pausen und Erholung brauchen, um gut für Ihren Körper sorgen zu können. *Pause.* Es gibt Menschen, die zwischendurch immer wieder Pause machen, um alle Muskeln loszulassen. *Pause.* Zwischendurch immer wieder durchatmen und die Seele baumeln lassen. *Pause.* Jedes Mal, wenn Sie angespannt sind oder Schmerzen haben, werden Sie sich daran erinnern, dass Sie eine Pause machen dürfen. *Pause.* Jedes Mal, wenn Sie eine Mahlzeit zu sich nehmen, erinnern Sie sich daran, dass Sie sich zwischendurch eine Pause für Körper und Seele gönnen dürfen. *Pause.* In Ihrer Freizeit erinnern Sie sich daran, dass Sie in eine tiefe Trance gehen können. *Pause.* Vielleicht bewirkt diese Erfahrung, dass Sie Ihre Fähigkeit, in Trance zu gehen, von Tag zu Tag verbessern. *Pause.* Ihr Körperliches Wohlbefinden verbessert sich und Sie werden sich immer wohler fühlen. *Pause.* Jetzt ist es Zeit, sich von dieser Übung zu verabschieden. *Pause.* Ihr Geist bewegt sich auf der Spirale nach oben. *Pause.* Immer weiter nach oben, bis Sie wieder bei Ihrem Boot angekommen sind. *Pause.* Sie sind auf Ihrem Boot und der Körper darf aufwachen. *Pause.* Der Körper wacht auf und Sie merken, dass Sie sich im Hier und jetzt befinden. *Pause.* In Ihrem Zimmer, auf Ihrer Unterlage. *Pause.* Machen Sie sich bewusst, wo Sie sich befinden und welche Tageszeit es ist. *Pause.* Atmen Sie tief ein und aus und bewegen Sie Ihre Finger und Zehen. *Pause.* Atem Sie weiter tief ein und aus und strecken und recken Sie sich. *Pause.* Wenn Sie sich wieder ganz im Hier und Jetzt fühlen, dann öffnen Sie sie Augen. Das ist das Ende der Übung.

4.2 In den Kopf hineinlächeln

Mithilfe der Übung „in den Kopf hineinlächeln" wird eine Möglichkeit zur Linderung von Spannungskopfschmerzen vorgestellt.

4.2.1 Falldarstellung

Konrad, ein 56jähriger Geschäftsmann, leidet unter chronischen Spannungskopfschmerzen. Er möchte, zusätzlich zur medikamentösen Therapie, Entspannungsübungen lernen, um seine Kopfschmerzen zu reduzieren. Konrad berichtet: „Ich bin geschäftlich oft unterwegs und muss viel mit dem Auto fahren. Kopfschmerzen kann ich mir in meinem Beruf nicht leisten, daher bin ich auf meine Tabletten angewiesen. Ich möchte zusätzlich Entspannungsübungen lernen, die ich zwischendurch machen kann, z. B. wenn ich mit meinem Auto auf einem Rastplatz stehe und Pause mache".

4.2.2 Suggestion im Dialog

Anhand des Sitzungsprotokolls mit dem Patienten Konrad wird das Vorgehen zur Suggestion von Entspannung im Kopfbereich vorgestellt.

Therapeutin: Sie möchten eine Methode an die Hand bekommen, mit deren Hilfe, Sie selbständig etwas gegen Ihre Kopfschmerzen tun können?
Konrad: Ja, ich möchte aktiv und selbständig etwas für mich tun können.
Therapeutin: Ich zeige Ihnen eine Vorstellungsübung, die hilft, die Anspannung in Ihrem Kopf zu reduzieren. Dabei lernen Sie, wie Sie mental in Ihren Kopf hineinlächeln können. Das ist wahrscheinlich schwer vorstellbar. Wenn Sie bereit sind, diese Übung auszuprobieren, werden Sie merken, wie einfach es ist, sich selbst ein Lächeln zu schenken und Sie werden v. a. die entspannende Wirkung dieser Imagination erfahren.
Konrad: Ich kann mir tatsächlich nichts darunter vorstellen, möchte aber diese Übung ausprobieren.
Therapeutin: Bei dieser Übung sitzen Sie bequem und Sie haben die Augen geschlossen. Ich werde zunächst eine einleitende Entspannung anbieten und Ihnen danach Fragen stellen, die Sie mir mit geschlossenen Augen beantworten. Es ist wichtig, dass Ihre Augen geschlossen bleiben, damit Sie möglichst intensiv in die inneren Vorstellungsbilder eintauchen können. Falls dies unangenehm sein sollte, können Sie natürlich jederzeit die Augen öffnen. Können wir mit der Übung beginnen?
Konrad: Ja, ich bin bereit.
Therapeutin: Nehmen Sie bitte eine bequeme Position ein und lehnen Sie Ihren Kopf zurück. Der Kopf wird von Ihrer Rückenlehne gehalten und getragen und kann

loslassen. Sie können die Augen schließen und Ihren Atem beobachten. *Pause.* Die Luft strömt harmonisch durch Ihren Körper ein und aus. *Pause.* Ein und aus. *Pause.* Und Sie kommen mehr und mehr zur Ruhe. *Pause.* Und während Sie mehr und mehr zur Ruhe kommen, können Sie darüber nachdenken, wie wohltuend es ist, wenn einem jemand ein Lächeln schenkt. Ein fröhliches oder ein warmherziges Lächeln. Manchmal wird man auf eine Weise angelächelt, dass es einem warm ums Herz wird und der Körper beginnt, sich angenehm und weich anzufühlen. Vielleicht kennen Sie diese oder ähnliche Momente. Nehmen Sie sich bitte einen Moment Zeit, um darüber nachzudenken, wann Sie mit solch einem Lächeln beschenkt wurden. Mit einem Lächeln, das alle Anspannung von Ihnen genommen hat. Nehmen Sie sich die Zeit, die Sie brauchen und geben Sie mir bitte mit geschlossenen Augen Bescheid, wenn Sie sich an eine Situation erinnern können.

> **Kommentar**
> Dem Patienten werden einige Situationen zur Auswahl angeboten, die im Zusammenhang mit Angelächelt-Werden stehen.

Konrad: *Nach einer Pause.* Mir sind einige Situationen eingefallen, in denen ich angelächelt wurde. Aber das schönste Lächeln hat mein sechs Monate alter Enkelsohn. Er heißt Paul und ist der Sonnenschein der ganzen Familie. Wenn man ihn anschaut, dann lächelt er. Es gibt kein schöneres Lächeln. In diesen Momenten vergesse ich all meine Sorgen.

Therapeutin: Sehen Sie sich gerade in einer Situation, in der Sie von Paul angelächelt werden?

Konrad: *Lächelt.* Ja.

Therapeutin:	Möchten Sie diese Situation beschreiben? Wo sehen Sie sich gerade?
Konrad:	Ich bin bei meiner Tochter Zuhause. Paul liegt in seinem Bettchen.
Therapeutin:	Schläft Paul?
Konrad:	Nein, er ist wach und strampelt mit den Beinen. Das macht er immer, wenn er sich freut.
Therapeutin:	Er freut sich, Sie zu sehen?
Konrad:	Ja, und er lächelt so schön.
Therapeutin:	Sie können sein schönes Lächeln sehen. Können Sie in diesem Moment auch etwas hören?
Konrad:	Ja, Paul macht Babygeräusche und brabbelt vor sich hin.
Therapeutin:	Pauls Babygeräusche. Riechen Sie etwas in diesem Moment?
Konrad:	Nein, ich kann mich an keine Gerüche erinnern.
Therapeutin:	Wenn Sie Paul anschauen, wie er lächelt, wie fühlen Sie sich dabei?
Konrad:	Ich fühle mich gut. Es ist so, als ob alle meine Sorgen in diesem Moment vergessen wären.
Therapeutin:	Ein sorgloser, guter Moment. Können Sie dieses gute Gefühl auch körperlich spüren?
Konrad:	Ich verstehe nicht?
Therapeutin:	In diesem Moment, in dem Sie Konrad anlächelt, gibt es eine Stelle in Ihrem Körper, in der Sie diese Entspannung auch körperlich spüren können?
Konrad:	Meine Brust fühlt sich gut an.
Therapeutin:	Können Sie beschreiben, was Sie in Ihrer Brust empfinden?
Konrad:	Ich spüre eine Weite und Wärme in der Brust.

> **Kommentar**
>
> Die schöne Situation, in der der Patient angelächelt wurde, wird mithilfe der VAKOG-Methode intensiviert.

Therapeutin:	Ihre Brust fühlt sich weit und warm an, wenn Sie sehen, wie Sie von Paul angelächelt werden.
Konrad:	Ja.
Therapeutin:	Pauls Lächeln erreicht Ihren Brustbereich.
Konrad:	Ja.
Therapeutin:	Stellen Sie sich bitte vor, wie Pauls Lächeln auch Ihren Kopf erreicht, so als ob Pauls Lächeln tief in Ihren Kopf hineindringen könnte. Und ich weiß nicht, auf welche Weise Sie sich dies vorstellen möchten. Sie können Pauls Lächeln sehen und dieses Lächeln in Ihren Kopf schicken. Probieren Sie es ruhig aus.
Konrad:	Ich versuche es.
Therapeutin:	*Nach einer Pause.* Was passiert gerade?
Konrad:	Ich stelle mir vor, dass ein Kindermund in der Mitte meines Kopfes ist und lächelt. Das klingt absurd, aber so stelle ich mir das vor.

> **Kommentar**
> Die wohltuende Wirkung des Lächelns wird auf den Kopfbereich übertragen.

Therapeutin:	Das ist völlig in Ordnung. In Ihrem Kopf lächelt ein Kindermund. Wie fühlt sich Ihr Kopf an?
Konrad:	Jetzt fühle ich diese Weite im Kopf. Der Kopf entspannt sich. Das Lächeln vertreibt die Sorgen aus dem Kopf.
Therapeutin:	Ein Kinderlächeln im Kopf. Der Kopf ist frei und weit. Die Sorgen weit weg. Und Sie in diesem Moment, in dem Sie dieses Lächeln auf sich wirken lassen können. Und je mehr und mehr Sie in den Kopf hineinlächeln, um so freier und weiter darf er sich anfühlen. Der Kopf wird weiter und weiter, je mehr und mehr Sie in den Kopf hineinlächeln. Sie haben vielleicht noch nicht gewusst, wie entspannend so ein Lächeln sein kann,

das mehr und mehr ein weites und entspanntes Gefühl im ganzen Kopfbereich bewirkt. Mehr und mehr. Mit jedem Atemzug mehr und mehr, darf sich dieses angenehme Lächeln im Kopf ausbreiten. Angenehme Weite. Alle Sorgen sind weit weg. *Pause.* Wie geht es Ihnen in diesem Moment?

> **Kommentar**
> Die wohltuende Wirkung des Lächelns im Kopfbereich wird mithilfe suggestiver Sprachmuster verstärkt.

Konrad: Sehr gut. Ein angenehmes Gefühl im Kopf.
Therapeutin: Jedes Mal, wenn Sie Kopfschmerzen haben, darf sich dieses Kinderlächeln in Ihrem Kopf ausbreiten und der Kopf wird sich frei und weit anfühlen. Sie können sich immer wieder an dieses Kinderlächeln erinnern, um den Kopf zu entspannen und alle Sorgen zu vergessen. Jedes Mal, wenn Sie Kopfschmerzen haben, werden Sie sich an das Kinderlächeln erinnern, das Ihnen hilft, zu entspannen. Jetzt ist es Zeit, sich von dieser Übung zu verabschieden. Sie können sich von Ihren inneren Bildern lösen, indem Sie Ihre Aufmerksamkeit wieder auf das Hier und Jetzt lenken. Machen Sie sich bitte bewusst, wo Sie sind und welche Tageszeit es ist. Atmen Sie tief ein und aus und strecken und recken Sie sich. Strecken und recken Sie sich, so lange bis Sie sich wieder wach fühlen. Öffnen Sie die Augen. Das ist das Ende der Übung.

> **Kommentar**
> Posthypnotische Suggestionen sollen den Patienten an die oben aufgebaute Ressource, v. a. in Kopfschmerzsituationen, erinnern.

4.2.3 Schematische Darstellung der Übung zur Suggestion von Entspannung im Kopfbereich

Die einzelnen Schritte der Übung „in den Kopf hineinlächeln" sehen folgendermaßen aus:

1. Eine schöne Situation, in der der Patient angelächelt wurde, wird eruiert.
2. Intensivierung der ressourcenvollen Situation mithilfe der VAKOG-Methode.
3. Die wohltuende Wirkung des Lächelns wird auf den Kopfbereich übertragen.
4. Verstärkung der positiven Wirkung des Lächelns auf den Kopfbereich mithilfe suggestiver Sprachmuster.
5. Posthypnotische Suggestionen dienen als Erinnerungshilfe für die neu erworbene Ressource.

4.2.4 Standardisierte Übung zur Suggestion von Entspannung im Kopfbereich

Diese Übung kann auch als Standardtext angeboten werden:

Nehmen Sie bitte eine bequeme Position ein, in der Sie Ihren Kopf zurücklehnen können, sodass er sicher gehalten und getragen wird – von Ihrer Unterlage. Sie können die Augen schließen. *Pause.* Einfach da sein und Ihren Atem beobachten. *Pause.* Wie die Luft durch Ihren Körper ein- und ausströmt. *Pause.* Und Sie mehr und mehr zur Ruhe kommen können. Und während Sie Pause von Ihrem Alltag machen, dürfen Sie darüber nachdenken, wie wohltuend es sein kann, wenn einem jemand ein Lächeln schenkt. Vielleicht ein fröhliches Lächeln oder ein warmherziges. Ein Lächeln, das eine Verbundenheit zwischen Ihnen und Ihrem Gegenüber herstellt. Vielleicht ein Lächeln, bei dem Ihnen das Herz aufgeht und Ihr ganzer Körper von einem Gefühl der Weite durchströmt wird. *Pause.* Und während Sie immer mehr loslassen

4 Suggestionen zur Entspannung

dürfen, erinnern Sie sich an eine schöne Begegnung, in der Sie auf eine besonders angenehme Art und Weise angelächelt wurden. *Pause.* Das kann eine vertraute erwachsene Person oder ein Kind gewesen sein. Nehmen Sie sich einen Moment Zeit, um sich an diese Situation zu erinnern. *Pause.* Der warmherzige und offene Blick Ihres Gegenübers, der Sie willkommen heißt und Ihnen die Sicherheit gibt, dass Sie so sein dürfen, wie Sie sind. Und die Anspannung des Tages von Ihnen abfallen darf und der ganze Körper sich weitet und öffnet. *Pause.* Entspannt. *Pause.* Willkommen. *Pause.* Loslassen. *Pause.* Jetzt. *Pause.* Und die entspannende Kraft dieses Lächelns darf auch Ihren Kopf erreichen. *Pause.* Sodass die Haut im Kopfbereich immer weiter und entspannter wird. Das ganze Gesicht. *Pause.* Die Stirn. *Pause.* Die Augenpartie. *Pause.* Der Mund-Kieferbereich. *Pause.* Und das Kinn. *Pause.* Und auch die gesamte Kopfhaut darf loslassen. *Pause.* Die gesamte Haut im Kopfbereich glatt und entspannt. *Pause.* Die Poren öffnen sich und die Haut kann durchatmen. *Pause.* Und das Lächeln dringt in tiefe Schichten ein und erreicht die Muskeln im Kopfbereich. *Pause.* Alle Muskeln im Kopfbereich lassen los. *Pause.* Entspannen sich. *Pause.* Gehen schlafen. *Pause.* Die Muskeln sind weich und locker. *Pause.* Und das Lächeln geht noch tiefer in die Knochen hinein. *Pause.* Und Sie können neugierig sein, wie Sie die Entspannung in den Knochen Ihres Kopfbereichs wahrnehmen werden. *Pause.* Auch das Innere Ihres Kopfes wird von diesem angenehmen Lächeln erreicht. *Pause.* Mit jedem Atemzug dringt das Lächeln in tiefe innere Räume Ihres Kopfes hinein und erfüllt ihn mit Weite und Leichtigkeit. *Pause.* Atemzug für Atemzug. *Pause.* Weite und Leichtigkeit im ganzen Kopf, jetzt oder gleich. *Pause.* Der Kopf ist ruhig, frei und leicht. Getragen von diesem Lächeln, das auch ein Gefühl der Freude mit sich bringen darf. *Pause.* Und Ihr Kopf darf sich von dieser Leichtigkeit und Freude tragen lassen. *Pause.* In ruhige, angenehme Räume des Wohlbefindens hinein. Vielleicht möchten Sie sich nach dieser Übung noch etwas ausruhen. *Pause.* Die neugewonnene Freude und Leichtigkeit nachschwingen lassen. *Pause.* Jedes Mal, wenn Sie Kopfschmerzen haben, können Sie die Augen schließen und dieser Leichtigkeit in Ihrem Kopf Raum geben. Jedes Mal, wenn Sie

Kopfschmerzen haben, dürfen Sie in den Kopf hineinlächeln und sich dabei freier und leichter fühlen. Jedes Mal, wenn Sie Kopfschmerzen haben, darf Ihr inneres Lächeln Ihre Kopfschmerzen lindern. *Pause.* Jetzt dürfen Sie tief durchatmen und bewusst spüren, wie die frische Luft Ihre Lungen durchströmt. Atem Sie einige Male tief durch und strecken und recken Sie sich. Öffnen Sie die Augen. Das ist das Ende der Übung.

5

Suggestionen zur Schmerzdistanzierung

Mithilfe der folgenden Zwei Übungen werden Techniken vorgestellt, die kinästhetisch empfundene Schmerzen in den visuellen Modus transportieren können und somit eine mentale Distanzierung von negativen Körperempfindungen herbeiführen. Im Folgenden werden Schmerzen in den visuellen Modus transportiert, indem den einzelnen Körperempfindungen Farben zugeordnet werden.

5.1 Die Vogelperspektive

Diese Übung eignet sich besonders für Menschen, die an verschiedenen Stellen ihres Körpers Schmerzen empfinden, wie z. B. bei rheumatischen Beschwerden oder Fibromyalgie.

5.1.1 Falldarstellung

Dagmar, eine 48jährige medizinische Fachangestellte, leidet seit ca. zehn Jahren unter Fibromyalgie. Dagmar berichtet: „Vor zehn Jahren haben meine Schmerzen begonnen. Es begann mit heftigen Schmerzen im Lendenbereich und nach und nach kamen andere Körperstellen hinzu. Mittlerweile habe ich am ganzen Körper Schmerzen. Nach vielen Aufenthalten in der Schmerzklinik habe ich akzeptiert, dass ich mit dieser Krankheit leben muss". Dagmar möchte Imaginationen lernen, um selbstwirksam ihre Schmerzen lindern zu können.

> **Exkurs Fibromyalgie**
>
> Kröner-Herwig et al. (2011) zitieren die Klassifikationskriterien des American College of Rheumatology (ACR), wonach das Fibromyalgiesyndrom durch Schmerzen in den oberen und unteren Extremitäten, der Wirbelsäule und der vorderen Thoraxwand mit einer Dauer von mindestens drei Monaten definiert wird. Zu den Schmerzen kommen meistens noch Begleitsymptome hinzu, wie Muskelschmerz, Fatigue, Insomnie, Gelenkschmerzen, Kopfschmerzen, Restless Legs, Benommenheit, Merkfähigkeitsstörungen, Beinkrämpfe, Konzentrationsstörungen, Nervosität, Depressive Verstimmung (Wolfe et al. 1990, zitiert durch Kröner-Herwig 2011). Als Ursache für die Fibromyalgie werden genetische, endokrine, Gehirnphysiologische und psychosoziale Faktoren gesehen (Kröner- Herwig 2011).

5.1.2 Suggestion im Dialog

Anhand des Sitzungsprotokolls mit der Patientin Dagmar wird das Vorgehen zur Schmerzdistanzierung mithilfe der Übung „die Vogelperspektive" vorgestellt.

Therapeutin: Ich möchte Ihnen eine Übung zeigen, die ihnen hilft, Abstand von Ihren Schmerzen zu gewinnen. Sie stellen sich vor, dass Sie fliegen und Ihren Körper aus der Vogelperspektive betrachten können. Ist diese Vorstellung für Sie in Ordnung oder haben Sie Höhenangst?

> **Kommentar**
>
> Es wird sichergestellt, dass die Patientin von der Vorstellung, zu fliegen und sich selbst von oben zu betrachten, keine Angst bekommt.

Dagmar:	Nein, das macht mir keine Angst.
Therapeutin:	Ich werde Sie einleitend in einen entspannten Zustand führen. Danach stelle ich Ihnen Fragen, die Sie mir mit geschlossenen Augen beantworten können. Wenn Sie die Augen geschlossen halten, dann können Sie Ihre inneren Bilder intensiver erleben. Sie können jederzeit die Augen öffnen und auch die Übung beenden, falls Sie sich nicht wohlfühlen sollten. Sind Sie mit der Übung einverstanden?
Dagmar:	Ja.
Therapeutin:	Nehmen Sie eine bequeme Position ein. Das kann im Sitzen oder Liegen sein. Schließen Sie die Augen und kommen Sie zur Ruhe. *Pause.* Beobachten Sie die sanften Bewegungen Ihres Körpers beim Ein- und Ausatmen. *Pause.* Bitte konzentrieren Sie sich auf Ihren Atem. *Pause.* Beobachten Sie, wie er durch Ihren Körper ein- und ausströmt. *Pause.* Sie können die Entspannung vertiefen, indem Sie Ihre Atemzüge zählen. Sie sagen sich in Gedanken beim Einatmen „eins" und beim Ausatmen „zwei, drei". Beim Einatmen „eins" und beim Ausatmen „zwei, drei". Dadurch atmen Sie doppelt so lange aus, wie Sie eingeatmet haben. Kurz einatmen „eins", länger ausatmen „zwei, drei". Sie atmen in diesem Rhythmus weiter und zählen mit. Selbständig für einen Moment. *Pause.* Vielleicht bewirkt diese Form der Atmung, dass Sie in eigene Räume der tiefen und heilsamen Entspannung hinabgleiten können. *Pause.* Um die Entspannung noch weiter zu vertiefen, werden Sie gleich Ihre Augen mit Ihrem Atemrhythmus verbinden. Beim Einatmen zählen Sie „eins" und öffnen dabei die Augen. Sie schließen wieder die Augen beim Ausatmen und Zählen „zwei, drei". Einatmen „eins", die Augen öffnen, Ausatmen „zwei, drei", die Augen schließen. Die Augen öffnen und schließen sich im Rhythmus

Ihres Atems. Einatmen „eins", Augen öffnen. Ausatmen „zwei, drei", die Augen schließen. Sie öffnen und schließen die Augen im Rhythmus Ihres Atems, selbständig, für einen Moment, jetzt. *Pause.*

> **Kommentar**
> Mithilfe der Fraktionierung (kurze Unterbrechung der Trance durch das Öffnen der Augen; siehe oben) wird die Trance immer mehr vertieft.

Beim nächsten Ausatmen halten Sie bitte die Augen geschlossen. *Pause.* Die Augen bleiben geschlossen und Sie atmen ruhig weiter. Sie brauchen die Atemzüge nicht mehr mitzuzählen. Sie möchten vielleicht einfach Pause machen, während Ihre Augen geschlossen bleiben. Jetzt. *Pause.* Sie verweilen in Ihrer bequemen Position, haben die Augen geschlossen und atmen ruhig ein und aus. Der Atem darf in seinem eigenen Rhythmus kommen und gehen. Sie müssen nicht mehr mitzählen. *Pause.* Stellen Sie sich bitte vor, Sie könnten Ihren Körper von oben betrachten, so als ob Ihr Geist nach oben schweben und den Körper aus der Vogelperspektive sehen könnte. *Pause.* Vielleicht haben Sie bisher nicht gewusst, dass Sie zu Ihrem eigenen Beobachter werden können. *Pause.* Sie können sich vorstellen, wie Sie Ihren Körper von oben betrachten, weil es ganz natürlich ist. *Pause.* Sie müssen nichts Besonderes tun. Während Ihre Augen geschlossen bleiben, kann der Mund aus der Entspannung gehen und Sie können mir mitteilen, wie Sie Ihren Körper von oben wahrnehmen.

> **Kommentar**
> Die Patientin wird instruiert, sich selbst gegenüber die Vogelperspektive einzunehmen.

Dagmar: Von oben betrachtet wirkt mein Körper steif und angespannt. Irgendwie unbeweglich.

Therapeutin:	Steif und angespannt. Was fällt Ihnen noch auf?
Dagmar:	Ich sehe, wie ich beide Hände fest zur Faust zusammengeballt habe. Das ist meistens so.
Therapeutin:	Die Hände fest zusammengeballt. Für den nächsten Schritt ist es notwendig, dass Sie Ihre schmerzenden Stellen von oben deutlich sehen können. Diese sollten nicht von Ihrer Kleidung bedeckt sein. Möchten Sie sich vorstellen, Sie sind unbekleidet oder tragen z. B. einen Badeanzug?
Dagmar:	Momentan schmerzen die Schultern und beide Arme. Ich stelle mir vor, dass ich ein Top mit Spaghettiträgern anhabe.
Therapeutin:	Das ist eine gute Idee. Ein Top mit Spaghettiträgern. Können Sie in Worte fassen, wie sich Ihre Schmerzen anfühlen?
Dagmar:	Der Schmerz ist wie ein starker Muskelkater.
Therapeutin:	Wie ein starker Muskelkater in den Schultern und Armen.

> **Kommentar**
>
> Die schmerzenden Stellen und die kinästhetische Qualität der Schmerzen werden eruiert.

Dagmar:	Ja, ganz genau.
Therapeutin:	Stellen Sie sich bitte vor, Sie malen Ihre schmerzenden Stellen farblich an. Welche Farbe passt am besten zu Ihren Schmerzen?

> **Kommentar**
>
> Den Schmerzen werden eine oder mehrere Farben zugeordnet. Die kinästhetische Komponente der Schmerzen wird in visuelle Faktoren umgewandelt, was eine erste Schmerzlinderung bewirken kann.

Dagmar: Es ist eine Mischung aus blau und rot.
Therapeutin: Eine Mischung aus blau und rot. Sind es eher helle oder dunkle Töne?
Dagmar: Es sind dunkle Farben. Wie Bahnen, die ineinanderfließen.
Therapeutin: Wie Bahnen, die ineinanderfließen. Malen Sie bitte Ihre schmerzen Stellen mit diesen blau-roten Bahnen an und geben Sie mir Bescheid, wenn Sie fertig sind.
Dagmar: *Nach einer Pause.* Ich bin jetzt fertig.
Therapeutin: Wie sehen die farblich markierten Schmerzstellen von oben aus?
Dagmar: Es sind Bahnen, die von den Schultern aus bis zu den Händen nach unten gehen.
Therapeutin: Bahnen, die von den Schultern aus bis zu den Händen gehen. Sind die Bahnen auf der linken und rechten Seite gleich?
Dagmar: Nein, links sind die Bahnen dicker. Die linke Seite tut mehr weh.

> **Kommentar**
> Die schmerzenden Stellen werden klar definiert.

Therapeutin: Auf der linken Seite dickere Bahnen. Machen Sie sich bitte jetzt bewusst, dass Sie gerade Ihre Schmerzen von oben, aus der Vogelperspektive, betrachten. Sagen Sie sich „ich bin hier oben und meine Schmerzen sind da unten", „ich bin hier oben und meine Schmerzen sind da unten". *Pause.* Vielleicht haben Sie noch nicht gewusst, dass Sie zum Beobachter Ihrer Schmerzen werden können. „Ich bin hier oben und meine Schmerzen sind da unten". *Pause.* Wie geht es Ihnen, wenn Sie Ihre Schmerzen von oben betrachten?

Kommentar

Mit dem Satz „ich bin hier oben und meine Schmerzen sind da unten" wird eine zusätzliche Distanz zu den Schmerzen hergestellt.

Dagmar: Besser. Es ist eine Erleichterung.

Therapeutin: Sie haben vielleicht noch nicht bemerkt, dass Sie aus dieser Vogelperspektive heraus nicht nur die farblich markierten Stellen sehen, sondern auch die gesunden Bereiche Ihres Körpers. Die Stellen, die sich gut anfühlen. *Pause.* Wie nehmen Sie diese Bereiche wahr? *Pause.* Vielleicht gesunde und gut durchblutete Hautstellen, die die farbigen Stellen umranden? *Pause.* Vielleicht möchten Sie sich Ihren ganzen Körper nackt vorstellen, um deutlich zu sehen, wie groß der Bereich ist, der sich gesund anfühlt. *Pause.* Der sich wohl fühlt. *Pause.* Trotz dieser farbigen Flächen gibt es viel Gesundheit im ganzen Körper. *Pause.* Betrachten Sie Ihren ganzen Körper von oben. *Pause.* Welche Bereiche sind gesund und fühlen sich gut an? *Pause.* Es ist möglich, dass es gesunde Stellen in Ihrem Körper gibt, für die Sie Dankbarkeit empfinden? *Pause.* Z. B. gesunde Augen oder gesunde Ohren. *Pause.* Die Fähigkeit, Essen und Getränke zu genießen, mit einem gesunden Mund, einer gesunden Zunge. *Pause.* Gesunde Beine, gesunde Arme. *Pause.* Oder etwas Anderes. *Pause.* Sie können Ihren Körper von oben betrachten. *Pause.* Beobachten Sie, wieviel Gesundheit sich um die farbigen Stellen herum befindet. *Pause.* Sie betrachten Ihren Körper von oben und können sich erlauben, sich immer freier und leichter zu fühlen. *Pause.* Sie schweben über Ihren Körper und machen sich all die Gesundheit bewusst, die noch in Ihrem Körper steckt. Welche gesunden Stellen Ihres Körpers kommen aus dieser Perspektive deutlich zum Vorschein?

> **Kommentar**
> Das Lenken der Aufmerksamkeit auf gesunde Körperstellen kann zusätzlich zu einer Schmerzreduktion beitragen.

Dagmar: Mein gesamter Kopfbereich ist gesund. Ich kann gut sehen und hören. Das Lesen macht mir Spaß und ich höre gern Musik. Ich koche und esse auch sehr gerne.

Therapeutin: Der ganze Kopfbereich ist gesund und Sie können mit allen Sinneskanälen genießen. Sind Ihnen noch andere gesunde Bereiche bewusst geworden?

Dagmar: Meine Beine tun mir zurzeit nicht weh und es ist für mich möglich, spazieren zu gehen. Zumindest für kurze Zeit. Ich muss wegen meinen Schulterschmerzen immer wieder pausieren. Aber immerhin kann ich mich etwas bewegen.

Therapeutin: Mit den Beinen ist es möglich, spazieren zu gehen. Gibt es bestimmte Orte, an denen Sie spazieren gehen?

Dagmar: *Atmet tief durch.* Ja, in meiner Nähe gibt es einen kleinen Wald. Ich liebe es, in den Wald zu gehen. Im Wald ist es so schön ruhig und er riecht gut.

Therapeutin: Die Ruhe und die guten Gerüche im Wald. Sie schweben über Ihren Körper und machen sich all die Gesundheit bewusst, die noch in Ihrem Körper steckt. *Pause.* Sie können sich wohler und wohler fühlen. *Pause.* Leichter und freier. *Pause.* Je wohler und wohler Sie sich fühlen, umso mehr können die farbigen Stellen auf dem Körper verblassen. Sie betrachten Ihren Körper von oben, die Farben verblassen immer mehr. Je mehr und mehr die Farben verblassen, umso wohler und wohler fühlen Sie sich. Je wohler und wohler Sie sich fühlen, umso mehr und mehr verblassen die Farben. Frei und leicht, oben schwebend, beobachtend und dankbar für so viel Gesundheit im Körper, können die Farben mehr und mehr verblassen und Sie fühlen sich wohler und wohler, in diesem Moment der tiefen Entspannung, in dem Sie einfach loslassen dürfen, während die Farben mehr und mehr verblassen. Pause.

> **Kommentar**
>
> Mithilfe von Sprachmustern wird das Verblassen der Schmerzfarben suggeriert, um eine weitere Schmerzlinderung herbeizuführen.

Jedes Mal, wenn Sie Schmerzen haben, darf der Geist nach oben fliegen und Sie können sich die vielen gesunden Bereiche Ihres Körpers bewusst machen. Je mehr Sie sich die gesunden Bereiche bewusst machen, umso mehr können die schmerzenden Stellen verblassen. Es wird Ihnen von Tag zu Tag besser gelingen, Ihre Schmerzen zu lindern.

> **Kommentar**
>
> Posthypnotische Suggestionen helfen der Patientin, sich in Schmerzsituationen an diese Übung zu erinnern und die Motivation für das selbständige Üben zu steigern.

Jetzt ist es Zeit, sich von dieser Übung zu verabschieden. Sie können Ihre Aufmerksamkeit von den inneren Bildern weglenken und sich das Hier und Jetzt bewusst machen. Machen Sie sich bewusst, welche Tageszeit es ist und wo Sie sich befinden. Atmen Sie tief ein und aus und strecken und recken Sie sich nur so weit, wie es Ihnen guttut. Sie können die Augen öffnen und einen Moment innehalten. Denken Sie darüber nach, was Ihnen als Nächstes guttun würde. Möchten Sie noch einen Moment ruhen oder aufstehen und einer Aktivität nachgehen? Auf einer gewissen Ebene wissen Sie vielleicht schon, dass Sie sich für Ihr körperliches Wohlbefinden entscheiden dürfen. Früher oder später werden Sie sich wundern, wie einfach es ist, fürsorglich mit sich umzugehen. Das ist das Ende der Übung.

5.1.3 Schematische Darstellung der Übung „Vogelperspektive"

Die einzelnen Schritte zur Übung „die Vogelperspektive" sehen folgendermaßen aus:

1. Es wird sichergestellt, dass die Patientin von der Vorstellung, zu fliegen und sich selbst von oben zu betrachten, keine Angst bekommt.
2. Mithilfe der Fraktionierung wird die Trance immer mehr vertieft.
3. Die Patientin wird instruiert, sich selbst gegenüber die Vogelperspektive einzunehmen.
4. Die schmerzenden Stellen und die kinästhetische Qualität der Schmerzen werden eruiert.
5. Den Schmerzen werden eine oder mehrere Farben zugeordnet. Die kinästhetischen Komponenten der Schmerzen werden in visuelle Faktoren umgewandelt, was eine erste Schmerzlinderung bewirken kann.
6. Die schmerzenden Stellen werden klar definiert.
7. Mit dem Satz „ich bin hier oben und meine Schmerzen sind da unten" wird eine zusätzliche Distanz zu den Schmerzen aufgebaut.
8. Durch das Lenken der Aufmerksamkeit auf gesunde Körperstellen kann eine zusätzliche Schmerzreduktion bewirkt werden.
9. Mithilfe von Sprachmustern wird das Verblassen der Schmerzfarben suggeriert, um eine weitere Schmerzlinderung herbeizuführen.
10. Posthypnotische Suggestionen helfen der Patientin, sich in Schmerzsituationen an diese Übung zu erinnern und die Motivation für das selbständige Üben zu steigern.

5.1.4 Die Übung „die Vogelperspektive" als Standardtext

Die Übung „Vogelperspektive" kann auch anhand eines standardisierten Textes angeboten werden:

Nehmen Sie eine bequeme Position ein. Das kann im Sitzen oder Liegen sein. Schließen Sie die Augen und kommen Sie zur Ruhe.

5 Suggestionen zur Schmerzdistanzierung

Pause. Beobachten Sie die sanften Bewegungen Ihres Körpers beim Ein- und Ausatmen. *Pause.* Bitte konzentrieren Sie sich auf Ihren Atem. *Pause.* Beobachten Sie, wie er durch Ihren Körper ein- und ausströmt. *Pause.* Sie können die Entspannung vertiefen, indem Sie Ihre Atemzüge zählen. Sie sagen sich in Gedanken beim Einatmen „eins" und beim Ausatmen „zwei, drei". Beim Einatmen „eins" und beim Ausatmen „zwei, drei". Dadurch atmen Sie doppelt so lange aus, wie Sie eingeatmet haben. Kurz einatmen „eins", länger ausatmen „zwei, drei". Sie atmen in diesem Rhythmus weiter und zählen mit. Selbständig für einen Moment. *Pause.* Vielleicht bewirkt diese Form der Atmung, dass Sie in eigene Räume der tiefen und heilsamen Entspannung hinabgleiten können. *Pause.* Um die Entspannung noch weiter zu vertiefen, werden Sie gleich Ihre Augen mit Ihrem Atemrhythmus verbinden. Beim Einatmen zählen Sie „eins" und öffnen dabei die Augen. Sie schließen wieder die Augen beim Ausatmen und Zählen „zwei, drei". Einatmen „eins", die Augen öffnen, Ausatmen „zwei, drei", die Augen schließen. Die Augen öffnen und schließen sich im Rhythmus Ihres Atems. Einatmen „eins", Augen öffnen. Ausatmen „zwei, drei", die Augen schließen. Sie öffnen und schließen die Augen im Rhythmus Ihres Atems, selbständig, für einen Moment, jetzt. *Pause.* Beim nächsten Ausatmen halten Sie bitte die Augen geschlossen. *Pause.* Die Augen bleiben geschlossen und Sie atmen ruhig weiter. Sie brauchen die Atemzüge nicht mehr mitzuzählen. Sie möchten vielleicht einfach Pause machen, während Ihre Augen geschlossen bleiben, jetzt. *Pause.* Sie verweilen in Ihrer bequemen Position, haben die Augen geschlossen und atmen ruhig ein und aus. Der Atem darf in seinem eigenen Rhythmus kommen und gehen. Sie müssen nicht mehr mitzählen. *Pause.* Stellen Sie sich bitte vor, Sie könnten Ihren Körper von oben betrachten, so als ob Ihr Geist nach oben schweben und den Körper aus der Vogelperspektive sehen könnte. *Pause.* Vielleicht haben Sie bisher nicht gewusst, dass Sie zu Ihrem eigenen Beobachter werden können. *Pause.* Sie können sich vorstellen, wie Sie Ihren Körper von oben betrachten, weil es ganz natürlich ist. *Pause.* Sie müssen nichts Besonderes tun. *Pause.* Sie wundern sich vielleicht, wie einfach und selbstverständlich diese Vorstellung für Sie ist. *Pause.* Wie nehmen Sie sich von oben wahr? *Pause.* Ihre Körperhaltung? *Pause.*

In diesem entspannten Zustand? *Pause.* Wie wäre es für Sie, wenn Sie alle schmerzenden Stellen Ihres Körpers farblich anmalen? *Pause.* Sie können neugierig sein, welche Farbe Sie für Ihre Schmerzen auswählen. *Pause.* Welche Farbe passt am besten zu Ihren Schmerzen? *Pause.* Die schmerzenden Stellen des Körpers sollten nicht von Ihrer Kleidung bedeckt sein, damit Sie die Farbe direkt auf die Haut auftragen können. *Pause.* Sie möchten vielleicht Ihr Werk von oben betrachten. *Pause.* Die farblich markierten Stellen. *Pause.* Sagen Sie sich „ich bin hier oben und meine Schmerzen sind da unten", „ich bin hier oben und meine Schmerzen sind da unten". *Pause.* Vielleicht haben Sie noch nicht gewusst, wie einfach es ist, zum Beobachter der eigenen Schmerzen zu werden. *Pause.* „Ich bin hier oben und meine Schmerzen sind da unten". *Pause.* Wie fühlen Sie sich, wenn Sie zum Beobachter Ihrer Schmerzen werden? *Pause.* „Ich bin hier oben und die Schmerzen sind da unten". *Pause.* Vielleicht fühlen Sie sich freier oder leichter? *Pause.* Weiter weg? *Pause.* Sie haben vielleicht noch nicht bemerkt, dass Sie aus dieser Vogelperspektive heraus nicht nur die farblich markierten Stellen sehen, sondern auch die gesunden Bereiche Ihres Körpers. Die Stellen, die sich gut anfühlen. *Pause.* Wie nehmen Sie diese Bereiche wahr? *Pause.* Vielleicht gesunde und gut durchblutete Hautstellen, die die farbigen Bereiche umranden? *Pause.* Vielleicht möchten Sie sich Ihren ganzen Körper nackt vorstellen, um deutlich zu sehen, wie groß der Bereich ist, der sich gesund anfühlt. *Pause.* Der sich wohl fühlt. *Pause.* Trotz dieser farbigen Flächen gibt es viel Gesundheit im ganzen Körper. *Pause.* Betrachten Sie Ihren ganzen Körper von oben. *Pause.* Welche Bereiche sind gesund und fühlen sich gut an? *Pause.* Es ist möglich, dass es gesunde Stellen in Ihrem Körper gibt, für die Sie Dankbarkeit empfinden? *Pause.* Z. B. gesunde Augen oder gesunde Ohren. *Pause.* Die Fähigkeit, Essen und Getränke zu genießen, mit einem gesunden Mund, einer gesunden Zunge. *Pause.* Gesunde Beine, gesunde Arme. *Pause.* Oder etwas Anderes. *Pause.* Sie können Ihren Körper von oben betrachten. *Pause.* Beobachten Sie, wieviel Gesundheit sich um die farbigen Stellen herum befindet. *Pause.* Sie betrachten Ihren Körper von oben und können sich erlauben, sich immer freier und leichter zu fühlen. *Pause.* Sie schweben über Ihren Körper und machen sich all die

Gesundheit bewusst, die noch in ihm steckt. *Pause.* Sie können sich wohler und wohler fühlen. *Pause.* Leichter und freier. *Pause.* Je wohler und wohler Sie sich fühlen, umso mehr können die farbigen Stellen auf dem Körper verblassen. Sie betrachten Ihren Körper von oben, die Farben verblassen immer mehr. Je mehr und mehr die Farben verblassen, umso wohler und wohler fühlen Sie sich. Je wohler und wohler Sie sich fühlen, umso mehr und mehr verblassen die Farben. Frei und leicht, oben schwebend, beobachtend und dankbar für so viel Gesundheit im Körper, können die Farben mehr und mehr verblassen und Sie fühlen sich wohler und wohler, in diesem Moment der tiefen Entspannung, in dem Sie einfach loslassen dürfen, während die Farben mehr und mehr verblassen. *Pause.* Jedes Mal, wenn Sie Schmerzen haben, darf der Geist nach oben fliegen und Sie können sich die vielen gesunden Bereiche Ihres Körpers bewusst machen. Je mehr Sie sich die gesunden Bereiche bewusst machen, umso mehr können die schmerzenden Stellen verblassen. Es wird Ihnen von Tag zu Tag besser gelingen, Ihre Schmerzen zu lindern.

Jetzt ist es Zeit, sich von dieser Übung zu verabschieden. Sie können Ihre Aufmerksamkeit von den inneren Bildern weglenken und sich das Hier und Jetzt bewusst machen. Machen Sie sich bewusst, welche Tageszeit es ist und wo Sie sich befinden. Atmen Sie tief ein und aus und strecken und recken Sie sich nur so weit, wie es Ihnen guttut. Sie können die Augen öffnen und einen Moment innehalten. Denken Sie darüber nach, was Ihnen als Nächstes guttun würde. Möchten Sie noch einen Moment ruhen oder aufstehen und einer Aktivität nachgehen? Auf einer gewissen Ebene wissen Sie vielleicht schon, dass Sie sich für Ihr körperliches Wohlbefinden entscheiden dürfen. Früher oder später werden Sie sich wundern, wie einfach es ist, fürsorglich mit sich umzugehen. Das ist das Ende der Übung.

5.2 Heilende Dusche

Beispielhaft wird im Folgenden ein Patient mit Kopfschmerzen vorgestellt.

5.2.1 Falldarstellung

Nils, ein 38jähriger Bauzeichner, leidet seit über fünfzehn Jahren unter Kopfschmerzen. Nils berichtet: „Meine Kopfschmerzen haben mit meiner Arbeit begonnen. Ich sitze den ganzen Tag vor dem Computer und der Termindruck wird auch immer mehr. Nach Feierabend bin ich meistens verspannt und diese Anspannung zieht sich von hinten, über den Nacken, in den Kopf hinein. Es ist ein drückender Schmerz, der sich bis zur Stirn zieht. Ich gehe einmal in der Woche zur Massage. Das reicht nicht aus. Eine tägliche Massage wird mir aber vom Arzt nicht verschrieben". Nils möchte eine Imaginationsübung lernen, die er regelmäßig selbständig gegen seine Kopfschmerzen einsetzen kann.

5.2.2 Suggestion im Dialog

Anhand des Sitzungsprotokolls mit dem Patienten Nils wird das Vorgehen zur Schmerzdistanzierung mithilfe der Übung „heilende Dusche" vorgestellt.

Therapeutin: Ich zeige Ihnen eine Übung, die nenne ich „heilende Dusche". Sie stellen sich vor, Sie stehen unter einer Dusche, die Ihre Kopfschmerzen herunterwaschen kann. Das klingt wahrscheinlich auf den ersten Blick etwas kurios. Den Effekt dieser Vorstellung kann ich Ihnen nur durch die praktische Übung erfahrbar machen. Sind Sie damit einverstanden, diese Imagination auszuprobieren?
Nils: Ja, ich probiere alles aus, was mir helfen könnte.
Therapeutin: Ich werde zunächst mit einer Entspannungseinleitung beginnen. Danach werde ich Ihnen Fragen stellen, die Sie mir bitte mit geschlossenen Augen beantworten. Wenn Sie während der gesamten Übung Ihre Augen geschlossen halten, dann können Sie intensiver bei den inneren Bildern bleiben. Sollten Sie sich nicht

wohlfühlen oder die Übung beenden wollen, dann können Sie jederzeit die Augen selbständig öffnen. Sind Sie damit einverstanden?

> **Kommentar**
> Die Übung „heilende Dusche" wird kurz erklärt.

Nils: Ja.
Therapeutin: Nehmen Sie bitte eine bequeme Position ein und kommen Sie zur Ruhe. Und wenn Sie die Augen schließen, werden Sie, früher oder später, eine erste Entlastung im Kopfbereich feststellen. Mit dem Schließen der Augen darf der Kopf mehr und mehr zur Ruhe kommen. *Pause.* Die Augenlider dürfen loslassen und die Entspannung an den ganzen Kopfbereich abgeben. *Pause.* Der ganze Kopf darf in seinem eigenen Tempo loslassen, jetzt. *Pause.* Aus dieser ruhigen Position heraus, stellen Sie sich vor, dass sie sich gleich unter eine Dusche stellen werden. Es handelt sich um keine gewöhnliche Dusche. Diese Dusche hat heilsame Kräfte. Sie kann Ihre Kopfschmerzen lindern. *Pause.* Suchen Sie sich eine Dusche aus, die Ihnen angenehm ist. Bitte nehmen Sie sich die Zeit, die Sie brauchen und geben Sie mir mit geschlossenen Augen Bescheid, wenn Sie eine geeignete Dusche gefunden haben.

> **Kommentar**
> Der Patient wird instruiert, sich eine Dusche mit Heilkräften vorzustellen.

Nils: Ich habe eine Dusche gefunden.
Therapeutin: Wie sieht Ihre Dusche aus? Ist es eine freistehende Dusche oder eine Duschkabine?

Nils:	Es ist eine Freistehende Dusche ohne Kabine. In Kabinen fühle ich mich eingeschlossen. Das gefällt mir nicht.
Therapeutin:	Eine freistehende Dusche. Sind Sie unter der Dusche?
Nils:	Ich stehe neben der Dusche und schaue sie mir an.
Therapeutin:	**Nehmen Sie sich Zeit und betrachten Sie die Dusche erst einmal in Ruhe. Beschreiben Sie mir bitte, was Sie sehen können.**
Nils:	Die Dusche hat einen großen viereckigen Duschkopf. Die Dusche steht in einem großen, braungefliesten Badezimmer.
Therapeutin:	Hat die Dusche eine Wanne?
Nils:	Nein, es befindet sich ein Abfluss im Boden. Der Boden hat dieselben Fliesen, wie die Wände.
Therapeutin:	Gibt es in diesem Badezimmer irgendwelche Besonderheiten? Besondere Wasserhähne oder Dekorationsgegenstände?
Nils:	Nein, ich sehe mich in einem braungefliesten Raum mit dieser Dusche. An der Dusche ist eine gewöhnliche Mischbatterie angeschlossen. Außer der Dusche befindet sich nichts in diesem Raum.
Therapeutin:	Ein braungefliester Raum, indem sich nur diese Dusche befindet. Wie fühlen Sie sich in diesem Raum?
Nils:	Richtig gut. Dieser Raum strahlt viel Ruhe aus. Mal ganz raus aus dem Alltagsstress. Nichts sehen und nichts hören.
Therapeutin:	Dieser schlichte Raum tut Ihnen gut.
Nils:	Ja.
Therapeutin:	Gibt es in diesem Raum irgendwelche Geräusche oder Klänge, die Sie wahrnehmen?
Nils:	Nein, absolute Stille.
Therapeutin:	Ist das angenehm?
Nils:	Ja.
Therapeutin:	Wie ist die Temperatur in diesem Raum?
Nils:	Wohlig warm. Gerade richtig.

Therapeutin:	Wohlig warm. Können Sie in diesem Raum Düfte oder Gerüche wahrnehmen?
Nils:	Ein leichter Vanillegeruch. Ich mag Vanille.

> **Kommentar**
> Die vorgestellte Situation im Duschraum wird anhand der VAKOG-Methode abgefragt.

Therapeutin:	Ein leichter Vanillegeruch. Haben Sie Ihre Kleidung an oder sind Sie bereit, um unter die Dusche zu gehen.
Nils:	Ich habe eine Badehose an.
Therapeutin:	Bevor Sie unter die Dusche gehen, bitte ich Sie, sich einen Moment Zeit zu nehmen, um sich Ihre Kopfschmerzen anzuschauen. Wenn Sie sich vorstellen, sie müssten Ihre schmerzenden Stellen auf Ihrem Kopf farblich markieren, welche Farbe würden Sie wählen?
Nils:	Schwarz.
Therapeutin:	Schwarz passt am besten zu Ihren Kopfschmerzen?
Nils:	Ja, meine Schmerzen drücken so schwer auf meinen Kopf. Mein spontaner erster Gedanke war schwarz.

> **Kommentar**
> Der Patient wird aufgefordert, seine Kopfschmerzen mit einer Farbe zu assoziieren und sich die schmerzenden Stellen in dieser Farbe vorzustellen.

Therapeutin:	Stellen Sie sich vor, sie markieren alle schmerzenden Bereiche Ihres Kopfes mit der schwarzen Farbe. Wie sieht dann Ihr Kopf aus?
Nils:	*Nach einer Pause.* Ich habe zwei schwarze Kreise links und rechts an den Schläfen und einen dicken schwarzen Balken, der vom Nacken aus über den Kopf geht und auf der Stirn breiter wird.

Therapeutin:	Viele Bereiche des Kopfes sind von drückenden Schmerzen betroffen.
Nils:	Ja.

> **Kommentar**
>
> Die kinästhetische Komponente der Schmerzen wird in visuelle Faktoren umgewandelt, was eine erste Schmerzlinderung bewirken kann. Die schmerzenden Stellen werden durch die Farbgebung klar definiert.

Therapeutin:	Die Dusche in Ihrem braungefliesten Badezimmer ist eine besondere Dusche. Sie kann mit ihrem heilenden Wasser die schwarzen Schmerzen abwaschen.
Nils:	Ich weiß nicht. Ich kann mir das nicht vorstellen.
Therapeutin:	Möchten Sie es ausprobieren. Haben Sie Lust bei dieser Vorstellungsübung mitzumachen?

> **Kommentar**
>
> Es wird nochmals sichergestellt, dass der Patient die Imagination ausführen möchte.

Nils:	Ja, ich probiere es aus.
Therapeutin:	Ist es ok, wenn Sie sich unter die Dusche stellen und das Wasser aufdrehen?
Nils:	Ja.
Therapeutin:	Gut, dann stellen Sie sich bitte unter die Dusche und drehen Sie den Hahn auf. Stellen Sie die Temperatur des Wassers so ein, dass es für Sie angenehm ist. *Pause.* Haben Sie für sich die richtige Temperatur gefunden?
Nils:	Ja, angenehm lauwarm. Zu warmes oder zu kaltes Wasser würde meine Kopfschmerzen verschlimmern.
Therapeutin:	Angenehm lauwarmes Wasser. Sie können auch den Wasserstrahl so einstellen, dass er für sie angenehm ist.

Nils: Das habe sich schon gemacht. Ich habe einen weichen Strahl gewählt.

> **Kommentar**
>
> Der Patient wird gebeten, die Wassertemperatur und die Stärke des Wasserstrahls nach seinem Belieben einzustellen. Der Patient wählt die kinästhetischen Komponenten des Duschstrahls.

Therapeutin: Ein weicher Strahl. Ist das Duschwasser farblos oder hat es eine Farbe, die Sie mit Heilung in Verbindung bringen?

> **Kommentar**
>
> Der Patient wird gebeten, für das Duschwasser eine Farbe zu wählen, die er mit Heilung in Verbindung bringt. Es wird nach visuellen Komponenten gefragt.

Nils: Ich sehe, dass das Wasser hellgrün ist. Die Farbe habe ich schon gesehen, bevor Sie gefragt haben.

Therapeutin: Ein hellgrünes Duschwasser. Ist das Wasser geruchslos oder hat es einen Geruch, den Sie mit Heilung in Verbindung bringen?

> **Kommentar**
>
> Der Patient wird gebeten, für das Duschwasser einen Geruch zu wählen, den er mit Heilung in Verbindung bringt. Es wird nach olfaktorischen Komponenten gefragt.

Nils: Es ist so ein leichter Pfefferminzgeruch, der mir ab und zu in die Nase steigt.

Therapeutin:	Ein leichter Pfefferminzgeruch. Ist der Duft für Sie angenehm?
Nils:	Ja, durch den Duft fühle ich mich etwas leichter im Kopf.
Therapeutin:	Ein Pfefferminzduft, der den Kopf etwas leichter macht. Sie stehen unter Ihrer heilenden Dusche und haben die schwarzen stellen auf Ihrem Kopf. *Pause.* Das Wasser der Dusche fließt über Ihren Kopf und beginnt, nach und nach, die schwarze Farbe von Ihrem Kopf abzuwaschen. *Pause.* Nach und nach. *Pause.* Vielleicht in einem schnelleren, vielleicht in einem langsameren Tempo. *Pause.* Wenn Sie nach unten schauen, können Sie vielleicht schon erkennen, wie etwas von Ihrer Schmerzfarbe mit dem Wasser der Dusche im Ausguss verschwindet. *Pause.* Die Schmerzfarbe wird mehr und mehr heruntergeduscht. *Pause.* Mehr und mehr. *Pause.* Sie können beobachten, wie immer mehr Farbe im Ausguss verschwindet. *Pause.* Durch das Duschwasser wird die Schmerzfarbe verdünnt und fließt einfach ab. *Pause.* Vom Kopf aus über den Körper in den Ausguss hinein. *Pause.* Verdünnte Schmerzfarbe, die mehr und mehr im Ausguss verschwindet. *Pause.* Je mehr und mehr die Farbe verschwindet, umso wohler und wohler fühlen Sie sich. *Pause.* Je wohler und wohler Sie sich fühlen, umso freier und leichter wird der Kopf. *Pause.* Immer freier, immer leichter. *Pause.* Während die Dusche weiterfließt und der Schmerz im Ausguss verschwinden darf. *Pause.* Und Sie müssen nichts Besonderes tun. *Pause.* Die Dusche macht den Kopf frei und leicht. *Pause.* Sie können beobachten, wie das Wasser im Ausguss verschwindet und Sie sich dabei wohler und wohler fühlen. *Pause.* Immer wohler. Und der Kopf wird mehr und mehr getragen von einer Leichtigkeit. *Pause.* Ganz angenehm. *Pause.* Und Sie können mir mitteilen, wie es Ihnen gerade geht.

Nils:	*Nach einer Pause.* Angenehm der Kopf fühlt sich leichter an.
Therapeutin:	Konnte die Dusche die schwarze Schmerzfarbe abwaschen?
Nils:	Ja, das Hellgrün der Dusche hat sich mit dem Schwarz vermischt.
Therapeutin:	Das Hellgrün der Dusche hat sich mit dem Schwarz vermischt. Konnte die Dusche die gesamte schwarze Farbe abwaschen?
Nils:	Nein, noch nicht ganz. An manchen Stellen ist noch etwas schwarze Farbe da.
Therapeutin:	Gut, dann konzentrieren Sie sich bitte auf die restlichen schwarzen stellen und richten Sie den Duschstrahl besonders auf diese Bereiche. Die schwarze Farbe darf mehr und mehr von der Dusche abgewaschen werden. Von diesem heilenden hellgrünen Wasser. Die Dusche fließt über diese Stellen und die schwarze Farbe verschwindet mehr und mehr im Ausguss. Hellgrünes Wasser, das die schwarze Farbe mitnimmt und im Ausguss verschwinden lässt. Mehr und mehr. Je länger Sie unter Ihrer Dusche stehen, umso wohler und wohler fühlen Sie sich. Je wohler und wohler Sie sich fühlen, umso mehr und mehr verschwindet die schwarze Farbe im Ausguss. Bitte nehmen Sie sich Zeit und, wenn die schwarze Farbe ganz weg ist, dann geben Sie mir bitte Bescheid.

> **Kommentar**
> Es wird suggeriert, dass die Dusche die Schmerzfarben (und somit die Schmerzen) abwaschen kann. Suggestive Techniken und Sprachmuster werden eingesetzt.

Nils:	*Nach einer Pause.* Jetzt ist alles im Ausguss.
Therapeutin:	Es ist alles im Ausguss. Wie fühlt sich Ihr Kopf an?

Nils: Im Moment leicht. Momentan geht es mir gut.
Therapeutin: Dann können Sie das Wasser der Dusche abdrehen, in einen weichen Bademantel schlüpfen und sich ein weiches Handtuch um den Kopf wickeln. Ist ein Bademantel in Ihrer Nähe?
Nils: Ja, es hängt einer am Hacken neben der Dusche.
Therapeutin: Hängt dort auch ein Handtuch?
Nils: Ja, direkt neben dem Bademantel.
Therapeutin: Dann können Sie den Bademantel anziehen und das Handtuch um Ihren Kopf wickeln. Schauen Sie sich bitte im Raum um. Vielleicht gibt es dort eine Liege oder etwas Ähnliches. Eine Möglichkeit, sich hinzulegen.
Nils: Ich habe eine Liege gefunden.
Therapeutin: Was ist das für eine Liege?
Nils: Es ist ein weißer Liegestuhl aus Plastik.
Therapeutin: Wenn Sie möchten, dann können Sie sich noch etwas auf die Liege legen und die angenehme Wirkung Ihrer Dusche nachklingen lassen. *Pause.* Sind Sie schon auf Ihrer Liege?
Nils: Ja.
Therapeutin: Wie fühlen Sie sich?
Nils: Gut. Ich bin etwas müde. Das Liegen tut gut.

> **Kommentar**
> Der Patient lässt die Wirkung der Übung nachklingen.

Therapeutin: Ruhen Sie sich für einen Moment aus. *Nach einer Minute.* Jedes Mal, wenn Sie Kopfschmerzen haben, dürfen Sie sich unter Ihre heilende Dusche stellen und diese Leichtigkeit und Linderung erfahren. *Pause.* Jedes Mal, wenn Sie Kopfschmerzen haben, können Sie die Augen schließen und durch Ihre Dusche Linderung erfahren. *Pause.* Jedes Mal, wenn Sie Kopfschmerzen haben, darf die Dusche Ihren Schmerz einfach in den Ausguss hinunterspülen. *Pause.* Jetzt können Sie sich von Ihrer Übung verabschieden, indem Sie sich bewusst machen, wo Sie sind und welche Tageszeit es ist. *Pause.* Beginnen Sie Ihren Körper sanft zu bewegen. *Pause.* Sie können beginnen, die Finger und die Zehen langsam zu bewegen. *Pause.* Dann beide Beine und Arme. *Pause.* Atmen Sie tief ein und aus. *Pause.* Strecken und recken Sie sich dabei kräftig und öffnen Sie die Augen. Das ist das Ende der Übung.

> **Kommentar**
> Anschließende posthypnotische Suggestionen sollen den Patienten immer wieder an diese Übung erinnern und ihn zur selbständigen Praktik motivieren.

5.2.3 Schematische Darstellung der Übung „heilende Dusche"

Die einzelnen Schritte zur Übung „heilende Dusche" sehen folgendermaßen aus:

1. Die Übung „heilende Dusche" wird kurz erklärt.
2. Kurze Entspannungsinduktion.
3. Der Patient wird gebeten, eine Dusche zu imaginieren und sich vorzustellen, dass diese Dusche heilende Kräfte hat.
4. Die vorgestellte Situation im Duschraum wird anhand der VAKOG-Methode abgefragt.
5. Der Patient wird aufgefordert, seine Kopfschmerzen mit einer Farbe zu assoziieren und sich die schmerzenden Stellen in dieser Farbe vorzustellen. Die kinästhetische Komponente der Schmerzen wird in visuelle Faktoren umgewandelt, was eine erste Schmerzlinderung bewirken kann. Die schmerzenden Stellen werden durch die Farbgebung klar definiert.

6. Der Patient wird aufgefordert, sich unter seine imaginierte Dusche zu stellen. Wassertemperatur und die Stärke des Wasserstrahls werden nach seinem Belieben eingestellt.
7. Der Patient wird gebeten für das Duschwasser eine Farbe und einen Geruch auszuwählen, die er mit Heilung in Verbindung bringt.
8. Es wird suggeriert, dass die Dusche die Schmerzfarben (und somit die Schmerzen) abwaschen kann. Suggestive Techniken und Sprachmuster werden eingesetzt.
9. Ist die schmerzende Farbe ausreichend verschwunden, wird der Patient gebeten aus der Dusche herauszugehen, sich einen warmen Bademantel anzuziehen, seinen Kopf in ein Handtuch zu hüllen und die Wirkung der Übung nachklingen zu lassen, indem er sich auf einer Liege ausruht.
10. Anschließende posthypnotische Suggestionen sollen den Patienten immer wieder an diese Übung erinnern und ihn zur selbständigen Praktik motivieren.

5.2.4 Die Übung „heilende Dusche" als Standardtext

Diese Übung kann auch als Standardtext angeboten werden:

Nehmen Sie bitte eine bequeme Position ein und kommen Sie zur Ruhe. Und wenn Sie die Augen schließen, werden Sie, früher oder später, eine erste Entlastung im Kopfbereich feststellen. Mit dem Schließen der Augen darf der Kopf mehr und mehr zur Ruhe kommen. *Pause.* Die Augenlider dürfen loslassen und die Entspannung an den ganzen Kopfbereich abgeben. *Pause.* Der ganze Kopf darf in seinem eigenen Tempo loslassen, jetzt. *Pause.* Aus dieser ruhigen Position heraus, stellen Sie sich vor, dass sie sich gleich unter eine Dusche stellen werden. Es handelt sich um keine gewöhnliche Dusche. Diese Dusche hat heilsame Kräfte. Sie kann Ihre Kopfschmerzen lindern. *Pause.* Suchen Sie sich eine Dusche aus, die Ihnen angenehm ist. *Pause.* Und ich weiß nicht, ob Ihre Dusche frei im Raum steht oder in einer Kabine. *Pause.* Vielleicht in einem Wellnessbereich. *Pause.* Sie können die Umgebung, in der die Dusche steht, so gestalten, wie Sie möchten. *Pause.* Sie können sich die Fliesen aussuchen. *Pause.* Vielleicht Pflanzen oder andere Dinge, die den Duschraum angenehm und gemütlich gestalten. *Pause.* Ihr Duschraum kann auf eine angenehme Art und Weise beleuchtet sein. *Pause.* Vielleicht ist Ihre Umgebung eher still oder Sie hören im Hintergrund angenehme Klänge. *Pause.* Eine Melodie vielleicht. *Pause.* Die Temperatur in Ihrem Raum darf besonders angenehm sein. *Pause.* Manche mögen es etwas kühler und Andere etwas wärmer. *Pause.* Vielleicht gibt es auch aromatische Düfte, die Ihnen in die Nase steigen. *Pause.* Jetzt ist es Zeit, sich unter die heilende Dusche zu stellen. *Pause.* Wählen Sie eine Dusche aus, die Ihnen gefällt. *Pause.* Es gibt z. B. große oder kleine Duschköpfe oder Runde oder Eckige. *Pause.* Schalten Sie bitte Ihre Dusche jetzt an. *Pause.* Sie können die Temperatur und den Wasserstrahl so einstellen, dass Sie sich dabei wohl fühlen. *Pause.* Sie stehen unter Ihrer Dusche und das Wasser beginnt zu fließen. *Pause.* Vielleicht ist das Wasser farblos oder es hat eine Farbe, die Sie mit Heilung in Verbindung bringen. *Pause.* Ihr Wasser kann geruchsneutral sein oder einen Duft haben, den Sie mit Heilung in Verbindung bringen. *Pause.* Jetzt widmen Sie sich kurz Ihrem Kopfschmerz. *Pause.* Wenn Ihr Kopfschmerz eine Farbe hätte, welche Farbe würden Sie ihm geben? *Pause.* Stellen Sie sich vor, die Farbe befindet sich an den Stellen Ihres Kopfes, die wehtun. *Pause.* Sie stehen unter Ihrer heilenden Dusche und haben die farbigen stellen auf Ihrem Kopf. *Pause.* Das Wasser der Dusche fließt über Ihren Kopf und beginnt, nach und nach, die Farbe von Ihrem Kopf abzuwaschen. *Pause.* Nach und nach. *Pause.* Vielleicht in einem schnelleren, vielleicht in einem langsameren Tempo. *Pause.* Wenn Sie nach unten schauen, können Sie vielleicht schon erkennen, wie etwas von Ihrer Schmerzfarbe mit dem Wasser der Dusche im Ausguss verschwindet. *Pause.* Die Schmerzfarbe wird mehr und mehr heruntergeduscht. *Pause.* Mehr und mehr. *Pause.* Sie können beobachten, wie immer mehr Farbe im Ausguss verschwindet. *Pause.* Durch das Duschwasser wird die Schmerzfarbe verdünnt und fließt einfach ab. *Pause.* Vom Kopf aus über den Körper in den Ausguss hinein. *Pause.* Verdünnte Schmerzfarbe, die mehr und mehr im Ausguss verschwindet. *Pause.* Je mehr und mehr die Farbe verschwindet, umso wohler und wohler fühlen Sie sich. *Pause.* Je wohler und wohler Sie sich fühlen, umso freier und leichter wird der

Kopf. *Pause*. Immer freier, immer leichter. *Pause*. Während die Dusche weiterfließt und der Schmerz im Ausguss verschwinden darf. *Pause*. Und Sie müssen nichts Besonderes tun. *Pause*. Die Dusche macht den Kopf frei und leicht. *Pause*. Sie können beobachten, wie das Wasser im Ausguss verschwindet und Sie sich dabei wohler und wohler fühlen. *Pause*. Immer wohler und der Kopf wird mehr und mehr getragen von einer Leichtigkeit. *Pause*. Ganz angenehm. *Pause*. Genießen Sie Ihre Dusche. *Pause*. Genießen Sie die Ruhe und Leichtigkeit im Kopf, jetzt. *Pause*. Jedes Mal, wenn Sie Kopfschmerzen haben, dürfen Sie sich unter Ihre heilende Dusche stellen und diese Leichtigkeit und Linderung erfahren. *Pause*. Jedes Mal, wenn Sie Kopfschmerzen haben, können Sie die Augen schließen und durch Ihre Dusche Linderung erfahren. *Pause*. Jedes Mal, wenn Sie Kopfschmerzen haben, darf die Dusche Ihren Schmerz einfach in den Ausguss hinunterspülen. *Pause*. Jetzt können Sie das Wasser in Ihrer Dusche abdrehen und in einen angenehmen, weichen Bademantel schlüpfen. *Pause*. Und Ihren Kopf sanft mit einem Handtuch umhüllen. *Pause*. Vielleicht möchten Sie sich auf eine Liege legen und die angenehme Wirkung Ihrer Dusche nachklingen lassen. *Pause*. Vielleicht möchten Sie etwas schlafen. *Pause*. Gönnen Sie sich nach dieser Übung noch einige Minuten Ruhe. *Pause*. Jetzt können Sie sich von Ihrer Übung verabschieden, indem Sie sich bewusst machen, wo Sie sind und welche Tageszeit es ist. *Pause*. Beginnen Sie Ihren Körper sanft zu bewegen. *Pause*. Sie können beginnen, die Finger und die Zehen langsam zu bewegen. *Pause*. Dann beide Beine und Arme. *Pause*. Atmen Sie tief ein und aus. *Pause*. Strecken und recken Sie sich dabei kräftig und öffnen Sie die Augen. Das ist das Ende der Übung.

6

Kurze Imaginationen zur Schmerzbewältigung im Alltag

Dieses Kapitel widmet sich kurzen Entspannungsmethoden, die im Alltag einsetzbar sind, wie z. B. im Wartezimmer des Arztes oder im Büro bzw. innerhalb kurzer Pausen am Arbeitsplatz. Während die oben dargestellten Übungen eher für Situationen geeignet sind, in denen die Betroffenen viel Zeit haben und sich zurückziehen können, dienen die im Folgenden erläuterten Imaginationen zur schnellen Schmerzlinderung in Alltagssituationen. Kurze und häufig angewandte Entspannungsübungen haben den Vorteil, dass sie die Übenden immer wieder daran erinnern, eine Pause zu machen und loszulassen, was zu einer grundsätzlichen Reduktion des Anspannungslevels beitragen kann.

6.1 Aufmerksamkeitserweiterung

Die im Folgenden beschriebene Übung „Aufmerksamkeitserweiterung" hilft dem Schmerzpatienten, die Aufmerksamkeit von der Schmerzstelle wegzulenken, indem er sich mit den Dingen um sich herum beschäftigt. Zunächst versucht der Übende, den Raum, in dem er sich befindet, mit geschlossenen Augen zu beschreiben. Der Radius der zu beschreibenden

Umgebung wird sukzessive erweitert, bis sich die übende Person über der Erde schweben sieht und die schmerzende Körperstelle nur noch als kleines Sandkorn wahrnimmt. Die Erweiterung des Aufmerksamkeitsradius erfolgt zügig, sodass eine schnelle Ablenkung vom Schmerz erfolgen kann.

6.1.1 Falldarstellung

Beispielhaft soll die Patientin Veronika vorgestellt werden. Veronika, eine 42jährige alleinstehende Büroangestellte, leidet nach einem Kieferbruch vor drei Jahren unter permanenten Nervenschmerzen in der linken Gesichtshälfte. Veronika berichtet: „Ich bin vor drei Jahren im Winter auf dem vereisten Bürgersteig ausgerutscht und mit dem Gesicht gegen einen Zaunpfosten gefallen. Mein Oberkiefer war links gebrochen und ich musste operiert werden. Die Knochen sind gut verheilt, man sieht von außen nichts mehr, aber die Nervenschmerzen sind seitdem geblieben. Die Ärzte machen mir wenig Hoffnung, dass es besser werden könnte. Sie meinen, dass die Prognose nach drei Jahren eher schlecht ist". Veronika berichtet weiterhin, dass die Schmerzen immer vorhanden sind und sich bei Wetterumschwüngen oder Kälte noch mehr verschlechtern. Da Veronika permanent mit ihren Schmerzen konfrontiert war, brauchte sie eine Technik, mit deren Hilfe sie sich immer wieder von den Schmerzen ablenken konnte. Ihr wurde die Methode der Aufmerksamkeitserweiterung angeboten.

6.1.2 Die Übung „Aufmerksamkeitserweiterung" im Dialog

Anhand des Sitzungsprotokolls mit der Patientin Veronika wird das Vorgehen bei der Übung „Aufmerksamkeitserweiterung" vorgestellt.

Therapeutin: Ich zeige Ihnen eine Übung, die Ihnen hilft, sich immer wieder von den Schmerzen abzulenken. Diese Übung ist so einfach, dass Sie sie in Ihren Alltag einbauen können. Sie machen es sich auf dem Sessel bequem und schließen die Augen. Ich werde Ihnen bei dieser Übung Fragen stellen, die Sie mit geschlossenen Augen beantworten. Wenn Sie die Augen geschlossen halten, dann können Sie sich besser auf die Übung konzentrieren. Sollten Sie sich nicht wohlfühlen oder die Übung beenden wollen, dann können Sie jederzeit die Augen öffnen. Möchten Sie diese Übung kennenlernen?

Veronika nickt.

Therapeutin: Machen Sie es sich bequem und schließen Sie die Augen. Kommen Sie mit einem tiefen Ausatemzug zur Ruhe. *Pause.* Stellen Sie sich bitte vor, Sie sitzen in einem Zimmer Ihrer Wohnung. Welches Zimmer möchten Sie sich vorstellen?

> **Kommentar**
>
> Es wird auf eine längere Tranceinduktion verzichtet, da diese Übung als alltagstaugliche Technik zur schnellen Schmerzlinderung vorgestellt wird. Zum Üben wird eine Umgebung ausgesucht, die der Patientin sehr vertraut ist.

Veronika: Ich sitze in der Küche.
Therapeutin: Sie sitzen in der Küche. Wo sitzen Sie genau in der Küche?
Veronika: Auf meiner Eckbank.
Therapeutin: Können Sie mir beschreiben, was Sie, von Ihrer Eckbank aus, in Ihrer Küche sehen können? Welche Dinge befinden sich in Ihrer unmittelbaren Nähe? Also ca. in einem Radius von einem Meter um Sie herum?

> **Kommentar**
>
> Die erste Aufmerksamkeitserweiterung geschieht in einem Radius eines Meters.

Veronika:	Die Eckbank steht direkt an der Wand. Hinter mir ist die Wand. Links von mir ist das Fenster. Vor mir der Tisch und gegenüber die Stühle.
Therapeutin:	Wenn Sie mit Ihrer Aufmerksamkeit weiter hinausgehen, was befindet sich noch in der Küche?
Veronika:	Gegenüber an der Wand ist die Küchenzeile, daneben die Tür und rechts an der Wand ein altes Küchenbüffet.
Therapeutin:	Gehen Sie bitte mit Ihrer Aufmerksamkeit weiter hinaus und beschreiben Sie mir welche Zimmer sich um die Küche herum befinden. Also was befindet sich außerhalb der Küche?

Kommentar

Der Fokus der Aufmerksamkeit wird auf die restliche Wohnung erweitert.

Veronika:	Wenn man durch die Tür geht, dann kommt man in den Flur.
Therapeutin:	Möchten Sie mir den Flur beschreiben?
Veronika:	Am Ende des Flurs befindet sich die Wohnungstür. Rechts ist eine Garderobe, links steht ein kleiner Sekretär, auf dem das Telefon und der Router stehen.
Therapeutin:	Gut, was befindet sich noch im Umkreis der Küche?
Veronika:	Da muss ich überlegen. Rechts neben der Küche ist das Wohnzimmer und daran angrenzend kommt das Schlafzimmer.
Therapeutin:	Wohn- und Schlafzimmer befinden sich auf derselben Seite?
Veronika:	**Ja.**
Therapeutin:	Wie sieht Ihr Wohnzimmer aus?
Veronika:	Ich habe eine große Fenstertür, die zum Balkon führt. Angrenzend zur Küchenwand steht ein Fernseher. Gegenüber dem Fernseher ist die Couchgarnitur und der Wohnzimmertisch. An der Wand, die zum Schlafzimmer grenzt, steht eine Regalkombination.
Therapeutin:	Und Ihr Schlafzimmer?
Veronika:	Ein Doppelbett und ein Kleiderschrank.
Therapeutin:	Welche Zimmer befinden sich auf der anderen Seite des Flurs?

Veronika: Auf der anderen Seite befinden sich Bad und WC.
Therapeutin: Gut, dann gehen Sie bitte mit Ihrer Aufmerksamkeit noch weiter hinaus und beschreiben Sie mir, wie es um Ihr Wohnhaus herum aussieht.

> **Kommentar**
> Die Aufmerksamkeit wird erweitert. Der Bereich um das Wohnhaus wird beschrieben.

Veronika: Ich wohne mit mehreren Parteien in einem Wohnblock. Vor dem Haus ist der Eingang gepflastert und hinter dem Haus gibt es eine größere Grünanlage.
Therapeutin: Wenn Sie jetzt noch weitergehen und sich vorstellen, Sie fliegen über Ihrer Wohnanlage. Wie möchten Sie Ihre Wohnsiedlung beschreiben?

> **Kommentar**
> In einem weiteren Schritt wird die Aufmerksamkeit zusätzlich erweitert und auf die gesamte Siedlung gerichtet.

Veronika: In meiner Siedlung gibt es viele große Mehrparteienhäuser. Alle im selben Stil gebaut. Alle mit einer kleinen Grünanlage. In manchen Grünanlagen befinden sich Trampolins oder Schaukeln für die Kinder.
Therapeutin: Wenn Sie noch höher in die Luft fliegen, sodass Sie Ihren gesamten Wohnort im Überblick haben. Was können Sie sehen?

> **Kommentar**
> Die Patientin wird aufgefordert, die Vogelperspektive einzunehmen, um den gesamten Wohnort von oben sehen zu können.

Veronika: Wenn ich Stadtauswärts schaue, dann sehe ich den Edeka-Markt, die beiden Auffahrten zur Autobahn. Südlich von meinem Ort befindet sich ein Park mit vielen Bäumen. Da ist viel Grün zu sehen. Wenn ich in die andere Richtung schaue, dann sehe ich unseren Fußballplatz. Und etwas weiter weg ist das Haus meiner Freundin. Zwei Straßen weiter wohnen meine Eltern. Soll ich weitererzählen?

Therapeutin: Das ist nicht nötig. Ich sehe, dass Sie Ihren Ort von oben betrachten können. Wenn Sie noch höher fliegen und von oben ganz Bayern sehen (die Patientin wohnt in Bayern), wo sehen Sie Ihren Ort?

> **Kommentar**
>
> Die Patientin ordnet ihren Standort in Bezug auf Ihr Bundesland ein.

Veronika: Südöstlich, wie auf der Landkarte.

Therapeutin: Wenn Sie noch höher fliegen, sodass Sie ganz Deutschland im Überblick haben. Wie nehmen Sie Ihren Ort wahr?

> **Kommentar**
>
> Die Patientin sieht ihren Standort in Bezug auf ihr Land.

Veronika: Ein kleiner Fleck von Deutschland.

Therapeutin: Wenn Sie noch höherfliegen, sodass Sie ganz Europa im Überblick haben. Wie nehmen Sie Ihren Wohnort wahr?

> **Kommentar**
>
> Die Patientin sieht ihren Standort in Bezug auf den Kontinent, auf dem sie sich befindet.

Veronika:	Der Fleck wird immer kleiner.
Therapeutin:	Wenn sie noch höherfliegen und den ganzen Erdball im Überblick haben. Wie nehmen Sie Ihren Wohnort wahr?

> **Kommentar**
> Die Patientin betrachtet ihren Standort in Bezug auf den Erdball.

Veronika:	Nur noch ein kleiner Punkt.
Therapeutin:	Wenn Sie von hier oben sich selbst in Ihrer Küche sitzen sehen. Wie sehen Sie sich?
Veronika:	Als winzig kleinen Punkt.
Therapeutin:	Wenn Sie von oben Ihre Schmerzende Stelle im Gesicht betrachten. Wie nehmen Sie diese wahr?
Veronika:	Kleiner als ein Sandkorn.

> **Kommentar**
> Die Patientin wird aufgefordert, ihre Schmerzstelle, aus dieser erweiterten Perspektive heraus zu beobachten.

Therapeutin:	Wie fühlen sich in diesem Moment Ihre Schmerzen an, wenn Sie sie von dort oben betrachten?

> **Kommentar**
> Die Patientin überprüft die wahrgenommene Schmerzstärke aus dieser erweiterten Perspektive heraus.

Veronika:	Viel besser, es wird leichter.
Therapeutin:	Können Sie sich vorstellen, dass Sie diese Übung auch selbständig durchführen können?
Veronika:	Ja.

Therapeutin: Jetzt ist es Zeit, sich von dieser Übung zu verabschieden. Sie können sich bewusst machen, wo Sie sind und welche Tageszeit es ist. Atmen Sie tief ein und aus und strecken und recken Sie sich, bis Sie sich wieder richtig wach fühlen. Dann können Sie die Augen öffnen.

Nach der Übung wurde Veronika gebeten, diese Übung mit offenen Augen zu wiederholen.

Therapeutin: Damit Sie diese Technik in Ihrem Alltag integrieren können, um eine schnelle Schmerzlinderung zu erfahren, können Sie diese Übung mit offenen Augen wiederholen. Versuchen Sie es bitte selbständig. Sie können für die Aufmerksamkeitserweiterung immer die jeweilige Umgebung nehmen, in der Sie sich gerade befinden. Mit offenen Augen können Sie zunächst den Therapieraum wahrnehmen. Alles, was Sie um sich herum sehen können. Wenn Sie sich umschauen, was nehmen Sie um sich herum wahr?

> **Kommentar**
> Die Aufmerksamkeitserweiterung wird bezüglich des Therapieraums und dessen Umgebung, mit offenen Augen, wiederholt. Hierdurch wird der Transfer für Übungsmöglichkeiten im Alltag hergestellt.

Veronika: Rechts von mir sehe ich den Tisch, vor mir ist die Kommode, links ist das große Fenster.
Therapeutin: Wie sieht es um die Praxis herum aus?
Veronika: Ich kenne das Ärztehaus nicht, ich weiß nicht, wie es in den anderen Räumen aussieht.
Therapeutin: Beschreiben Sie nur die Dinge, die Sie kennen.
Veronika: Ich stelle mir die Grünanlage außerhalb des Gebäudes vor und den Eingangsbereich, das Café und die Parkplätze.

Therapeutin:	Jetzt können Sie Ihren Standpunkt relativ zum Ort einordnen. Stellen Sie sich vor, Sie sehen sich von oben und haben den ganzen Ort im Überblick. So wie Sie sich das vorstellen. Es muss nicht geografisch korrekt sein.
Veronika:	Ich stelle es mir vor.
Therapeutin:	Jetzt gehen Sie weiter und haben ganz Bayern im Überblick.

Veronika nickt.

Therapeutin:	Jetzt sehen Sie sich und ganz Deutschland um Sie herum.

Veronika nickt.

Therapeutin:	Jetzt sehen Sie ganz Europa.

Veronika nickt.

Therapeutin:	Jetzt sehen Sie die Weltkugel.

Veronika nickt.

Therapeutin:	Sie nehmen aus dieser Perspektive wahr, wie klein Ihre schmerzende Stelle ist.

Veronika nickt.

Therapeutin:	Wie fühlen sie sich?
Veronika:	Gut.
Therapeutin:	Sie können diese Technik selbständig üben. Am besten immer von dem Standort aus, an dem Sie sich jeweils befinden. Sie haben vielleicht schon bemerkt, dass Sie, mit etwas Übung, immer schneller werden können.
Veronika:	Ja, das ist eine gute Möglichkeit. Ich werde es ausprobieren.

6.1.3 Schematische Darstellung der Übung „Aufmerksamkeitserweiterung"

Die Übung „Aufmerksamkeitserweiterung" beinhaltet folgende Schritte:

1. Es wird auf eine längere Tranceinduktion verzichtet, da diese Übung als alltagstaugliche Technik zur schnellen Schmerzlinderung vorgestellt wird. Zum Üben wird eine Umgebung ausgesucht, die der Patientin sehr vertraut ist.
2. Die erste Aufmerksamkeitserweiterung geschieht in einem Radius eines Meters.
3. Der Fokus der Aufmerksamkeit wird auf die restliche Wohnung erweitert.
4. Die Aufmerksamkeit wird erweitert. Der Bereich um das Wohnhaus wird beschrieben.
5. In einem weiteren Schritt wird die Aufmerksamkeit auf die gesamte Siedlung gerichtet.
6. Die Patientin wird aufgefordert, die Vogelperspektive einzunehmen, um den gesamten Wohnort von oben sehen zu können.
7. Die Patientin ordnet ihren Standort in Bezug auf Ihr Bundesland ein.
8. Die Patientin sieht ihren Standort in Bezug auf ihr Land.
9. Die Patientin sieht ihren Standort in Bezug auf den Kontinent, auf dem sie sich befindet.
10. Die Patientin betrachtet ihren Standort in Bezug auf den Erdball.
11. Die Patientin wird aufgefordert, ihre Schmerzstelle, aus dieser erweiterten Perspektive heraus zu beobachten.
12. Die Patientin überprüft die wahrgenommene Schmerzstärke aus dieser erweiterten Perspektive heraus.
13. Die Aufmerksamkeitserweiterung wird bezüglich des Therapieraums und dessen Umgebung, mit offenen Augen, wiederholt. Hierdurch wird der Transfer für Übungsmöglichkeiten im Alltag dargestellt.

6.1.4 Die Übung „Aufmerksamkeitserweiterung" als Standardtext

Diese Übung kann auch in Form eines standardisierten Textes angeboten werden:

Bitte nehmen Sie eine bequeme Position ein und kommen Sie zur Ruhe. Atmen Sie ruhig ein und aus und schließen Sie die Augen. In den nächsten Minuten werden Sie sich gedanklich auf eine Reise begeben, auf der Sie Ihre Umgebung, in der Sie sich gerade befinden, erkunden können. Bitte versuchen Sie mit geschlossenen Augen den Raum zu beschreiben, in dem Sie sich gerade befinden. Welche Möbel und Gegenstände befinden sich in Ihrer unmittelbaren Nähe, also in einem Umkreis eines Meters? *Pause*. Zählen Sie diese Gegenstände und deren Position in Gedanken auf. *Pause*. Also z. B. „ein Teppich rechts neben mir, ein Kissen zu meinen Füßen, etc.". *Pause*. Zählen Sie die Gegenstände, die sich in Ihrer unmittelbaren Nähe befinden, auf. *Pause*. In einem zweiten Schritt können Sie die Farbe und das Material der einzelnen Gegenstände beschreiben. Z.B. „der Teppich ist blau-rot gemustert" oder „das Kissen ist gehäkelt". *Pause*. Gehen Sie einen Schritt weiter und beschreiben Sie auf dieselbe Art und Weise alle Gegenstände, die sich im Raum in einem Umkreis von zwei Metern befinden. *Pause*. Jetzt beschreiben Sie bitte alle Gegenstände, die sich an den Wänden des Zimmers befinden. *Pause*. Jetzt können Sie in der Vorstellung in die Räume gehen, die an Ihr Zimmer angrenzen und beschreiben Sie bitte, was Sie dort sehen. *Pause*. Jetzt gehen Sie in Gedanken aus Ihrem Wohngebäude heraus und beschreiben, was Sie in einem Umkreis von zwei Metern um Ihr Gebäude herum wahrnehmen. *Pause*. Und was nehmen Sie in einem Umkreis von fünf Metern um Ihr Wohngebäude herum wahr? *Pause*. Was nehmen Sie wahr, wenn Sie den Umkreis auf zehn Meter erhöhen? *Pause*. Sie können mit Ihrer Aufmerksamkeit hoch in den Himmel fliegen und sehen, wo Ihr Wohngebäude in Ihrer Stadt steht, so als ob Sie Ihr Haus auf Google Earth sehen würden. *Pause*. Und Sie zoomen Ihr Haus noch weiter weg und sehen es als kleinen Punkt in Ihrem Bundesland. *Pause*. Sie können Ihre Reise noch weiter fortsetzen, bis Sie die ganze Erdkugel von oben sehen. *Pause*. Und Ihr

Haus als winzig kleinen Punkt auf der Erde wahrnehmen. *Pause*. Und Ihre schmerzende Stelle als ein Sandkorn sehen, so winzig klein. *Pause*. Kaum sichtbar. *Pause*. Während Sie mit Ihrer Aufmerksamkeit über der Erde schweben. *Pause*. Ein Gefühl von Freiheit und Leichtigkeit, das sich einstellen darf, jetzt oder gleich, in diesem Moment der Ruhe und Gelassenheit. *Pause*. Jedes Mal, wenn Sie Schmerzen haben, dürfen Sie Ihre Aufmerksamkeit erweitern, über den Dächern schweben und es darf Ihnen besser gehen. *Pause*. Mit Ruhe und Gelassenheit. *Pause*. Jetzt ist es Zeit, sich von dieser Übung zu verabschieden. *Pause*. Sie können sich von Ihren inneren Vorstellungen lösen und ins Hier und Jetzt zurückkommen. *Pause*. Nehmen Sie einige tiefe Atemzüge und strecken und recken Sie sich. *Pause*. Wenn Sie sich wieder richtig wach fühlen, dann öffnen Sie bitte die Augen. *Pause*. Das ist das Ende der Übung.

Die folgenden Übungen werden als Standardtext angeboten. Da es sich um kurze und Einfache Imaginationen handelt, können diese im Alltag aus dem Gedächtnis heraus wiederholt werden.

6.2 Heilende Energie

Bei der folgenden Übung „heilende Energie" wird die Atmung an die Imagination von heilender Energie geknüpft. Der Übende stellt sich vor, wie er mit dem Einatmen Energie aus der Umgebung aufnimmt und diese, mit dem Ausatmen durch den ganzen Körper strömen lässt. Farbe und Temperatur der Energie können individuell gestaltet werden. Diese Übung kann während alltäglicher Routinetätigkeiten, wie Autofahren, Geschirrspülen etc., in Form einer doppelten Aufmerksamkeit, praktiziert werden. Der Übende kann seine Tätigkeit fortführen, während er gleichzeitig diese Atemübung ausführt.

Diese Übung wird als Standardtext angeboten:
Stellen Sie sich vor, dass Sie über die Nase heilende Energie aus Ihrer Umgebung einatmen und mit dem Ausatmen durch den ganzen Körper strömen lassen. *Pause*. Diese Energie kann farblos sein oder eine oder mehrere Farben haben, die Sie mit Heilung in Verbindung bringen. *Pause*. Die Energie kann temperaturneutral sein oder wärmer oder

kühler. *Pause.* Sie atmen die heilende Energie ein und lassen Sie mit dem Ausatmen durch den ganzen Körper strömen. *Pause.* Die heilende Energie reichert sich besonders an den schmerzenden Körperstellen an. *Pause.* Diese Energie kann die betroffenen Körperstellen wärmen, kühlen oder auf eine andere Art und Weise für Linderung sorgen. *Pause.* Sie nehmen die heilende Energie aus der Umgebung über die Nase auf und lassen sie mit dem Ausatmen durch den ganzen Körper strömen. Die Energie reichert sich an den schmerzenden Körperstellen an und sorgt für Linderung.

6.3 Den Schmerz hinauspusten

Die Übung „den Schmerz hinauspusten" hilft den Betroffenen ihren Schmerz zu kontrollieren, indem sie sich vorstellen, den Schmerz mit dem Ausatmen aus dem Körper hinauszupusten. Die Imagination, dass der Schmerz in Rauchform gen Himmel steigt und verfliegt, kann den schmerzlindernden Effekt unterstützen.

Aufgrund der leichten Nachvollziehbarkeit kann diese Übung standardisiert angeboten werden:
    Sie atmen durch die Nase ein und pusten die Luft über den Mund wieder aus. Durch die Nase einatmen und die Luft durch den Mund hinauspusten. *Pause.* Sie können beim Ausatmen die Lippen eng aneinanderpressen, sodass die ausgeatmete Luft durch einen engen Spalt deutlich hörbar ausströmt. *Pause.* Stellen Sie sich bitte vor, wie Sie den Schmerz beim Ausatmen aus dem Körper hinauspusten. So als ob sich der Schmerz in Rauch umwandelt, den Sie durch Ihren Mund hinausströmen lassen. *Pause.* Dieser Rauch kann farblos sein oder eine Farbe haben, die Sie mit Schmerz in Verbindung bringen. *Pause.* Sie atmen durch die Nase ein und pusten den Schmerz mit dem Ausatmen aus dem Körper hinaus. Der Rauch, den Sie hinauspusten fliegt nach oben gen Himmel und löst sich in der Luft auf. *Pause.* Durch die Nase einatmen und den Schmerz über den Mund hinauspusten. Der Rauch steigt nach oben und löst sich in der Luft auf.

6.4 Meereswellen

Mithilfe der Übung „Meereswellen" stellt sich die Übende vor, dass die Wellen des Meeres die Schmerzen aufnehmen und ins weite Meer hinaustragen. Diese Imagination trägt zur Schmerzdistanzierung bei. Die Vorstellung einer schönen Strandsituation kann zusätzlich entspannend wirken.

Der standardisierte Text zu dieser Übung sieht folgendermaßen aus: Stellen Sie sich vor, Sie sitzen oder liegen an einem schönen Strand. *Pause.* Die Sonne scheint. Es ist angenehm warm. Nicht zu heiß, nicht zu kalt. *Pause.* Sie haben es sich richtig bequem gemacht und schauen aufs Meer. Sie beobachten, wie die Wellen des Meeres kommen und gehen. Die Wellen bewegen sich gleichmäßig auf den Strand zu und ziehen sich wieder zurück. *Pause.* Bleiben Sie in Ihrer Vorstellung nur bei diesem einen Bild. Die Wellen kommen und die Wellen gehen, immer im selben Tempo und auf dieselbe Art und Weise. *Pause.* Das Bild, das Sie sehen, können Sie kreieren, wie es Ihnen gefällt. Vielleicht ist Ihr Meer eher hell- oder dunkelblau. Ihr Strand kann aus weißem Sand oder Kieseln bestehen. Gestalten Sie Ihre innere Vorstellung nach Ihrem Geschmack. *Pause.* Sie können noch eine beruhigende Geräuschkulisse einbauen und sich das gleichmäßige Rauschen des Meeres vorstellen oder Möwen im Hintergrund. *Pause.* Sie können auch die Vorstellung von Empfindungen mit hinzunehmen, indem Sie sich die Warme Sonne auf Ihrer Haut vorstellen oder den Sand unter Ihren Füßen. *Pause.* Oder Sie erinnern sich an den Geruch von salziger Meeresluft. *Pause.* Bleiben Sie bei Ihrer Vorstellung. Beobachten Sie, wie die Wellen kommen und gehen. *Pause.* Stellen Sie sich vor, wie die Wellen des Meeres Ihre Schmerzen mitnehmen. Die Wellen tragen Ihre Schmerzen weit hinaus auf das weite Meer. *Pause.* Die Wellen kommen und nehmen Ihre Schmerzen auf, und die Wellen gehen und tragen die Schmerzen in das weite Meer hinaus. Vielleicht sind Ihre Schmerzen unsichtbar oder Sie stellen sich Gegenstände vor, die Ihre Schmerzen symbolisieren, wie z. B. kleine Bälle. Sie beobachten, wie diese Gegenstände durch den Sog der Wellen immer mehr ins weite Meer hinaustreiben.

6.5 Die Wippe

Bei der Übung „die Wippe" dient das Bild von zwei wippenden Kindern als Suggestion zur Entspannungsinduktion. Durch die Kombination mit dem Satz „Schmerzen kommen, Schmerzen gehen" gepaart mit der abwechselnden Konzentration auf die Schmerzstelle im Körper und einer schmerzfreien Partie, wird eine Schmerzreduktion herbeigeführt.

Diese Übung wird in Form eines Standardtextes angeboten:
Bevor Sie mit dieser Übung beginnen, definieren Sie bitte die Stelle Ihres Körpers, in der Sie Schmerzen empfinden. *Pause.* Dann suchen Sie sich bitte eine Körperstelle aus, die sich gut anfühlt. Das kann eine große Stelle sein, wie z. B. der Bauch oder eine kleine Partie, wie ein Ohrläppchen. *Pause.*
 Sie können sich in Gedanken in einen Spielplatz versetzen und zwei Kinder auf einer Wippe beobachten. Sie sehen, wie die beiden Seiten der Wippe abwechselnd nach oben und nach unten gehen. Im gleichen Rhythmus. *Pause.* Die Wippe bewegt sich monoton und langsam. *Pause.* Wenn Sie möchten, können Sie sich zusätzlich ein gleichmäßiges Geräusch vorstellen, das bei den Bewegungen der Wippe entsteht. *Pause.* Während Sie den Kindern beim Wippen zusehen, sagen Sie sich in Gedanken „Schmerzen kommen, Schmerzen gehen. Schmerzen kommen, Schmerzen gehen". Sie sehen das linke Kind auf der Wippe nach unten gehen und sagen sich „Schmerzen kommen" und denken dabei an Ihre schmerzende Körperstelle. Dann sehen Sie das gegenüberliegende Kind auf der Wippe nach unten gehen und sagen sich „Schmerzen gehen" und konzentrieren sich auf die Stelle im Körper, die sich wohl fühlt. *Pause.* „Schmerzen kommen, Schmerzen gehen. Schmerzen kommen, Schmerzen gehen". *Pause.* Sie konzentrieren sich nur auf die beiden Kinder auf der Wippe und sagen sich „Schmerzen kommen, Schmerzen gehen". *Pause.* Sie konzentrieren sich abwechselnd auf die schmerzende Körperstelle und auf die Partie, die sich gut anfühlt. Stellen Sie sich vor, wie Ihre Schmerzen, mit jeder Wipp-Bewegung, weniger werden. Je mehr Sie den Kindern beim Wippen zusehen, umso weniger werden Ihre Schmerzen.

7
Hypnoseprogramm für einen besseren Schlaf

In diesem Kapitel werden drei Hypnoseübungen für einen besseren Schlaf angeboten, die zusätzlich im Audioformat abrufbar sind. Chronische Schmerzpatienten beklagen häufig Ein- und Durchschlafstörungen, die den Schmerzen, einigen Medikamenten oder einhergehenden psychosozialen Belastungsfaktoren (wie z. B. finanzielle Ängste, Konflikte, etc.) geschuldet sein können. Die erste Übung heißt „Körper und Seele gehen schlafen". Hier werden suggestive Techniken angewendet, die tiefere Trancezustände ermöglichen, um ein besseres Einschlafen herbeizuführen.

7.1 Körper und Seele gehen schlafen

Nehmen Sie in Ihrem Bett eine bequeme Position ein und schließen Sie die Augen. *Pause.*

Kommen Sie mit ein zwei tiefen Ausatemzügen zur Ruhe. *Pause.* Spüren Sie, dass Sie von Ihrem Bett sicher gehalten und getragen werden. *Pause.* Sie können Ihr ganzes Gewicht an die Unterlage abgeben. *Pause.* Loslassen. *Pause.* Sich mit jedem Atemzug der Unterlage mehr und mehr anvertrauen, während sich die Ruhe ganz von allein, ganz von selbst einstellt. Sie müssen nichts Besonderes Tun. *Pause.*

> **Kommentar**
>
> Mithilfe der oben genannten Formulierungen wird eine erste Entspannungsreaktion bewirkt. Der Satz „… während sich die Ruhe ganz von allein, ganz von selbst einstellt. Sie müssen nichts Besonderes tun" soll der Übenden der Druck genommen werden, sofort in eine Entspannung gehen zu müssen.

Sie liegen auf Ihrem Bett, haben die Augen wahrscheinlich schon geschlossen, hören meine Stimme und können tiefer und tiefer in die Entspannung gehen. *Pause.* Stellen Sie sich vor, wie jeder Muskel in Ihrem Körper mehr und mehr loslässt. *Pause.* Ganz von allein, ganz von selbst, mit jedem Atemzug. *Pause.*

> **Kommentar**
>
> Diese Formulierung ist ein Beispiel für Pacing und Leading. Das Pacing erfolgt mit der Aussage „Sie liegen auf Ihrem Bett …". Mit diesen Aussagen wird ein Yes-Set hergestellt, um danach mit dem Leading fortzufahren „… können tiefer und tiefer in die Entspannung gehen …".

Alle Muskeln in Ihrem Gesicht lassen los. *Pause.* Die Stirn. *Pause.* Die Augenpartie. *Pause.* Der Mund- und Kieferbereich. *Pause.* Nacken und Schultern ganz locker. *Pause.* Beide Arme und Hände entspannen sich, lassen los. *Pause.* Der Rücken ganz entspannt. *Pause.* Der Brust- und Bauchbereich locker. *Pause.* Beide Beine und Füße entspannen sich, lassen los. *Pause.* Sie müssen nichts Besonderes Tun. Der Körper entspannt sich ganz von allein, ganz von selbst, jetzt oder gleich in seinem Rhythmus, mit den harmonischen Bewegungen des Atems, in eine angenehme, tiefe Entspannung hinein. *Pause.*

> **Kommentar**
>
> Mit dem Satz „der Körper entspannt sich ganz von allein, ganz von selbst, jetzt oder gleich …" wird suggeriert, dass sich der Körper auf jeden Fall entspannen wird. Entweder jetzt oder gleich. Dem Klienten wird eine Scheinalternative suggeriert.

Gehen Sie bitte mit Ihrer Aufmerksamkeit zu Ihrer Augenpartie. Alle Muskeln und Nerven in Ihren Augenlidern lassen los. *Pause.* Alle Muskeln und Nerven in Ihren Augenlidern lassen los. *Pause.* Die Augenlider fühlen sich angenehm schwer an. *Pause.* Mit jedem Ausatemzug immer schwerer, immer müder. *Pause.* Jetzt oder gleich werden Sie spüren, wie angenehm schwer sich Ihre Augenlider anfühlen werden. So wohlig müde, dass sie sich nicht mehr öffnen wollen. Schwer und wohlig. *Pause.*

Ich werde gleich von eins auf drei zählen, und erst bei drei, bitte nicht vorher, werden Sie die Augen fest zusammenkneifen und dann wieder entspannen. Dadurch wird sich die Entspannung im ganzen Körper verdoppeln.

Ich beginne jetzt zu zählen.

Eins, zwei, drei, Augen fest zusammenkneifen und wieder loslassen. Die Entspannung im ganzen Körper verdoppelt sich.

Doppelt so tiefe Entspannung im Gesicht. *Pause.* Die Stirn. *Pause.* Die Augenpartie. *Pause.* Die Wangen. *Pause.* Mund und Kiefer. *Pause.*

Die Entspannung geht vom Kopf aus, über den Nacken. *Pause.* Die Schultern. *Pause.* Arme und Hände. *Pause.* Den Rücken. *Pause.* Brust und Bauch. *Pause.* Gesäß. *Pause.* Beine und Füße. *Pause.*

Der ganze Körper tief entspannt. Alle Muskeln und Nerven lassen los. *Pause.*

> **Kommentar**
>
> Das Zusammenkneifen der Augen bewirkt bei der Klientin eine Anstrengung, die sie für einen kurzen Moment aus der Trance hinausgehen lässt. Danach erfolgt wieder eine Tranceinduktion. Dieses Vorgehen stellt eine Möglichkeit der Fraktionierung dar. Durch das kurze Hinausgehen aus der Trance und eine anschließende Tranceinduktion wird der hypnotische Zustand vertieft. Dieses Vorgehen kann drei bis fünfmal wiederholt werden.

Ich werde gleich wieder von eins auf drei zählen. Erst bei drei, bitte nicht vorher, kneifen Sie die Augen zusammen und lassen wieder los. Die Entspannung im Körper wird sich dadurch nochmals verdoppeln.

Ich beginne zu zählen. Eins, zwei, drei. Augen fest zusammenkneifen, Augen entspannen. Und mit dem Loslassen der Augenlider verdoppelt sich die Entspannung im ganzen Körper. Wohlige, tiefe Müdigkeit vom Kopf bis zu den Füßen. Alle Muskeln und Nerven lassen los. *Pause*. Der Körper geht schlafen. *Pause*. Der ganze Körper wohlig schlafend. *Pause*. Die Entspannung breitet sich aus, vom Kopf bis zu den Füßen. Von den Füßen bis zum Kopf. Von rechts nach links. Von links nach rechts. Rundherum. Wie eine angenehme Decke der Geborgenheit, die den Körper umhüllt und ihn trägt, sodass man in diesem Moment einfach nur sein darf. Ohne zu müssen. Ohne zu sollen. Einfach nur sein. Getragen und geborgen in diesem Moment der Stille und der Müdigkeit. *Pause*.

Und ich zähle wieder von eins bis drei. Erst bei drei, aber bitte nicht vorher, kneifen Sie die Augen fest zusammen und mit dem Loslassen der Augenlider verdoppelt sich die Entspannung noch einmal.

Ich beginne zu zählen. Eins, zwei, drei. Augen zusammenkneifen und wieder loslassen. Und mit dem Loslassen der Augenlider doppelt so tiefe Entspannung im ganzen Körper. *Pause*. Die Augenlider sind schwer und gehen schlafen. Die Augenlider sind so müde, dass sich die Augen nicht mehr öffnen wollen. Die Augenlider schlafen tief. *Pause*. Der rechte Arm schläft tief. So tief, dass er sich nicht mehr bewegen will. *Pause*. Der linke Arm in einem tiefen Schlaf. So tief, dass er sich nicht mehr bewegen will. *Pause*. Das rechte Bein tief eingeschlafen. Das rechte Bein möchte sich nicht mehr bewegen. *Pause*. Das linke Bein in einem tiefen Schlaf. Das linke Bein möchte sich nicht mehr bewegen. *Pause*. Der ganze Körper geht schlafen. *Pause*. Der ganze Körper geht schlafen. *Pause*.

> **Kommentar**
> Nach der Fraktionierung wird suggeriert, dass Augen, Arme, Beine und der ganze Körper in eine tiefe Trance gehen und sich nicht mehr bewegen wollen.

Der Geist ist frei und leicht. *Pause*. Alle Gedanken lösen sich in Luft auf. Wie Rauch, der gen Himmel verfliegt. Alle Gedanken verschwimmen mehr und mehr. Gedanken und Geräusche werden unwichtig. Gedanken kommen und gehen. Sie spielen keine Rolle mehr. Sie verschwimmen, zerbröseln, verfliegen. Alles unwichtig. Körper und Geist lassen los. *Pause*.

> **Kommentar**
>
> Diese Suggestion dient dem Loslassen von Gedanken, damit ein tiefes Einschlafen möglich wird.

Tiefer, erholsamer Schlaf. *Pause*. Körper und Geist sinken in einen tiefen, gesunden Schlaf. *Pause*.

Am nächsten Morgen werden Sie frisch und erholt sein. Ausgeruht und voller Energie. Ihr Schlaf wird von Tag zu Tag besser werden. Sie werden sich immer erholter fühlen, gesünder und leistungsfähiger. Genießen Sie Ihren Schlaf. Lassen Sie los. Vertrauen Sie Ihren Selbstheilungskräften und Ihren unbewussten Fähigkeiten. Schlafen Sie ein. Schlafen Sie weiter. Sie werden erst am nächsten Morgen aufwachen. Das ist das Ende der Übung.

> **Kommentar**
>
> Da diese Tranceübung das Einschlafen zum Ziel hat, erfolgt kein Aufwachen und keine Reorientierung ins Hier und Jetzt. Die Übung wird mit der Suggestion beendet, dass die Übende am nächsten Morgen erholt, aufwachen wird. Zudem ist die posthypnotische Suggestion „Ihr Schlaf wird von Tag zu Tag besser werden. Sie werden sich immer erholter fühlen, gesünder und leistungsfähiger" am Ende der Übung mit angefügt.

Die folgende Übung richtet sich an Menschen, die aufgrund von Gedankenkreisen und Grübelzwängen nicht einschlafen können. Die Betroffenen lernen, dass sie weder gegen ihre Gedanken ankämpfen noch sich von ihnen ablenken müssen. Im Gegenteil wird jedem auftauchenden Gedanken Aufmerksamkeit geschenkt, um ihn dann loszulassen.

7.2 Schluss mit dem Grübeln

Permanentes Gedankenkreisen und Grübeln sind eine häufige Ursache für Schlafstörungen.

Die Themen, die einem dabei durch den Kopf gehen, sind meistens banal und alltäglich. Und dennoch schwirren sie im Kopf herum und verhindern das Einschlafen. Je mehr wir gegen diese Gedanken ankämpfen, umso heftiger drängen sie sich auf. Die folgende Übung zeigt Ihnen eine Möglichkeit, das Grübeln zu beenden.

Legen Sie sich bequem hin. Sie können die Augen schließen, während meine Stimme Sie begleiten darf in Ihre eigenen Welten der tiefen Entspannung hinein. Und der Körper darf sich noch angenehmer, noch sanfter betten – getragen von den harmonischen Bewegungen Ihres Atems. *Pause.* Und wenn Sie es sich so richtig bequem gemacht haben, können Sie beobachten, welche angenehmen Empfindungen Sie gerade wahrnehmen. Ist es die weiche Unterlage? *Pause.* Die angenehme Raumtemperatur? *Pause.* Das wohlige Körpergefühl, wenn Sie alle Muskeln nach und nach loslassen können? *Pause.* Die Stille im Raum? *Pause.* Oder die Sicherheit, dass Sie jetzt Zeit für sich haben und nicht gestört werden können? *Pause.* Oder etwas anderes, das diese Situation so angenehm und behaglich macht? *Pause.* Machen Sie sich die angenehmen Aspekte an Ihrem Schlafplatz bewusst. Genießen Sie diesen Moment – mit jedem Ausatmen mehr und mehr. *Pause.* Stellen sie sich bitte vor, wie Sie alle angenehmen Empfindungen mit dem Einatmen aufnehmen und mit dem Ausatmen durch den ganzen Körper strömen lassen. Mit dem Einatmen die angenehmen Empfindungen aufnehmen. Und Ausatmen. Durch den ganzen Körper strömen lassen. *Pause.* Sie können die Entspannung vertiefen, indem Sie durch die Nase ein- und durch den Mund ausatmen. Durch die Nase einatmen und angenehme Empfindungen aufnehmen. Durch den Mund ausatmen und die Entspannung durch den Körper strömen lassen. *Pause.*

> **Kommentar**
> Der Fokus der Aufmerksamkeit wird auf die angenehmen Aspekte des Schlafplatzes gelenkt.

Von oben nach unten, von unten nach oben, rundherum wohlig, angenehm, entspannt.
Körper und Seele können aus dieser Erfahrung lernen. Denn solange man lebt, lernt man, und solange man lernt, lebt man.

> **Kommentar**
> Mithilfe der Konfusionstechnik wird die Trance vertieft.

Sie können immer tiefer in Ihre Unterlage sinken und mehr und mehr loslassen. *Pause*. Jetzt können Sie sich auf die Suche nach einer Box begeben, in die Sie all Ihre störenden Gedanken hineinlegen werden. Alle Gedanken, die Sie am Schlafen hindern, kommen in diesen Behälter. Wie soll Ihre persönliche Gedankenbox aussehen? Vielleicht wie eine Geschenkbox, umhüllt mit buntem Papier und einer Schleife auf dem Deckel? Oder bevorzugen Sie eine Holztruhe? Eine Kiste aus Metall, ein Safe oder etwas anderes? Kreieren Sie Ihre Aufbewahrungsbox für Gedanken wie Sie möchten. *Pause*. Wie groß soll die Box sein? *Pause*. Aus welchem Material? *Pause*. In welcher Farbe? *Pause*. Hat Ihre Box einen Deckel? *Pause*. Ist der Deckel verschließbar? Mit einem Vorhängeschloss? Einer Zahlenkombination oder etwas anderem? Oder offen? *Pause*. Bitte stellen Sie Ihre Box in Gedanken so vor sich, wie es Ihnen angenehm ist. Vielleicht eher nach links oder rechts? Näher dran oder weiter weg? Sie können sich jetzt einen geeigneten Platz aussuchen. *Pause*. Sie können sich nun Ihren Gedanken widmen. Bitte kämpfen Sie nicht gegen Ihre Gedanken an. Lassen Sie jeden Gedanken zu, der sich zeigen will. Welcher Gedanke ist gerade da? *Pause*. Bennen Sie bitte diesen Gedanken. Sie sagen sich innerlich „ich denke gerade an das und das". *Pause*. Beobachten Sie diesen Gedanken und legen Sie ihn in Ihren

Behälter. Hier können Sie wieder kreativ sein. Vielleicht sehen Sie Ihren Gedanken als Satz in der Luft schweben und die einzelnen Buchstaben fliegen nacheinander in die Box. Vielleicht erscheint Ihnen Ihr Gedanke eher als ein Symbol oder eine Farbe oder auf eine andere Weise. Und Sie stellen sich vor, wie dieser Gedanke in Ihren Behälter verschwindet. *Pause.*

> **Kommentar**
>
> Um sich von dem lästigen Grübeln, das einem am Einschlafen hindert, zu distanzieren, wird jedem Gedanken eine imaginative Gestalt gegeben. Zur weiteren Abgrenzung wird jeder einzelne Gedanke in einer Box verstaut. Die Gestaltung von Gedanken und Behälter erfolgt mithilfe der VAKOG-Methode.

Ist dieser Gedanke gut verstaut, widmen Sie sich dem nächsten Gedanken, der auftaucht. Welcher Gedanke taucht als nächstes auf? *Pause.* Benennen Sie innerlich diesen Gedanken. „Ich denke gerade an das und das". *Pause.* Und der Gedanke verschwindet wieder in Ihrem Behälter. *Pause.* Dann widmen Sie sich dem nächsten Gedanken, der auftaucht. Sie benennen ihn. *Pause.* Und beobachten, wie er in Ihrem Behälter verschwindet. *Pause.* Und dann gehen Sie zu Ihrem nächsten Gedanken. Benennen ihn und lassen ihn in Ihrer Box verschwinden. *Pause.* Und das machen Sie genauso mit dem nächsten Gedanken, und mit dem Gedanken, der danach kommt und so weiter. So lange, bis sich jeder Gedanke einmal zeigen durfte, um dann in Ihrem Behälter zu verschwinden. Vielleicht auch so lange, bis Sie keine Lust mehr haben, Ihre Gedanken zu beobachten. *Pause.*

> **Kommentar**
>
> Jeder einzelne Gedanke bekommt Aufmerksamkeit, um dann in der Box verstaut zu werden. Dieses Vorgehen erhöht die Wahrscheinlichkeit, dass der Übende müde wird und das Interesse an seinen Gedanken verliert.

Schlafen Sie ruhig ein, während Ihre Gedanken – ganz von allein, ganz von selbst – nach und nach in Ihrer Box verschwinden. *Pause.* Ihre Box kann einfach offenbleiben oder sich selbständig verschließen. Dies geschieht ganz von selbst. Sie müssen sich um nichts kümmern. *Pause.* Während Ihre Gedanken da sein dürfen und nach und nach in der Box verschwinden, sinken Sie in einen tiefen erholsamen Schlaf. *Pause.* In diesem Moment dürfen Sie nur sein – ohne zu müssen, ohne zu sollen. Einfach nur sein in diesem Moment der Ruhe, der Sie sicher hält und trägt, in einen tiefen erholsamen Schlaf hinein. Entlastet von Ihren Gedanken, die in Ihrer Box gut aufbewahrt sind und Sie sich in diesem Moment einfach nur Ihrem Schlaf widmen dürfen. Die angenehmen Aspekte Ihres Schlafplatzes. Sie können loslassen, Ihr ganzes Gewicht an die Unterlage abgeben und mit jedem Ausatemzug tiefer und tiefer in eigene Räume der tiefen Erholung hinabtauchen. Sie gehen in einen angenehmen und erholsamen Schlaf. Tiefer und tiefer. Und Sie werden am nächsten Morgen frisch und erholt aufwachen – ausgeruht und voller Energie. Schlafen sie ein. Das ist das Ende der Übung.

> **Kommentar**
> Im letzten Abschnitt dieser Übung wird der Klientin die Erlaubnis gegeben loszulassen und einzuschlafen. Es wird suggeriert, dass die Gedanken von allein in der Box verschwinden, ohne dass sie sich bewusst darum kümmern muss.

Die im Folgenden vorgestellte Einschlafübung eignet sich besonders für ängstliche und traumatisierte Menschen, die aufgrund eines mangelnden Geborgenheitsgefühls, Probleme haben, soweit loszulassen, dass ein tiefer und erholsamer Schlaf möglich wird. Bei dieser Technik wird der Übende an einen imaginativen, sicheren Ort eingeladen, an dem er sich geschützt und geborgen fühlen kann.

7.3 Schlafen in Geborgenheit

Manchmal leiden Menschen unter Ein- und Durchschlafstörungen, weil ihr Sicherheitsgefühl geschwächt wurde. Traumatische Erfahrungen oder Schicksalsschläge können das Grundvertrauen der Menschen erschüttern. Die folgende Übung zeigt Ihnen, wie Sie mithilfe Ihrer Vorstellungskraft geborgen einschlafen können.

Stellen Sie sich vor, Sie sind an einem sicheren Ort in der Natur. Nichts, was für Sie negativ oder bedrohlich sein könnte, kann an diesen Ort gelangen. *Pause.* Es gibt so viele schöne Orte auf unserer Erde. Strände, Gebirgslandschaften, Wälder und Wiesen und viele andere schöne Orte in der Natur. Manche Orte haben Sie vielleicht real erlebt – z. B. im Urlaub. Einige Orte kennen Sie wahrscheinlich nur vom Fernsehen oder von Fotos.

> **Kommentar**
> Die Vorstellung eines sicheren Ortes soll das Geborgenheitsgefühl der Übenden ansprechen und intensivieren.

Sie können sich auch einen individuellen Ort in der Fantasie zusammenstellen. Für diese Übung spielt es keine Rolle, ob Sie sich einen realen oder einen fantasierten Ort vorstellen. Es muss auch nicht der beste oder der schönste Ort sein. Ein angenehmer Ort, an dem Sie sich sicher fühlen, genügt. Sie können sich jetzt einen Ort aussuchen. *Pause.*

> **Kommentar**
> Diese Intervention soll bei den Übenden den Druck reduzieren und vermitteln, dass es hierbei nicht notwendig ist, optimale Vorstellungsbilder zu produzieren.

Vielleicht sind Sie schon an Ihrem Ort und können sich dort umsehen. Seien Sie neugierig, worauf Ihr Blick als erstes fällt. Eine Besonderheit dieses Ortes? Vielleicht bestimmte Pflanzen oder andere landschaftliche Aspekte? *Pause.* Woran können Sie erkennen, dass Ihr Ort sicher ist? Sehen Sie Dinge, die Sie mit Geborgenheit in Verbindung bringen? *Pause.* Vielleicht gibt es eine Umgrenzung, wie eine hohe Mauer oder eine Hecke, die Bedrohungen von diesem Ort abhält? Oder eine andere Form von Schutz? *Pause.* Tiere oder Wesen, die diesen Ort bewachen oder etwas anderes? Auf welche Weise wird dieser Ort geschützt? *Pause.* Vielleicht sehen Sie noch andere Dinge, die darauf hinweisen, dass Sie sich an Ihrem Ort geborgen fühlen können. Wesen oder Tiere, die an einem gemütlichen Platz tief schlafen. *Pause.* Geborgen. *Pause.* Losgelassen. *Pause.* Voller Vertrauen, dass sie beschützt und gehalten werden, an diesem Ort der Sicherheit, an dem man einfach nur sein darf. *Pause.* Vertrauen und loslassen. *Pause.*

> **Kommentar**
> Es werden visuelle Komponenten dieser Situation abgefragt, unter der Berücksichtigung von Aspekten, die mit Sicherheit in Zusammenhang stehen.

Und vielleicht finden Sie – jetzt oder gleich – auch einen gemütlichen Schlafplatz für sich. An diesem Ort. *Pause.* Das kann ein warmer, weicher Platz sein, wie ein Moos-Bett unter einem Baum, eine Hängematte unter dem Sternenhimmel oder ein anderer gemütlicher Platz in der freien Natur. *Pause.* Vielleicht finden Sie an diesem Ort eine Hütte, ein Zelt, ein Baumhaus oder einen anderen Unterschlupf, an dem Sie sich zurückziehen und in einen tiefen Schlaf sinken werden. *Pause.* Tiefer, angenehmer Schlaf. *Pause.* Ein offener Kamin, ein weiches Bett oder eine kuschelige Decke können Ihr Wohlbefinden zusätzlich steigern. Wohlig, weich. Geborgen und ruhig. *Pause.* Alles, was Sie brauchen, um sich wohlzufühlen, darf sein und kommt an diesen Platz. *Pause.* Machen Sie es sich bequem an Ihrem Schlafplatz, finden Sie eine angenehme Position und kommen Sie zur Ruhe. *Pause.* Auf Ihre persönliche Art und Weise. *Pause.* So wie es gut für Sie ist. *Pause.*

> **Kommentar**
> Die Anleitung, sich an diesem sicheren Ort zusätzlich einen geborgenen Schlafplatz zu suchen, soll das Gefühl von Sicherheit und Wohlbefinden intensivieren.

Und während Sie mehr und mehr zur Ruhe kommen, können Sie sich umhören. Sie können den nächtlichen Klängen lauschen. *Pause.* Vielleicht vollkommene Stille. *Pause.* Ein Uhu im Hintergrund. *Pause.* Meeresrauschen. *Pause.* Eine leise Melodie oder etwas anderes. *Pause.*
Vielleicht Geräusche, die Ihr Gefühl der Sicherheit stärken. *Pause.* Wie Schritte oder der Atem von Wesen von denen Sie beschützt werden. *Pause.* Oder andere Klänge, die Sie mit Schutz und Geborgenheit in Verbindung bringen. *Pause.* Lassen Sie sich tragen von den stillen Klängen der Nacht – hinein in einen tiefen, erholsamen Schlaf. *Pause.*

> **Kommentar**
> Die auditiven Sinnesmodalitäten, die das Sicherheitsgefühl stärken können, werden abgefragt.

Und während Sie mit Ruhe und Gelassenheit an Ihrem Schlafplatz verweilen, wird das Gefühl von Sicherheit immer spürbarer – jetzt oder gleich. *Pause.* Der weiche, warme Schlafplatz. *Pause.* Ein fester Untergrund, der Sie sicher hält und trägt. *Pause.* Vielleicht eine Decke, die sich beschützend um Sie schmiegt. *Pause.* Oder etwas anderes. *Pause.* Vielleicht spüren Sie auch die Anwesenheit von Wesen oder Tieren, die sie beschützen. Manche Menschen empfinden den Körperkontakt zu einem Tier als angenehm und beruhigend. Ein weiches Fell oder eine Pfote, die Sie berührt. *Pause.* Nehmen Sie alle Gefühlsqualitäten wahr, die Sie mit Schutz und Sicherheit in Verbindung bringen. *Pause.*

> **Kommentar**
> Kinästhetische Faktoren, die mit Geborgenheit in Verbindung stehen, werden erfragt.

Spüren Sie bitte in Ihren Körper hinein und begeben Sie sich auf die Suche nach einer Stelle im Körper, die sich wohl fühlt. Eine Stelle im Körper, in der Sie dieses Gefühl der Geborgenheit spüren können. *Pause.* Gehen Sie bitte mit Ihrer Aufmerksamkeit ganz in diesen Bereich hinein. *Pause.* Wie fühlt sich Geborgenheit für Sie körperlich an? *Pause.* Ist es ein warmes Gefühl, ein Kribbeln, ein Strömen, ein Gefühl der Weite? *Pause.* Vielleicht etwas anderes? *Pause.* Gehen Sie mit Ihrer Aufmerksamkeit ganz in dieses Gefühl hinein und lassen Sie es mit jedem Ausatmen intensiver werden. *Pause.* Das Gefühl darf sich mit jedem Ausatmen immer mehr im ganzen Körper ausbreiten. *Pause.* Mit jedem Ausatmen mehr und mehr. *Pause.* Atemzug für Atemzug. *Pause.* Das Gefühl der Geborgenheit breitet sich im ganzen Körper aus.

> **Kommentar**
> Individuelle Körperempfindungen, die der Übende mit Gefühlen von Sicherheit und Geborgenheit in Verbindung bringt, werden eruiert und verstärkt.

Pause. Je mehr und mehr sich dieses Gefühl ausbreitet, umso wohler und wohler fühlen Sie sich. *Pause.* Immer wohler. Mit jedem Ausatmen mehr und mehr. *Pause.* Und je wohler und wohler Sie sich fühlen, umso müder und müder werden Sie. *Pause.* Das Loslassen wird immer leichter. *Pause.* Leichter und leichter. *Pause.* Mit jedem Ausatmen müder und müder. *Pause.*

Das Bedürfnis einzuschlafen, wird immer stärker. *Pause.* Loslassen. *Pause.* Müde. *Pause.* Geborgenheit. *Pause.* Einschlafen. *Pause.* Jetzt. *Pause.* Tiefer, erholsamer Schlaf. *Pause.* Jetzt oder gleich werden Sie in einen tiefen, erholsamen Schlaf sinken. *Pause.* Einfach einschlafen.

Pause. Ganz von allein, ganz von selbst. *Pause.* An Ihrem sicheren Ort. *Pause.* Sie müssen nichts Besonderes Tun. Die Ruhe und der Schlaf kommen ganz von allein, ganz von selbst.

> **Kommentar**
> Suggestive Sprachtechniken induzieren ein Gefühl von zunehmender Müdigkeit im Zusammenhang mit dem erlebten Gefühl von Sicherheit und Geborgenheit.

Pause. Das ist das Ende der Übung.

Teil III
Krankheitsakzeptanz

8

Der Schmerz als bio-psycho-soziales Phänomen

Vor der Formulierung der Gate-Control-Theorie im Jahre 1965 durch Melzack und Wall (zitiert nach Jensen 2015) wurden Schmerzen als Reflexreaktion des Körpers auf eine periphere Schädigung angesehen, d. h. das Gehirn wurde als passiver Empfänger von Schmerzsignalen aus dem Körper identifiziert. Melzack und Wall konnten 1965 nachweisen, dass sowohl Aktivitäten des peripheren Nervensystems als auch das Zentralnervensystem das Schmerzerleben beeinflussen. Das Gehirn verarbeitet aktiv die aus der Peripherie empfangenen Signale. Des Weiteren konnte mittlerweile bewiesen werden, dass es im Gehirn kein abgegrenztes Schmerzzentrum gibt, sondern, dass verschiedene Netzwerke zum globalen Schmerzerleben beitragen (Jensen 2015). Autoren, wie Egle U.T. et al. (2014) konnten psychische Faktoren ausfindig machen, die eine Chronifizierung von Schmerzen begünstigen. Hierzu gehören 1. Anhaltende psychovegetative Spannung, 2. Gewalt- und Schmerzerfahrungen in der Kindheit, 3. Angst und Depression in der Vorgeschichte, 4. Operationen vor dem sechsten Lebensjahr, 5. Primärer oder sekundärer Krankheitsgewinn, 6. Schmerzkranke Angehörige in der Familie, 7. Tendenz zu Katastrophisierung, 8. Angst- und Vermeidungsverhalten, 9. Bevorzugt nonverbales

Schmerzverhalten, 10. Ungünstige Verarbeitungsstrategien, wie Passivität, Hilflosigkeit, Selbstbeschuldigung, übersteigertes Leistungsideal, 11. Körperliche Fixierung durch einseitig somatisches Diagnostizieren und Behandeln, 12. Soziale Probleme und Belastungen. Von Wachter (2014) konnte bei 90 % seiner Rückenschmerzpatienten keine somatische Kausalität feststellen. Die Arbeitszufriedenheit spiele, nach von Wachter, bei der Entwicklung von chronischen Rückenschmerzen eine größere Rolle als die Biomechanik am Arbeitsplatz. Nach von Wachter kann Angst zu körperlichen Verspannungen führen, die wiederum die Biomechanik der Wirbelsäule in einer dysfunktionalen Weise zu verändern vermag. Schmerzpatientinnen können in einen Teufelskreis, bestehend aus Schonung, Inaktivität und Fehlhaltung gelangen. Wird dieser Teufelskreis nicht rechtzeitig unterbrochen, können Schmerzen, Stress, sozialer Rückzug und Depressionen die Folge sein (von Wachter 2014). Nach Von Wachter sollte in der Therapie von chronischen Schmerzpatienten ein besonderes Augenmerk auf die Reduktion des Angst-Vermeidungsverhaltens gelegt werden. Heutigen Erkenntnissen zufolge wird Schmerz als ein komplexes bio-psycho-soziales Phänomen definiert. Neben medizinischen und physiotherapeutischen Maßnahmen hat sich die Psychotherapie in den letzten Jahren als ein weiterer Baustein in der Behandlung chronischer Schmerzpatientinnen etabliert. Der Aufbau funktionaler Einstellungen ist nach Jensen et al. (2015) ein entscheidender Faktor bei der psychischen Verarbeitung chronischer Schmerzen. Die Psychotherapie von Schmerzpatienten soll folgende Komponenten beinhalten: 1. Aufbau von Selbstwirksamkeit, 2. Vermeidung von Schonverhalten. Hierbei soll eine Balance zwischen zu viel und zu wenig Aktivität gefunden werden, 3. Soziale Kontakte sollen weiter gepflegt werden.

Im Folgenden wird auf die psychische Verarbeitung chronischer Schmerzen eingegangen. Es werden suggestiv-imaginative Methoden vorgestellt, die kognitive Umstrukturierungsprozesse zum Aufbau von Selbstwirksamkeit, Krankheits- und Selbstakzeptanz unterstützen und vertiefen.

9

Imagination und Suggestion zum Aufbau von Akzeptanz

9.1 Aufbau von Selbstwirksamkeit und Bewegungslust

Die Angst vor körperlicher Bewegung ist eine Problematik, die im Zusammenhang mit chronischen Schmerzen häufig zu beobachten ist. Während ein Teil der Schmerzpatienten die eigene Erkrankung verdrängt und sich weiterhin körperlich überfordert und somit eine weitere Verschlimmerung der Schmerzsymptomatik provoziert, zeigen andere Betroffene eine übersteigerte Angst vor körperlicher Bewegung und verharren in einer passiven Schonhaltung. Bei den meisten chronischen Schmerzerkrankungen muss ein Zu-Wenig an Bewegung als mindestens genauso schädlich angesehen werden, als eine körperliche Überforderung. Insbesondere bei chronischen Schmerzerkrankungen wie die Fibromyalgie, CRPS oder Verspannungsschmerzen im Rücken oder Schulter-Nackenbereich, kann moderate Bewegung symptomlindernd und Bewegungsmangel krankheitsverstärkend wirken.

Zur Demonstration einer imaginativen Technik zum Abbau von Bewegungsangst wird im Folgenden der Fall der Patientin Ilona vorgestellt.

9.1.1 Falldarstellung

Ilona ist eine 32jährige Bankangestellte, die unter chronischen Rückenschmerzen im Lendenbereich leidet. Die behandelnden Ärzte konnten keine Schäden in der Wirbelsäule feststellen und bringen ihre Schmerzen mit starken Muskelverspannungen im Rücken in Verbindung. Die Physiotherapeutin hat sportliche Betätigung empfohlen, damit sich ihre Muskeln lockern. Ilona kommt in die psychotherapeutische Sitzung und berichtet: „Alle sagen zu mir, ich soll Sport treiben. Aber wie soll ich das mit meinen Schmerzen tun? Ich habe Angst, dass ich meinen Rücken durch Sport belaste und danach noch mehr Schmerzen habe. Ich muss auch meine Arbeitsfähigkeit behalten und will mich nicht krankschreiben lassen". Bei dieser Patientin wurde in einem ersten Schritt sondiert, welche Sportart ihr Spaß machen könnte.

Therapeutin: Haben Sie früher Sport gemacht?
Ilona: Ja, früher als ich noch zur Schule ging. In der Schule war ich in der Volleyballmannschaft und in meiner Freizeit bin ich Fahrrad gefahren und war oft beim Schwimmen. Wegen meinem Vollzeitjob ist der Sport mit der Zeit immer weniger geworden. Ich bin nach der Arbeit so müde, dass ich von meiner Couch nicht mehr herunterkomme. Und am Wochenende bin ich mit Einkaufen und Hausarbeit beschäftigt.
Therapeutin: Früher haben Sie Volleyball gespielt, sind Fahrrad gefahren und waren beim Schwimmen.
Ilona: Ja. Das hat mir immer viel Spaß gemacht.
Therapeutin: Wenn Sie mehr Zeit hätten und keine Schmerzen, welche Sportart würde Ihnen heute noch gefallen?
Ilona: Mir würde das Fahrradfahren noch Spaß machen. Da muss ich gar nicht lange überlegen. Vor einem Jahr, bevor meine

	Schmerzen so schlimm wurden, hatte ich vor, wieder mit dem Fahrradfahren zu beginnen. Ich hätte mir ein Fahrrad kaufen müssen, weil mein altes Rad verrostet ist. Irgendwie ist mir immer etwas dazwischengekommen, sodass es doch nicht geklappt hat. Und jetzt geht es nicht mehr.
Therapeutin:	Warum geht es jetzt nicht mehr? Wurde Ihnen das Radfahren vom Arzt verboten?
Ilona:	Nein, im Gegenteil, die Ärzte sagen, dass ich Sport machen soll. Von ärztlicher Seite darf ich jeden Sport ausüben, der mir gefällt.
Therapeutin:	Und das Radfahren würde Ihnen gefallen?
Ilona:	Ja, sehr sogar. Aber ich traue mich nicht. Ich denke mir, was passiert, wenn ich einige Kilometer fahre und plötzlich Schmerzen bekomme. Wie soll ich dann nach Hause kommen? Und was passiert, wenn ich nach dem Radfahren so starke Schmerzen bekomme, dass ich mich krankmelden muss? Das würde in der Arbeit nicht gut ankommen.
Therapeutin:	Sie würden gerne wieder Fahrradfahren, aber Sie trauen sich nicht?
Ilona:	Ja, ganz genau.
Therapeutin:	Vielleicht gibt es einen Kompromiss. Sie könnten zunächst beginnen, mit dem Fahrrad kurze Strecken zu fahren und die Fahrten allmählich verlängern.
Ilona:	Nein, ich traue mich nicht.
Therapeutin:	Können Sie sich vorstellen, dass Sie erst einmal in der Fantasie Fahrrad fahren?
Ilona:	Ich weiß nicht genau, was Sie meinen.
Therapeutin:	Ich möchte Ihnen eine Fantasieübung zeigen, bei der Sie sich vorstellen, Sie fahren mit dem Rad. Ich werde Sie anleiten und diese Vorstellung gemeinsam mit Ihnen aufbauen, damit Sie sich das Radfahren besonders intensiv und lebendig vorstellen können. Sie werden also in der Vorstellung eine Radtour machen.
Ilona:	Wie kann mir diese Übung helfen?
Therapeutin:	Wenn Sie sich diese Radtour intensiv vorstellen, dann werden Bereiche des Gehirns angeregt, die auch aktiv sind, wenn Sie in der Realität Fahrrad fahren. Es ist eine Art Mentaltraining, wie es Leistungssportler vor einem Wettkampf praktizieren. Bevor Sie tatsächlich aufs Fahrrad

	steigen, können Sie dies mental üben. Das wird Ihnen mehr Sicherheit geben. Ich habe bei Ihren Ausführungen herausgehört, dass Sie länger nicht mehr Radgefahren sind.
Ilona:	Ja, schon mindestens acht Jahre nicht mehr. Ich bin aus der Übung.
Therapeutin:	Möchten Sie diese Übung ausprobieren?
Ilona:	Ja, es kann nicht schaden.
Therapeutin:	Bei dieser Übung können Sie eine bequeme Haltung einnehmen und die Augen schließen. Ich werde Ihnen durch bestimmte Fragen und Aussagen dabei helfen, innere Bilder aufzubauen. Sie werden während der gesamten Übung Ihre Augen geschlossen halten, damit Sie sich auf Ihre Fantasien konzentrieren können. Ist das für Sie in Ordnung?
Ilona:	Ja.
Therapeutin:	Nehmen Sie bitte eine bequeme Position ein und schließen Sie die Augen. Vielleicht können Sie sich an eine Radtour aus der Vergangenheit erinnern, die Ihnen besonders gut gefallen hat. Ein schöner Ausflug mit dem Fahrrad. Lassen Sie sich bitte Zeit. Vielleicht taucht spontan eine Erinnerung auf. Wenn Ihnen eine Situation einfällt, dann geben Sie mir bitte mit geschlossenen Augen Bescheid.
Ilona:	*Nach einem kurzen Moment.* Ich habe eine Situation.
Therapeutin:	Gut, ich werde Ihnen zu dieser Erinnerung einige Fragen stellen. Während Sie mir antworten, halten Sie bitte die Augen geschlossen, damit Sie sich besser auf Ihre innere Vorstellung konzentrieren können. Wo sehen Sie sich? Möchten Sie mir die Situation beschreiben?
Ilona:	Mein Mann und Ich haben entlang der Donau eine Radtour gemacht. Es gibt dort einen sehr gut ausgebauten Fahrradweg. Das ist schon lange her. Vielleicht zehn Jahre.
Therapeutin:	Gehen Sie bitte ganz hinein in diese Situation. Wenn Sie sich auf Ihrem Fahrrad umsehen, was sehen Sie?

Kommentar

Mit dieser Frage werden die visuellen Komponenten dieser Situation abgefragt.

9 Imagination und Suggestion zum Aufbau von Akzeptanz

Ilona:	*Atmet tief durch.* Es ist ein wundervoller sonniger Tag. Die Oberfläche der Donau glitzert. Die Bäume und Felder sind saftig grün. Es sind wenig Menschen unterwegs. Es ist ein Werktag. Wir hatten Urlaub.
Therapeutin:	Ein schöner sonniger Tag an der Donau. Die saftig grüne Natur. Wenn Sie sich an diesem schönen Tag umhören, was hören Sie?

> **Kommentar**
> Die von Ilona genannten visuellen Aspekte werden gepaced und die auditiven Faktoren erfragt.

Ilona:	Vogelzwitschern im Hintergrund. Und unsere Fahrräder. Das Geräusch der Reifen auf dem Kiesweg. Ab und zu Wasserrauschen. Je nach Strömung.
Therapeutin:	Sie hören das Geräusch der Reifen, Vogelzwitschern und ab und zu ein Rauschen. Können Sie auch bestimmte Düfte und Gerüche wahrnehmen?

> **Kommentar**
> Die auditiven Faktoren werden gepaced und es wird nach olfaktorischen Komponenten gefragt.

Ilona:	Nicht direkt Düfte, aber ich rieche die frische Luft.
Therapeutin:	Die frische Luft. Wie fühlen Sie sich in diesem Moment? Was empfinden Sie?

> **Kommentar**
>
> Ilonas Rückmeldung zu olfaktorischen Aspekten wird gepaced und als vierten und letzten Punkt werden kinästhetische Faktoren abgefragt. Da mithilfe dieser Übung Ilonas Bewegungslust aufgebaut werden soll, werden kinästhetische Aspekte und Körperbewegungen, im Zusammenhang mit dem Fahrradfahren, intensiver erfragt.

Ilona: Ich spüre den Wind in meinem Gesicht und *(atmet tief durch)* ich fühle mich frei.

Therapeutin: Sie fühlen sich frei. Ist dieses Gefühl der Freiheit für Sie körperlich spürbar? Gibt es eine Stelle in Ihrem Körper, in der Sie die Freiheit besonders deutlich wahrnehmen?

Ilona: *Atmet tief durch.* Ja, in der Brust. Meine Brust fühlt sich weit an. Ich kann durchatmen.

Therapeutin: Die weite Brust. Sie können durchatmen. Spüren Sie Ihre Arme und Hände?

Ilona: Ich halte mit beiden Händen den Lenker fest.

Therapeutin: Mit beiden Händen den Lenker. Können Sie die Kraft in beiden Armen und Händen wahrnehmen?

Ilona: *Nach einer kurzen Pause.* Ja, ich habe mein Fahrrad unter Kontrolle. Alles ist wie selbstverständlich.

Therapeutin: Starke Arme und Hände, die wie selbstverständlich das Fahrrad lenken. Wie fühlen sich Ihre Beine an?

Ilona: Ich trete kraftvoll in die Pedale. Die Anstrengung macht Spaß.

Therapeutin: Bitte behalten Sie Ihre Augen geschlossen und bleiben Sie in Ihrer bequemen Position. Ich werde Ihre Erzählung über die Radtour an der Donau für Sie zusammenfassen, damit Sie diese Begebenheit in der Fantasie noch intensiver erleben können. Bei meinen Ausführungen werde ich auch Fragen stellen, die Sie aber nicht laut beantworten müssen, sondern nur in Gedanken. Sie sitzen auf Ihrem Sessel, haben die Augen geschlossen und können sich von meinen Worten noch intensiver in diese schöne Situation an der Donau treiben lassen. Sie fahren auf Ihrem Fahrrad an der Donau. Ihr Mann begleitet Sie. Und vielleicht haben Sie noch nicht bemerkt, wie schön es ist, wenn Sie als Paar etwas gemeinsam unternehmen. Wie fühlt es sich an, gemeinsam Fahrrad zu fahren? Endlich Zeit zu haben, für eine Unternehmung zu zweit? *Pause.* Und ich weiß nicht, ob Sie nebeneinander fahren und sich unterhalten. *Pause.* Sie können sich umsehen. Sie sehen die grüne Landschaft um sich herum. Und wenn Sie auf die Donau blicken, dann bemerken Sie das glitzern an der Wasseroberfläche. *Pause.* Die Sonne scheint. Es sind wenig Menschen unterwegs, sodass Sie Ihre Radtour in Ruhe genießen können. *Pause.* Und wie wäre es für Sie, wenn Sie sich in dieser Situation umhören? Sie werden merken, dass Sie irgendwann das Zwitschern der Vögel wahrnehmen. *Pause.* Wie fühlen Sie sich, wenn Sie die Vögel zwitschern hören? Werden Sie fröhlich? Fühlen Sie sich verbunden mit der Natur? Vielleicht andere Gefühle? Nehmen Sie sich ruhig einen Moment Zeit, um diesem Gefühl nachzugehen. *Pause.* Vielleicht hören Sie das Geräusch Ihrer Reifen auf dem Kiesweg. *Pause.* Ab und zu das Rauschen der Donau. *Pause.* Sie fahren einfach weiter auf diesem Schotterweg und können sich wohlfühlen. *Pause.* Je weiter Sie fahren, umso mehr können Sie den Alltag hinter sich lassen. Einfach nur diesen Moment genießen. *Pause.* Am Wasser. *Pause.* An diesem schönen, sonnigen Tag in der saftig grünen Natur. *Pause.* Und Ihr Mann begleitet Sie. *Pause.* Sie riechen die frische Luft und spüren den Fahrtwind in Ihrem Gesicht. *Pause.* Sie atmen tief durch und fühlen sich frei. *Pause.* Sie spüren diese angenehme Weite in der Brust, weil Sie durchatmen können. *Pause.* Endlich diese besondere Freiheit genießen. Die Weite in der Brust. Durchatmen und den Alltag hinter sich lassen. An diesem schönen, sonnigen Tag, die saftig grüne Natur, die glitzernde Donau, Vogelzwitschern, gemeinsam mit Ihrem Mann. *Pause.* Beide Hände halten kraftvoll den Lenker. Sie spüren Ihre Kraft in den Armen und haben alles unter Kontrolle. *Pause.* Wie fühlt es sich an, alles unter Kontrolle zu haben? *Pause.* Gehen Sie ganz hinein in dieses Gefühl von Kraft und Kontrolle. *Pause.* Sie lenken Ihr Fahrrad, fühlen sich sicher. Sie können Ihr Rad sicher lenken. Alles ist selbstverständlich und funktioniert wie von allein. *Pause.* Und Sie treten kräftig in die Pedale. Beide Beine sind strak. Alles ist unter Kontrolle. Sie spüren die Kraft in Ihrem Körper. *Pause.* Je weiter Sie fahren, umso deutlicher können Sie die Energie in Ihrem Körper spüren. *Pause.* Sie fahren und fahren und Ihre Energie wird immer deutlicher spürbar. Mit jedem Meter, den Sie fahren, spüren Sie immer deutlicher Ihre körperliche Kraft. In den Armen. *Pause.* In den Beinen. *Pause.* Im Ganzen Körper. *Pause.* Während Sie entlang der Donau fahren, wird Ihnen bewusst, wie stark und sicher Sie sich fühlen können. Ihr Mann an Ihrer Seite, an diesem schönen sonnigen Tag.

> **Kommentar**
>
> Mithilfe suggestiver Techniken werden Ilonas schöne Erfahrungen auf der Radtour intensiviert und verstärkt.

Und während Ihre Augen geschlossen bleiben, kann der Mund aus der Entspannung gehen und Sie können mir mitteilen, wie es Ihnen geht.

Ilona: *Nach einer kurzen Pause.* Mir geht es gut. Das war eine sehr schöne Erfahrung. Ich habe Lust bekommen, aufs Fahrrad zu steigen. Ich kann mir aber nicht vorstellen, dass das geht.

Therapeutin: Sie wissen, dass Sie Radfahren dürfen. Von ärztlicher Seite spricht nichts dagegen.

Ilona: Ich traue mich noch nicht.

Therapeutin: Das ist in Ordnung. Gehen Sie bitte wieder zurück in diesen Moment auf Ihrer Tour. Die Weite in der Brust, Kräftige Arme und Hände, starke Beine. Sie verbinden dieses Gefühl der Stärke und Kontrolle mit dem Bild der glitzernden Donau und dem Schotterweg.

9 Imagination und Suggestion zum Aufbau von Akzeptanz

> **Kommentar**
>
> Das positive Körpergefühl beim Fahrradfahren wird mit einem schönen Bild bezüglich der Radtour verknüpft. Ilona soll im Alltag das Bild mit dem Körpergefühl verbinden.

Bitte gehen Sie im Alltag immer wieder in diese Vorstellung hinein. Jedes Mal, wenn Sie im Alltag ein Fahrrad sehen, dann erinnern Sie sich an die glitzernde Donau und den Schotterweg und Sie werden die Weite in Ihrer Brust wahrnehmen. Sie wundern sich vielleicht, wie einfach es ist, die Kraft in Ihren Armen und Beinen zu spüren, wenn Sie an die glitzernde Donau und den Schotterweg denken. Es ist gut zu wissen, dass Ihnen diese positive Erinnerung Mut machen wird, wieder aufs Fahrrad zu steigen. Sie werden täglich an die glitzernde Donau und den Schotterweg denken. Dabei werden Sie die Weite in der Brust und die Kraft in Ihrem Körper spüren. Etwas in Ihnen bewirkt, dass Sie von Tag zu Tag mutiger werden. Ich könnte Ihnen sagen, dass Ihre Lust aufs Fahrrad zu steigen immer größer wird, aber das werden Sie bald selbst entdecken. Letztendlich wird das Bedürfnis nach einer Radtour immer stärker und stärker werden.

> **Kommentar**
>
> Mithilfe dieser posthypnotischen Suggestion und der Anleitung zum Selberüben wird die Wahrscheinlichkeit, dass Ilona die Motivation zum Radfahren entwickelt, erhöht.

Jetzt ist es Zeit, sich von dieser Übung zu verabschieden. Sie können die Aufmerksamkeit von den inneren Bildern weglenken und sich bewusstmachen, wo Sie sind und welche Tageszeit es ist. Atmen Sie tief durch und strecken und recken Sie sich. Wenn Sie sich wieder ganz im Hier und Jetzt fühlen, dann öffnen Sie bitte die Augen.

Ilona hat sich nach fünf Wochen ein E-Bike gekauft, mit dem Sie kleine Touren unternommen hat. Das E-Bike gab ihr die Sicherheit, jederzeit mithilfe des Motors weiterfahren zu können, falls ihre Kräfte nachlassen oder die Schmerzen sich verstärken sollten.

9.1.2 Schematische Darstellung des Vorgehens zum Aufbau von Selbstwirksamkeit und Bewegungslust

Die einzelnen Schritte zum Aufbau von Bewegungsmotivation sehen folgendermaßen aus:

1. Es werden Sportarten eruiert, die der Patientin Spaß machen könnten. Hierbei sind folgende Fragen hilfreich:
   - Gibt es Sportarten, die Sie als Kind und Jugendliche gerne betrieben haben?
   - Hatten Sie vor Ihrer Schmerzerkrankung an einem bestimmten Sport Spaß?
   - Welche Art von Bewegung würde Ihnen gefallen?
2. Die Patientin wird gebeten, sich an eine Situation zu erinnern, in der Sie diesen Sport mit Freude ausgeübt hat.
3. Bezüglich dieser Erinnerung werden zunächst die drei Sinnesmodalitäten visuell, auditiv und olfaktorisch abgefragt.
4. Am Schluss erfolgt die Ermittlung der kinästhetischen Komponente. Dabei werden die positiven Empfindungen und die Körperkraft der Patientin intensiver in den Fokus der Aufmerksamkeit gerückt.
5. Das geschilderte Erlebnis wird von der Therapeutin mithilfe suggestiver Techniken wiederholt und intensiviert.
6. Die positiven und kraftvollen Körperempfindungen werden mit einem positiven visuellen Aspekt dieser Erinnerung verknüpft.
7. Posthypnotische Suggestionen sorgen dafür, dass die Patientin im Alltag immer wieder an ihr schönes Erlebnis erinnert wird, um die Wahrscheinlichkeit zu erhöhen, dass sie eine sportliche Betätigung aufnimmt.

Die Imagination einer schönen Sporterfahrung ist eine sanfte Methode, die Bewegungsmotivation der Patienten zu stärken. Die Lust auf

Bewegung soll so weit gesteigert werden, dass sie die Angst vor Sport überwiegt. Es wird nicht versucht, die Patienten durch vernünftige Argumente zu überreden oder sie zeitlich unter Druck zu setzen. Die posthypnotische Suggestion gibt einen Hinweis, dass die Patienten mit der Zeit den Mut zur Bewegung zurückgewinnen werden. Wann dies geschehen wird, bleibt offen. Es werden keine Ultimaten gesetzt, sodass jeder Patient entscheiden kann, wann und unter welchen Umständen sportliche Betätigung wieder möglich sein wird. Der Patient bekommt durch die Imagination Impulse, mit deren Hilfe er individuelle und kreative Lösungen finden kann. Ilona hat durch den Kauf des E-Bikes für sich eine Möglichkeit gefunden, wieder mit dem Radfahren zu beginnen. Mein Patient Ulf war ein begeisterter Schwimmer. Wegen seiner Fibromyalgie bekam er immer wieder Wadenkrämpfe und traute sich nicht mehr im See zu schwimmen. Nach einer intensiven Imagination bezüglich eines Badeurlaubs bekam Ulf die Idee, sich ein kleines Schwimmbrett an das Handgelenk zu schnallen, das ihm Sicherheit gab. Mit dem Schwimmbrett traute er sich wieder in tiefere Gewässer. Belinda litt an CRPS am rechten Fuß. Sie war leidenschaftliche Reiterin und war durch ihr CRPS verunsichert. Durch die Imagination eines schönen Reitausflugs war sie so weit gestärkt, dass sie mit ihrem Pferd zunächst spazieren ging. Nach einigen Wochen hatte Sie den Mut, wieder kürzere Strecken zu reiten. Mit dieser imaginativen Übung werden die Patienten auf eine non-direktive Art und Weise zur Wiederaufnahme ihres Trainings motiviert.

9.2 Selbstmitgefühl durch erfahrbares Mitgefühl

„Ich hasse mich dafür, dass ich krank bin und meinen Sport nicht mehr ausüben kann", „wenn ich nichts mehr leisten kann, was bin ich dann noch wert?", „wer will schon mit einem Krüppel zusammenleben", etc. sind häufige Aussagen von chronischen Schmerzpatienten. Es handelt sich meistens um leistungsorientierte Menschen, die ihren Selbstwert über äußere Faktoren, wie Verdienst, Körper- und Arbeitskraft, definieren. Kommt es, aufgrund einer chronischen Schmerzerkrankung, zu einem Nachlassen oder gar Ausbleiben der Leistungsfähigkeit, sind Selbstablehnung und, in schweren Fällen, Selbsthass zu beobachten. Ohne sich dessen bewusst zu sein, begeben sich die Betroffenen in eine Spirale, bestehend aus Selbstvorwürfen und einer daraus resultierenden körperlichen Anspannung, die zu einer Verstärkung der Schmerzen führt, was die Belastbarkeit noch mehr einschränkt. Dies führt wiederum zu noch mehr Selbstvorwürfen, etc. Entspannungsübungen, egal ob durch imaginative Techniken oder Physiotherapie, können allenfalls eine zeitlich begrenzte Entlastung aber keine nachhaltigen Effekte bewirken. Bei dieser Klientel ist eine Einstellungsänderung bezüglich der eigenen Wertigkeit indiziert, um über kognitive Umstrukturierungsprozesse einen entspannteren Umgang mit sich und der chronischen Schmerzerkrankung herbeizuführen. Zur kognitiven Umstrukturierung gibt es viele verhaltenstherapeutische Vorgehensweisen, auf die hier nicht mehr eingegangen werden muss (z. B. Beck 2013; Einsle et al. 2015). In diesem Kapitel wird eine imaginative Technik zum Aufbau von Selbstmitgefühl vorgestellt, um auf diese Weise eine kognitive Umstrukturierung bezüglich des Selbstwerts zu bewirken. Als Beispiel dient der Fall der Patientin Melina.

9.3 Falldarstellung

Melina ist eine 25jährige Lehramtsstudentin und sie leidet unter CRPS (komplexes regionales Schmerzsyndrom) am linken Fuß. Melina erzählt von ihrer Leidensgeschichte: „Vor zwei Jahren passierte ein dummer Unfall. Meine Mutter ist rückwärts aus der Garage herausgefahren und hat nicht gesehen, dass ich hinter ihr stehe. Ich war mit meinem Handy beschäftigt und habe sie auch nicht bemerkt. Sie ist mit dem Auto über meinen linken Fuß gefahren. Ich glaube, ich habe nie zuvor so laut geschrien, wie in diesem Augenblick. Meine Mutter war im Schock und es dauerte etwas, bis sie von meinem Fuß wieder heruntergefahren ist. Es kam mir vor, wie eine Ewigkeit. Mein Fuß war kompliziert gebrochen und musste operiert werden. Am Anfang sah alles gut aus. Die Operation war gut verlaufen und die Ärzte machten mir

Hoffnungen, dass ich eventuell wieder Marathon laufen könnte. Das ist meine Leidenschaft. Beziehungsweise Marathon war meine Leidenschaft, denn mein Fuß hat sich von der Operation nicht mehr erholt. Die Schmerzen wurden stärker und ich ging zu vielen Spezialisten, bis schließlich die Diagnose CRPS gestellt wurde. Mein Fuß ist permanent blau angelaufen, fühlt sich eiskalt an und tut so weh, dass ich teilweise sogar Krücken brauche. Nachdem ich schon viele Therapien hinter mir habe, machen mir die Ärzte wenig Hoffnung auf eine vollkommene Genesung. Ich muss täglich Schmerzmittel einnehmen, kann nicht mehr selbständig Autofahren und ich habe im Studium zwei Semester pausieren müssen. Das Marathonlaufen kann ich vergessen. Mein Alltag wird durch die Schmerzen bestimmt. Ich habe keine Lust mehr, unter Leute zu gehen. Meine Freunde aus der Marathongruppe waren mir wichtig. Ich habe sie seit meinem Unfall nicht mehr gesehen. Zu sehen, wie die anderen trainieren und ich nicht mehr mitmachen kann, würde mir das Herz brechen. Ich hasse meinen Fuß. Er ist blau angelaufen und sieht entstellt aus. Durch meinen Fuß wurde mir alles genommen, was mir in meinem Leben wichtig war. Ob ich mit diesen Schmerzen jemals als Lehrerin arbeiten kann, steht in den Sternen. Ich habe in den Semesterferien ein kurzes Praktikum an einer Schule versucht und musste es nach dem ersten Tag abbrechen. Ich saß nur als Zuschauerin mit in der Klasse, aber der Lärmpegel und die vielen Kinder waren für mich, mit meinen Schmerzen, nicht zusätzlich aushaltbar. Ich bin zu nichts mehr zu gebrauchen".

> **Exkurs CRPS**
>
> „Das CRPS (komplexes regionales Schmerzsyndrom) ist im Grundsatz ein neuropathisches Krankheitsbild, das sich jedoch von anderen neuropathischen Schmerzen durch einige Charakteristika unterscheidet" (Überblick von Maier et al., nach Kröner-Herwig et al. 2011, S. 519). „Nahezu obligat besteht eine Mitbeteiligung von Gelenk- und Weichteilstrukturen mit zusätzlicher Einschränkung der Beweglichkeit"... „Alle Symptome zeigen eine Tendenz zur distalen Generalisierung"... „Der Schmerz und die übrigen Symptome begrenzen sich nicht auf das Ausbreitungsgebiet eines betroffenen Nervs oder einer Nervenwurzel" (Kröner-Herwig et al. 2011, S. 519). Bei diesem Krankheitsbild treten zudem Störungen der Sensibilität, der Motorik und des autonomen Nervensystems auf. Man spricht von einer neurologischen Trias (Kröner-Herwig et al. 2011).

> „Das CRPS entsteht in der Regel unmittelbar oder mittelbar nach einem Trauma. Es ist eine Komplikation nach einer Schädigung oder Verletzung und wird durch Behandlungsfehler verschlimmert. Der Schweregrad des CRPS ist unabhängig vom Schweregrad der Verletzung" (Kröner-Herwig et al. 2011, S. 522).

Melina hatte in der Schmerzklinik Schmerztagebücher bekommen, mit deren Hilfe sie beobachten konnte, in welchen Situationen die Schmerzen stärker bzw. schwächer wurden. (Die Technik der Schmerztagebücher wird in der Literatur vielfach beschrieben, z. B. Kröner-Herwig et al. (2011), von Wachter (2014), von Wachter et al. (2019) und muss hier nicht weiter erwähnt werden). Aus den Schmerztagebüchern ging hervor, dass die Schmerzen immer vorhanden waren. Allerdings stiegen sie in Situationen, in denen Melina mit ihrer eingeschränkten Belastbarkeit konfrontiert wurde, an. Das waren z. B. Situationen, in denen sie beim Lernen mehr Pausen brauchte, da sich die Medikamente auch auf ihre Konzentration auswirkten, oder wenn Sie früheren Kommilitoninnen begegnete, die ihr Studium bereits beendet hatten, etc.

Um Melina auf die imaginative Übung zum Aufbau von Selbstmitgefühl vorzubereiten, wurde folgende Psychoedukation gewählt:

Therapeutin: Ihre Ausführungen zeigen, dass Sie über Ihre Situation sehr verärgert sind und Ihren betroffenen Fuß ablehnen. Sie sagen Sätze, wie „ich hasse meinen Fuß" oder „ich bin zu nichts mehr zu gebrauchen". Das sind harte Worte, die Sie gegen sich selbst richten. Natürlich gehört die Wut dazu, wenn man krank wird. Wut auf die Krankheit oder das Schicksal zu empfinden ist in Ordnung und wird Ihnen auch nicht schaden. Im Gegenteil, es ist gut, auch mal Dampf abzulassen. Wenn Sie jedoch permanent die Wut gegen sich selbst richten, sich die Schuld für Ihre Erkrankung geben oder herablassende Selbstgespräche führen, dann kann Ihnen dies psychisch schaden. Sie setzen sich gedanklich unter Druck, was Ihre psychische und physische Anspannung steigert und

	Ihr Schmerzempfinden intensiviert. In dem jetzigen Abschnitt der Psychotherapie ist es von Bedeutung, dass Sie lernen, versöhnlicher mit sich und Ihrem kranken Fuß umzugehen. Ein guter und liebevoller Umgang mit sich selbst ist die Basis für die Erlangung von Schmerzlinderung und die Entwicklung von Lebensqualität, trotz der Erkrankung. Sie können es sich bequem machen und die Augen schließen, während ich eine Fantasiereise anregen werde, die Ihnen hilft, sich an Menschen aus Ihrem jetzigen Leben oder der Vergangenheit zu erinnern, die liebevoll und wohlwollend mit Ihnen umgegangen sind. Diese Erinnerung wird Ihnen helfen, in Kontakt mit Ihrem Selbstmitgefühl zu kommen. Nach meiner Einleitung werde ich Ihnen Fragen stellen, die Sie mir mit geschlossenen Augen beantworten können. Sind Sie mit dieser Übung einverstanden?
Melina:	Ja.
Therapeutin:	Machen Sie es sich bitte bequem und schließen Sie die Augen. Sie werden als Erstes einen Spaziergang in einem Wald machen. Während Sie sich schon innerlich darauf einstellen, können Sie mit jedem Ausatmen mehr und mehr loslassen und hier ankommen, in diesem Moment der Stille. *Pause.* Sie gehen im Wald spazieren. Es ist Abend und Sie wissen, dass die Sonne bald untergehen wird. Vielleicht nehmen Sie gerade wahr, dass Sie schon tief in den Wald hineingegangen sind. Links und rechts sind Bäume und Sie gehen über Wurzeln und Steine. Im Wald ist es still. Ab und zu ist ein Vogel zu hören. *Pause.* Sie haben vielleicht noch nicht bemerkt, dass es langsam dunkler wird. Jetzt oder gleich fühlt sich die Luft immer kühler an. Möglicherweise steigt Ihnen der Geruch von Moos und Erde in die Nase. *Pause.* Sie gehen weiter. Schritt für Schritt. Und mit jedem Schritt, den Sie gehen wird es im Wald dunkler und dunkler, und immer kühler. Je mehr Sie in den Wald hineingehen, umso dunkler und dunkler wird es. Je dunkler und dunkler es wird umso kühler und kühler wird die Luft.

> **Kommentar**
> Bei dieser Übung wurde die Metapher eines Spaziergangs im dunklen Wald gewählt, um die Patientin mit ihren unbewussten Inhalten besser in Kontakt zu bringen. Es wird also nicht direkt gefragt „gibt es Menschen in Ihrem Leben, die wertschätzend mit Ihnen umgegangen sind?". Das könnte zu einer „verkopften" Antwort der Patientin führen, die sie emotional kaum erreichen wird. Die Instruktion, dass es im Wald immer dunkler wird, soll die Spannung und die Konzentration der Patientin steigern.

Sie gehen immer weiter und spüren mehr und mehr Ihre Müdigkeit. *Pause.* Sie sind schon lange unterwegs. Sie spüren Ihre Erschöpfung. Der ganze Körper ist müde. Alles fühlt sich schwer an. Die Arme. Die Beine. Die Augenlider. Alles schwer und müde. Je weiter Sie in den Wald hineingehen, umso mehr erinnern Sie sich an diese Müdigkeit, die Sie schon lange kennen. Ihre Schmerzen, die Sie erschöpfen. Der tägliche Kampf gegen die vielen Missempfindungen, die Ihre Leistungsfähigkeit einschränken. Wie schön wäre es, wieder gesund zu sein – ohne Schmerzen, ohne Sorgen, ohne Rechtfertigungen. Und da kommt auch schon der Ärger hoch. „Warum muss ich krank werden und diese Schmerzen erleiden? Warum schaffe ich es nicht, gesund zu werden? Ich bin ein Versager". Sie sind müde, Sie sind wütend. Wütend auf sich selbst. Sie gehen weiter und es wird immer dunkler und kälter. Und Sie werden müder und müder. Immer müder.

> **Kommentar**
> Mit dieser Instruktion werden die Gedanken und Emotionen der Patientin gepaced. Hierdurch fühlt sich die Patientin verstanden und die Wahrscheinlichkeit, dass Sie die weiteren Suggestionen annehmen wird, steigt.

Sie gehen weiter. In **Ihrer** Dunkelheit sind Sie auf der Suche.

> **Kommentar**
> Der Satz „in Ihrer Dunkelheit" hat hier eine doppelte Bedeutung. Die Dunkelheit des Waldes und ihre emotionale Dunkelheit.

Auf der Suche nach einem warmen Platz. Ein warmer Platz in Ihnen, der leuchtet, der warm ist. Manche Menschen sagen: es wird mir warm ums Herz. Die Müdigkeit ist noch da und die Wut und die Dunkelheit und die Kälte. Und während Sie auf Ihrem Weg weitergehen, spüren Sie mehr und mehr ein Gefühl in sich aufsteigen. Ein Gefühl, das sich schon lange nicht mehr gemeldet hatte. *Pause.* Sich nicht mehr melden durfte. Ein Gefühl, das sich ganz tief verborgen hatte. Es durfte nicht mehr sein. Sie haben es sich nicht mehr erlaubt. Und jetzt, tief in diesem Wald, meldet es sich. Es kommt hervor und Sie spüren es immer deutlicher. Ihre Sehnsucht.

> **Kommentar**
> Ihre innere Sehnsucht nach Liebe und Wärme wird gepaced.

Ihre Sehnsucht nach Wärme. Menschlicher Wärme und Anteilnahme. Je tiefer und tiefer Sie weiter in den Wald hineingehen, umso stärker und stärker kommen Sie mit Ihrer Sehnsucht in Kontakt.

> **Kommentar**
> Mithilfe der pseudologischen Verbindung wird die Sehnsucht nach Liebe weiter verstärkt.

Wie schön wäre es, noch einmal im Leben diese Tiefe Zuneigung zu erfahren. Diese Zuneigung kann von Verwandten gekommen sein. Die Eltern, die Großeltern, andere Verwandte oder gute Freunde? Ein Tier vielleicht? Ein Hund, der einem immer treu zur Seite stand? Menschen, die noch leben? Menschen, die verstorben sind? *Pause.*

> **Kommentar**
>
> Der Patientin werden Vorschläge gemacht, um ihr die Suche nach Menschen und Tieren, von denen Sie Zuneigung erfährt oder erfahren hat, zu erleichtern.

Und während Sie über all diese Menschen nachdenken, gehen Sie weiter. Sie schauen in die Ferne und sehen ein Licht. Sie gehen weiter auf dieses Licht zu. Sie kommen dem Licht näher und näher. Und je näher Sie diesem Licht kommen, umso mehr breitet sich ein tiefes Gefühl von Vertrauen und innerer Geborgenheit aus. Sie werden, vielleicht jetzt schon oder gleich, neugierig und gehen weiter.

> **Kommentar**
>
> Mit dieser Intervention wird die Neugier der Patienten aufgebaut. Das Licht wird mit dem Gefühl der Geborgenheit in Verbindung gebracht. Die Technik der pseudologischen Verbindung verstärkt diesen Zusammenhang.

Immer mehr auf dieses Licht zu. Sie können neugierig sein, wie lange es dauern wird, bis Sie an einem Lagerfeuer angekommen sind. Vielleicht finden Sie am Lagerfeuer eine weiche und bequeme Stelle. Sie möchten sich vielleicht setzen und können die angenehme Wärme des Feuers genießen. *Pause.* Sie werden irgendwann merken, dass die Wärme Sie entspannt und Ihnen guttut. Sie können loslassen und durchatmen, jetzt in diesem Moment des Angenommenseins in eigene tiefe Räume der inneren Heilung. Aus dieser inneren Ruhe heraus, lassen Sie Ihren Blick schweifen. Sie sehen, wie um dieses Feuer herum Menschen sitzen. Sie sitzen ruhig da und nehmen Sie in ihrer Mitte auf. Ohne etwas zu sagen, ohne etwas zu fordern. *Pause.* Diese Menschen sind nur da und, auf einer gewissen Ebene, spüren Sie vielleicht schon, dass Sie willkommen sind. Je mehr Sie in die Runde blicken, umso deutlicher können Sie sehen, dass Sie all diese Menschen kennen. Menschen, die Ihnen wohl gesonnen sind. Menschen, die Sie lieben und so annehmen, wie Sie sind. Manche Menschen sind in der Realität schon verstorben, andere kennen Sie von früher und wiederum Andere sind aus Ihrem heutigen Leben. Vielleicht sind auch Fantasiewesen oder Tiere dabei. *Pause.* All diese Menschen und Wesen verstehen Ihren Schmerz. Sie sehen, wie Sie leiden und sind mit ihrer Aufmerksamkeit ganz bei Ihnen. Alle sehen Sie aufmerksam an und drücken mit ihren Blicken Mitgefühl aus. Sie können in die Runde schauen und jedem und jeder Einzelnen in die Augen blicken. *Pause.* Augen, die so etwas sagen, wie „ich sehe dich", „ich verstehe dich", „du bist nicht allein". *Pause.* Sie sehen in die verständnisvollen Augen und dürfen sich von diesem Mitgefühl, das Ihnen entgegengebracht wird, tragen lassen. Sie dürfen loslassen, in dem Vertrauen, dass Sie gesehen werden. Lassen Sie sich berühren von der Wärme, die Ihnen diese Menschen und Wesen entgegenbringen. *Pause.*

> **Kommentar**
> Durch die Aufforderung, den anwesenden Menschen am Lagerfeuer in die Augen zu sehen, kommt die Patientin mit ihren Emotionen und dem Mitgefühl der anderen deutlicher in Kontakt und kann bereits an diesem Punkt eine erste Entlastung erfahren.

Während Ihre Augen geschlossen bleiben, darf der Mund aus der Entspannung gehen und Sie können mir mitteilen, was Sie gerade erleben.

> **Kommentar**
> Nach dieser längeren suggestiven Einleitung wird die Trancearbeit fortgesetzt, indem Patientin und Therapeutin ein Gespräch beginnen. Die Patientin hält dabei ihre Augen geschlossen, um in der Trance zu bleiben.

Melina: Ich sitze am Lagerfeuer und neben mir ist meine Oma. Meine Oma ist vor fünf Jahren verstorben.
Therapeutin: Haben Sie sich mit Ihrer Oma gut verstanden?

Melina: Ja. Meine Oma lebte mit uns im Haus. Sie hat mich mit großgezogen. Sie war eine liebe Oma. Wenn ich Probleme hatte, dann bin ich zu ihr gegangen. Sie konnte mich immer trösten.
Therapeutin: Sitzt die Oma rechts oder links neben Ihnen?
Melina: Sie sitzt links neben mir.

> **Kommentar**
> Melina hat am linken Fuß CRPS.

Therapeutin: Wie geht es Ihnen, wenn die Oma neben Ihnen sitzt?
Melina: Das ist ein sehr gutes Gefühl. Da geht es mir gleich viel besser.
Therapeutin: Das ist ein gutes Gefühl. Was macht die Oma? Sieht sie Sie an? Sagt sie etwas zu Ihnen?
Melina: Sie sieht mich an und nickt mir freundlich zu.
Therapeutin: Sie nickt Ihnen zu. Was passiert als Nächstes.
Melina: Sie beugt sich zu mir und. *Zögert.* Sie zieht meinen linken Schuh aus. *Zögert.* Und meine linke Socke.
Therapeutin: Ihre CRPS ist am linken Fuß?
Melina: Ja. *Zögert.* Normalerweise tut es weh, wenn jemand meinen Fuß berührt.
Therapeutin: Und wie ist es, wenn die Oma den Fuß berührt?
Melina: Es tut nicht weh. Die Oma darf das.

> **Kommentar**
> Die verstorbene Großmutter kann als Ressource identifiziert werden.

Therapeutin: Was macht die Oma jetzt?
Melina: Sie streichelt meinen kranken Fuß und sagt „du bist mein Mädchen".
Therapeutin: Sie streichelt Ihren kranken Fuß und sagt „du bist mein Mädchen". Was löst das bei Ihnen aus? Wie geht es Ihnen dabei?

9 Imagination und Suggestion zum Aufbau von Akzeptanz

Melina:	*Weint.* Das ist gut. Schade, dass meine Oma nicht mehr da ist.
Therapeutin:	Das macht Sie traurig, dass die Oma nicht mehr da ist. Wenn die Oma noch leben würde, wie könnte sie Ihnen mit ihrem CRPS helfen?

> **Kommentar**
> Mit dieser Frage wird eruiert, welche Art von emotionaler Zuneigung Melina guttun würde.

Melina:	*Kommt wieder etwas zur Ruhe.* Meine Oma hätte mich getröstet und hätte mir Mut zugesprochen.
Therapeutin:	Jetzt an diesem Lagerfeuer, neben Ihrer Oma, die Ihren Fuß streichelt und sagt „du bist mein Mädchen", wie geht es Ihnen in dieser Situation?
Melina:	Mir geht es gut. Meine Oma ist nicht schockiert oder angeekelt von meinem blauen Fuß. Sie nimmt ihn die Hand und streichelt ihn.
Therapeutin:	Ihre Oma nimmt Ihren Fuß an, so wie er ist. *Pause.* Ihre Oma nimmt Sie an, so wie Sie sind.

> **Kommentar**
> Melinas Erfahrung mit ihrer Oma wird genutzt, um das Gefühl des Angenommen-Seins, zu vertiefen.

Melina:	Ja.
Therapeutin:	Wenn Sie hier am Lagerfeuer der Oma sagen würden, dass Sie Ihr Studium pausieren mussten und viel Zeit zum Lernen brauchen, wie wird sie wohl reagieren? Probieren Sie es bitte aus. Reden Sie mit ihr. Lassen Sie sich bitte Zeit.
Melina:	*Nach einer Pause.* Sie schaut mich an und sagt „du bist mein Mädchen".
Therapeutin:	„Du bist mein Mädchen". Was empfinden Sie, wenn die Oma sagt „du bist mein Mädchen".

Melina:	Das hat meine Oma oft zu mir gesagt. Vor allem, wenn ich etwas angestellt habe oder mit einer schlechten Note nach Hause gekommen bin. Sie hat dann gesagt „du bist mein Mädchen und wirst es immer bleiben, egal, was du angestellt hast".
Therapeutin:	Die Oma hat Ihnen vermittelt, dass sie Sie immer lieben wird, unabhängig davon, was Sie leisten oder falsch machen. Kann man das so sagen?
Melina:	Ja, das stimmt. Dieses Gefühl hat sie mir immer vermittelt.
Therapeutin:	Und jetzt sitzt sie neben Ihnen am Lagerfeuer und vermittelt Ihnen wieder dasselbe, dass Sie ihr Mädchen sind, auch mit Ihrem CRPS.
Melina:	*Fängt an zu weinen.* Ja, das tut sie.
Therapeutin:	Wie geht es Ihnen damit?
Melina:	Gut, sehr gut.
Therapeutin:	Wie fühlt es sich für Sie körperlich an, dass die Oma Sie mit Ihrem CRPS genauso liebt? Dass es für die Oma keinen Unterschied macht? Können Sie die Liebe, die Sie von Ihrer Oma empfangen, auch körperlich spüren?
Melina:	Das fühlt sich so warm und weich an.
Therapeutin:	Warm und weich. Wo im Körper spüren Sie diese Wärme und Weichheit?
Melina:	Im ganzen Körper. Das beruhigt mich und gibt mir sehr viel Trost.

> **Kommentar**
>
> Die Emotion des Angenommen-Seins wird mit dem dazugehörigen Körpergefühl verbunden. Mithilfe dieser Verbindung wird die Emotion im Körper tiefer verankert und kann im Alltag, über die Körpererinnerung, leichter abgerufen werden. D. h. wenn sich Melina im Alltag an die Wärme und Weichheit im Körper erinnert, wird sie Selbstmitgefühl empfinden können.

Therapeutin:	Bleiben Sie bitte bei diesem warmen, weichen Gefühl von Trost und Beruhigung. *Pause.* Sie sind am Lagerfeuer. *Pause.* Die Oma sitzt neben Ihnen. *Pause.* Sie streichelt Ihren Fuß und sagt „Du bist mein Mädchen".

Pause. Ihre Oma nimmt Sie so an, wie sie sind. *Pause.* Sie sind ihr Mädchen. *Pause.* Sie spüren dieses warme und weiche Gefühl im ganzen Körper. *Pause.* Die Oma sitzt neben Ihnen und je mehr sie Ihren Fuß streichelt, umso wärmer und weicher fühlt sich Ihr Körper an. *Pause.* Neben der Oma darf es Ihnen immer besser und besser gehen. *Pause.* Das warme und weiche Gefühl im ganzen Körper darf intensiver werden. *Pause.* Sie spüren die Oma neben sich und machen die Erfahrung, wie es ist, so angenommen zu werden, wie Sie sind. *Pause.* Sie werden gesehen. *Pause.* Sie werden verstanden. *Pause.* Vielleicht nehmen Sie gerade wahr, dass es völlig in Ordnung ist, das Studium zu verlängern. *Pause.* Sie haben vielleicht noch nicht bemerkt, dass Sie wertvoll und liebenswert sind. *Pause.* Ihr CRPS ändert nichts daran. *Pause.* Ihre Oma sitzt neben Ihnen, streichelt Ihren Fuß und sagt „Du bist mein Mädchen". *Pause.* Sie können sich erlauben, dieses warme und weiche Gefühl im Körper zu spüren. *Pause.* Jetzt. *Pause.* Es ist völlig in Ordnung, wenn Sie sich im Alltag immer wieder an dieses warme und weiche Gefühl im Körper erinnern. *Pause.* Das Sie beruhigt und tröstet. Ich frage mich, ob Sie sich annehmen werden, wie Sie sind, wenn Sie sich an dieses warme und weiche Gefühl erinnern. Pause.

Kommentar

Die Begegnung mit der Großmutter, die liebevoll mit Melina umgeht und ihr Achtsamkeit und Akzeptanz entgegenbringt, ist eine wichtige Ressource, die während dieser Übung herausgearbeitet werden konnte. Diese Ressourcenerfahrung wird mittels suggestiver Techniken verstärkt.

Therapeutin: Aus diesem angenehmen Gefühl heraus, wie denken Sie gerade über sich und Ihr CRPS?

> **Kommentar**
>
> Ausgehend von dem Gefühl von Trost, Beruhigung, Wärme, etc. werden Melinas Kognitionen bezüglich ihrer Erkrankung eruiert. Es wird ermittelt, ob durch die in der Trance gewonnen Erfahrungen mit der Großmutter, eine erste kognitive Umstrukturierung stattfinden konnte.

Melina: Ich kann nichts dafür. Ok, wenn ich nicht mit meinem Handy beschäftigt gewesen wäre, dann hätte ich meiner Mutter ausweichen können. Aber wirklich schuld ist niemand an dem Unfall. Es ist passiert. Und dass durch die Operation das CRPS entstanden ist, ist auch nicht meine Schuld.

Therapeutin: Sie merken, dass Sie sich für nichts die Schuld zu geben brauchen. Die Oma sieht das sicher genauso?

Melina nickt.

Therapeutin: Was würde die Oma dazu sagen, dass sich Ihr Studium durch die Erkrankung länger hinziehen wird?

> **Kommentar**
>
> Mit der Frage „was würde die Oma dazu sagen?" wird bei der Patientin eine innere Instanz aufgebaut, die ihr hilft, mit sich mitfühlend und akzeptierend umzugehen. In Zukunft kann sich Melina in Konfliktsituationen selbst die Frage „was würde die Oma dazu sagen?" stellen.

Melina: Sie würde sagen, dass ich noch jung bin und Zeit habe. *Zögert.* Und eigentlich, wenn ich darüber nachdenke, ich habe in der Klinik so viele Menschen mit CRPS kennengelernt, die sich aufgegeben und nur noch auf die Frühberentung gewartet haben. Ich kämpfe jeden Tag und will weiterkommen.

9 Imagination und Suggestion zum Aufbau von Akzeptanz

Therapeutin:	Ihnen wird bewusst, dass Sie um Ihr Studium kämpfen und auch in den Beruf kommen wollen.
Melina:	Ich dachte immer, dass ich zu wenig tue, aber genau genommen, mache ich ganz schön viel. Es dauert nur länger, im Vergleich zu meinen gesunden Kommilitoninnen.
Therapeutin:	Aus diesem Blickwinkel heraus, wie beurteilen Sie sich selbst?
Melina:	Ganz ok.
Therapeutin:	Das ist ein schöner Abschluss für die heutige Sitzung. Sie können sich bei Ihrer Oma bedanken und sich von ihr verabschieden. *Pause.* Dann können Sie Ihre Aufmerksamkeit von den inneren Bildern weglenken und hinlenken ins Hier und Jetzt. Sich bewusst machen, wo Sie sind und welche Tageszeit es ist. *Pause.* Sie können tief ein- und ausatmen, sich strecken und recken. Wenn Sie wieder ganz im Hier und Jetzt sind, dann können Sie die Augen öffnen. Nehmen Sie sich die Zeit, die Sie dafür brauchen.

Melina öffnet die Augen.

Therapeutin:	Wie geht es Ihnen nach dieser Übung?
Melina:	Ich fühle mich entspannter. Es hat mir gutgetan, meine Oma wieder zu sehen.
Therapeutin:	Was nehmen Sie aus dieser Übung mit?
Melina:	Ich nehme auf jeden Fall mit, dass ich mich nicht mehr so streng behandeln möchte. Ich habe bisher viel geschafft, obwohl ich diese starken Schmerzen habe. Nach meinem Studium kann ich als Lehrerin auch Teilzeit arbeiten. Ich werde dann zwar nicht so viel verdienen, kann aber ein einigermaßen normales Leben führen.

Es ist utopisch zu glauben, dass eine Imaginationsübung ausreichen wird, um bei den Klienten dauerhaft die Praktik des Selbstmitgefühls zu etablieren. Der Aufbau von Selbstmitgefühl kann als Prozess betrachtet werden, der sich sukzessive entwickeln kann, wobei Rückschläge in alte Verhaltensmuster als vorprogrammiert und als Bestandteil dieses Prozesses angesehen werden müssen. Nach einigen Sitzungen fiel Melina wieder in ihr altes Verhaltensmuster zurück und haderte mit sich. Auslöser war eine schlechte Benotung ihres Referats, das sie in einem Seminar halten musste. Melina hatte sich sehr gut vorbereitet, jedoch waren die Schmerzen, ausgerechnet an dem Tag ihres Vortrags, so stark, dass sie sich kaum konzentrieren konnte. Sie berichtet unter Tränen:

Melina: Das Alles hat keinen Sinn. Ich bemühe mich und erreiche letztendlich doch nichts. Ich kann keine zuverlässige Leistung liefern. So werde ich mein Studium nie schaffen.

An dieser Stelle wäre es möglich gewesen, mit Melina in eine vernunftgesteuerte Diskussion einzusteigen und aufzuzeigen, dass eine Referatsnote für das Staatsexamen nicht entscheidend ist und dass sie schon viele Prüfungen bestanden hatte. Dieser eine Tag war, objektiv gesehen, eine Ausnahme im Vergleich zu den vielen Wochen zuvor, in denen sie ihre Schmerzen unter Kontrolle hatte. Melina hätte die Argumente eventuell von der Vernunft her verstanden, aber wäre wahrscheinlich trotzdem weiterhin hart mit sich umgegangen. Um ihr Selbstmitgefühl wieder zu aktivieren, wurde Melina angeboten, mit ihrer Oma, also ihrer mitfühlenden inneren Instanz, Kontakt aufzunehmen.

Therapeutin: Ich sehe, dass Sie wieder sehr hart mit sich umgehen. Hilft Ihnen dieser strenge Umgang mit sich selbst, um über Ihre schlechte Note hinwegzukommen?
Melina: Nein. Mir geht es weiterhin schlecht. Wie soll ich denn sonst mit mir umgehen, wenn ich wieder einmal versagt habe?
Therapeutin: Erinnern Sie sich an die Fantasieübung, die wir vor einigen Sitzungen gemacht haben? Der Spaziergang im Wald und das Lagerfeuer, an dem Sie Ihre Oma getroffen haben?
Melina: Ja, das war sehr schön.
Therapeutin: Wenn es für Sie in Ordnung ist, dann können wir diese Übung wiederholen, damit Sie Ihre Oma erneut treffen können.

9 Imagination und Suggestion zum Aufbau von Akzeptanz

Melina:	Ja, gerne.
Therapeutin:	Sie können es sich bequem machen und die Augen schließen. Nach einer kurzen Einleitung werde ich Ihnen Fragen stellen und Sie können mir mit geschlossenen Augen antworten.

Melina nickt.

Therapeutin:	Gehen Sie bitte wieder in diesen Wald und setzen Sie sich an die Feuerstelle neben Ihre Oma. Vielleicht sieht der Weg bis zur Feuerstelle genauso aus, wie bei der letzten Übung oder Sie bemerken kleine Veränderungen. Vielleicht ist es im Wald etwas heller oder dunkler. Je nach Tageszeit und Witterung. Geben Sie mir bitte Bescheid, wenn Sie sich im Wald befinden.

> **Kommentar**
> Da es sich hier um eine Wiederholung handelt, kann auf eine ausführliche Einleitung verzichtet werden. Melina wird gebeten, direkt zu ihrer Oma ans Lagerfeuer zu gehen.

Melina:	Ich bin schon auf dem Weg zur Feuerstelle.
Therapeutin:	Sie sind auf dem Weg zur Feuerstelle. Sieht der Weg genauso aus, wie bei der letzten Übung oder hat sich etwas verändert?
Melina:	Der Weg wirkt heller. Die Sonne scheint.
Therapeutin:	Es ist also Tag und die Sonne scheint.
Melina:	Ja, alles wirkt so freundlich und friedlich in diesem Wald.
Therapeutin:	Alles wirkt freundlich und friedlich. Woran können Sie dies erkennen?
Melina:	Die helle Sonne und ich höre, wie die Vögel fröhlich zwitschern.
Therapeutin:	Die Sonne und das Zwitschern der Vögel. Wie weit müssen Sie noch gehen, um an die Feuerstelle zu kommen?
Melina:	*Nach einigen Minuten.* Ich bin schon da.

Therapeutin:	Sie sind am Lagerfeuer neben Ihrer Oma?
Melina:	Ja, meine Oma ist bei mir.
Therapeutin:	Sitzt die Oma wieder links neben Ihnen?
Melina:	Ja.
Therapeutin:	Ist in dieser Situation alles so, wie bei Ihrer letzten Fantasiereise oder hat sich etwas verändert?

> **Kommentar**
>
> Da sich innere Vorstellung bei der Wiederholung von Übungen verändern können, sollte diese Fragestellung immer mit eingebaut werden.

Melina:	Es ist hell. Die Sonne scheint. Es ist nur meine Oma da.
Therapeutin:	Es ist hell und nur die Oma ist da. Sitzen Sie am Lagerfeuer?
Melina:	Nein, es gibt kein Lagerfeuer. Die Sonne scheint und es ist warm.
Therapeutin:	Die Sonne scheint. Wie geht es Ihnen neben Ihrer Oma?
Melina:	Mit geht es gut. Meine Oma wirkt so sanft und beruhigend.
Therapeutin:	Sanft und beruhigend. Möchten Sie Ihrer Oma erzählen, was heute vorgefallen ist? Ich meine Ihr Referat.
Melina:	Ja, unbedingt.
Therapeutin:	Gut, dann können Sie Ihrer Oma von dem Referat berichten und darauf achten, wie sie reagiert. Nehmen Sie sich die Zeit, die Sie brauchen und Sie können mir erst dann Bescheid geben, wenn die Interaktion mit der Oma stattgefunden hat.

> **Kommentar**
>
> Der Patientin wird durch diese Intervention vermittelt, dass sie im Alltag auf die Oma als ihre innere helfende Instanz zurückgreifen kann.

Melina:	*Nach einigen Minuten.* Meine Oma hat wieder meinen Fuß gestreichelt und gesagt „du bist mein Mädchen".

Therapeutin:	Sie hat wieder so reagiert, wie bei Ihrer letzten Fantasiereise.
Melina:	Ja, und sie hat mir dieses Mal tief in die Augen geschaut.
Therapeutin:	Was drückt die Oma mit ihrem Blick aus?
Melina:	Es ist ein liebevoller Blick. Ich habe das Gefühl, sie will so etwas sagen, wie „das schaffst du schon. Du bist gut, wie du bist".
Therapeutin:	Bleiben Sie bitte für einen Moment bei dieser Erfahrung. Sie sitzen neben Ihrer Oma. Die Sonne scheint. Alles wirkt friedlich und fröhlich. Die Oma streichelt Ihren Fuß, schaut Ihnen in die Augen und sagt „du bist mein Mädchen". Die Oma nimmt Sie so an, wie Sie sind. Sie tröstet und beruhigt Sie mit ihrem Streicheln. Sie schaut Ihnen tief in die Augen und vermittelt Ihnen dadurch, dass sie sieht, wie es Ihnen geht. Durch Ihren Blick schenkt Sie Ihnen Zuversicht. *Pause.* Die Oma glaubt an Sie und weiß, dass Sie Ihr Studium schaffen werden. Ihre Oma vertraut Ihnen. Ich frage mich, ob bei Ihnen die Botschaft ankommt, dass Sie gut sind, wie Sie sind. Vielleicht spüren Sie, jetzt oder gleich, dass eine Kraft in Ihnen wächst. Eine innere Stärke, die Sie darauf hinweist, dass Sie Ihren Fähigkeiten vertrauen dürfen. Sie haben, trotz Ihrer Schmerzen, Ihr Studium weiterverfolgt, viele wichtige Prüfungen bestanden und kommen voran. Die Oma blickt Ihnen in die Augen und bestätigt, dass sie an Sie glaubt. An Ihre Stärke und Ihren Willen. Sie sehen, wie die Oma Ihnen in die Augen schaut und Sie wissen, dass sie an Sie glaubt. „Du bist mein Mädchen". Jetzt oder gleich können Sie deutlich spüren, dass Sie gut sind, wie Sie sind. Ihre Willenskraft, Ihre besondere Stärke. Sie sehen, wie die Oma Ihnen in die Augen schaut und Ihre Zuversicht, dass Sie das Studium schaffen können, wächst immer mehr. Sie sitzen an dieser Feuerstelle, alles ist friedlich und fröhlich, Ihre Oma ist neben Ihnen und Sie werden immer zuversichtlicher und stärker. Ihre innere Stärke wird immer deutlicher spürbar. Vielleicht können Sie Ihre innere Stärke in diesem Moment auch körperlich spüren. Wo im Körper können Sie Kraft und Zuversicht wahrnehmen?

> **Kommentar**
> Diese kraftgebende Erfahrung wird wiederholt und mit suggestiven Techniken intensiviert.

Melina: Meine Wirbelsäule fühlt sich aufrecht an und ich spüre Kraft in meinen Armen.

Therapeutin: Eine aufrechte Wirbelsäule und Kraft in den Armen. Bleiben Sie bei diesem Gefühl in der Wirbelsäule und in den Armen. Sehen Sie, wie die Oma Ihren Fuß streichelt, Ihnen in die Augen schaut und sagt „du bist mein Mädchen". Was löst das bei Ihnen aus?

Melina: Mir fällt gerade auf, dass das Referat eigentlich nicht so bedeutend war. Ob ich für dieses Seminar einen Schein bekomme oder nicht, ist nicht so wichtig. Die entscheidenden Prüfungen habe ich bestanden. Ich muss damit rechnen, dass mir die Schmerzen ab und zu einen Strich durch die Rechnung machen werden. Und trotzdem komme ich mit meinem Studium Schritt für Schritt voran.

Therapeutin: Sie haben am Anfang der Sitzung gesagt, dass dies Alles keinen Sinn hat und Sie Ihr Studium nie schaffen werden. Wie denken Sie jetzt darüber?

> **Kommentar**
> Es wird ermittelt, ob die Patientin ihre Einstellung ändern konnte.

Melina: Ich werde mein Studium schaffen. Ich lasse mich nicht unterkriegen.

Therapeutin: Gut, dann können Sie sich wieder bei Ihrer Oma bedanken und sich von ihr und dieser Übung verabschieden. Sie können Ihre Aufmerksamkeit von Ihren inneren Bildern weglenken und hinlenken ins Hier und Jetzt. Sie können sich bewusst machen, wo Sie sind und welche Tageszeit es ist. Bitte atmen Sie kräftig ein und aus und strecken und recken Sie sich. Wenn Sie sich wieder im Hier und Jetzt fühlen, dann öffnen Sie bitte die Augen.

Melina erlebte im Verlauf ihres Studiums immer wieder Rückschritte, die sie verunsicherten. In diesen Situationen wurde sie wiederholt mit ihrer imaginierten Großmutter in Kontakt gebracht. Mit der Zeit konnte Melina Ihre imaginierte Oma als innere Instanz etablieren, die ihr Mitgefühl entgegenbringt. Längerfristig gesehen wird dies den Aufbau von Selbstmitgefühl fördern.

9.3.1 Schematische Darstellung des Vorgehens zum Aufbau von Selbstmitgefühl

Die einzelnen Schritte zum Aufbau von Selbstmitgefühl sehen folgendermaßen aus:

1. Einleitung mithilfe der Hypnoseübung „Spaziergang im dunklen Wald". Dabei werden folgende Elemente eingesetzt:
   - Spannungsaufbau und Erhöhung der Konzentration durch den immer dunkler werdenden Wald in der Abenddämmerung.
   - Pacing des Leidens unter den Schmerzen und der Sehnsucht nach Mitgefühl.
   - Suggestion einer Feuerstelle im Wald, um die herum alle Menschen und Wesen sich versammelt haben, die der Patientin wohlgesonnen sind.
2. Fortsetzung der Tranceübung im Dialog mit der Patientin mit folgender Struktur:
   - Ermittlung einer Helferperson, die der Patientin Mitgefühl geben kann.
   - Das Mitgefühl der Helferperson wird mithilfe von Suggestionen für die Patientin erfahrbar gemacht.
   - Die dabei entstehenden positiven Emotionen werden mit Körpergefühlen verknüpft.

- Die positive Erfahrung wird mithilfe suggestiver Techniken intensiviert.
- Prüfung der Einstellung der Patientin bezüglich ihrer Erkrankung. Im Idealfall ist eine kognitive Umstrukturierung erkennbar.
- Etablierung der imaginierten Helferperson als innere Instanz, mit deren Hilfe die Patientin mit sich mitfühlend umgehen kann.
3. Kontaktaufnahme mit der Helferperson in der Imagination bei Rückschritten in alte Verhaltens- und Denkmuster, und Intensivierung der damit verbundenen positiven Erfahrungen mithilfe suggestiver Techniken.

Im Gegensatz zu Disputationen, die v. a. in der Verhaltenstherapie, eine Einstellungsänderung herbeiführen können, bieten Imaginationen die Möglichkeit, Mitgefühl durch Helferpersonen in der Trance erfahrbar zu machen. Mithilfe von Suggestionen werden die Betroffenen mit ihren Sehnsüchten und Wünschen in Kontakt gebracht, was ihnen eine intensivere Möglichkeit zur Selbsterfahrung bietet. Die Etablierung einer mitfühlenden inneren Instanz ermöglicht einen eher schnellen und vereinfachten Zugang zu funktionalen Kognitionen und Emotionen.

Fällt eine Patientin mit einem niedrigen Grad an Selbstakzeptanz und -mitgefühl auf, wird zu intensiven anamnestischen Fragen geraten, damit eventuelle tieferliegende Konflikte bezüglich dieser Thematik nicht übersehen werden. Die oben vorgestellte Patientin Melina ist in einem intakten und wertschätzenden Elternhaus aufgewachsen. Ihre Selbstwertproblematik wurde durch die CRPS-Erkrankung ausgelöst. In anderen Fällen liegt bereits eine latente Selbstablehnung vor, die durch eine Krise, wie die chronische Schmerzerkrankung, aktiviert und deutlich sichtbar wird. Beispielsweise war die 47jährige Patientin Cornelia aufgrund von Nervenschmerzen im Beckenbereich in ihrem Aktionsradius stark eingeschränkt. Sie musste ihren Beruf als Produktionsmitarbeiterin aufgeben und war im Haushalt auf die Hilfe ihrer Freundin angewiesen. Cornelias Selbstablehnung, aufgrund ihrer eingeschränkten Leistungsfähigkeit, ging so weit, dass sie Phasen von mittelgradigen bis schweren Depressionen entwickelte. Anamnestische Fragen ergaben, dass Cornelia von ihrem Vater herablassend behandelt wurde.

Sie berichtet: „Mein Vater hat für mich nichts ohne Gegenleistung getan. Als ich 11 Jahre alt war, brauchte ich für den Schwimmunterricht einen neuen Badeanzug. Mein Vater meinte, dass ich zuerst sein Auto waschen muss, um mir den Badeanzug zu verdienen. Und so war es mit vielen Dingen. Ich musste mir alles erarbeiten. Es gab auch Situationen, in denen ich meine Aufgaben erfüllte, aber trotzdem nichts bekam". In den anschließenden Situationsanalysen wurden dysfunktionale Kognitionen, wie z. B. „ich bin es nicht wert, dass sich mein Vater (auch ohne Gegenleistung) um mich kümmert", „ich bin schlecht", „ich bin nur wertvoll, wenn ich etwas leiste", etc. herausgearbeitet. In Cornelias Fall war eine intensive Langzeitpsychotherapie zur Bearbeitung ihrer tieferliegenden Konflikte notwendig. Imaginative Übungen wurden als zusätzliche Technik angeboten.

Eine weitere Möglichkeit des imaginativen Aufbaus von Selbstmitgefühl wird im folgenden Kapitel beschrieben.

9.4 Mitgefühl mit dem schmerzenden Persönlichkeitsanteil

Die Idee zu der im Folgenden dargestellte Übung stammt von Luise Reddemann (2020), die zum Aufbau von Selbstmitgefühl für komplex traumatisierte Patientinnen eine Imagination vorschlägt, bei der sich die Klientin vorstellt, sie begegnet einer Kopie ihrer selbst, also einer Person, die dasselbe durchgemacht hat und genauso leidet, wie die Übende. Das Mitgefühl, das man diesem Gegenüber entgegenbringt, soll den Weg zu einem gesteigerten Selbstmitgefühl bahnen. Inspiriert von dieser Idee wird am Beispiel des Patienten Thomas dargestellt, wie diese Form der Imagination auch für Schmerzpatienten hilfreich sein kann.

9.4.1 Falldarstellung

Thomas, ein 44jähriger lediger Sachbearbeiter, hat durch einen Autounfall vor vier Jahren eine irreparable Nervenschädigung im rechten Bein erlitten. Seitdem leidet er unter Schmerzen, die, je nach Witterung und körperlicher Belastung, schwanken. Manchmal sind die Schmerzen so stark, dass nicht einmal Medikamente helfen können. Es fällt bereits beim Erstgespräch auf, dass Thomas gedanklich wenig fürsorglich mit sich umgeht. Thomas berichtet: „Ich hasse mein Bein. Die Schmerzen machen mir immer wieder einen Strich durch die Rechnung. Da ich allein lebe, ist es mir wichtig, meine Freundschaften zu pflegen. Meine Beinschmerzen sind nicht vorhersehbar. Manchmal kann ich sogar längere Wanderungen machen und manchmal sind meine Schmerzen so stark, dass ich es nicht einmal schaffe, zum Pizzaessen mitzugehen. Wegen meinen Schmerzen habe ich schon öfter Termine kurzfristig absagen müssen. Das ist mir sehr unangenehm und ich befürchte, von meinem Freundeskreis ausgeschlossen zu werden. Seit dem Unfall hat sich mein Leben sehr verändert. Früher war ich lebenslustig und überall mit dabei. Ein Hans Dampf in allen Gassen. Und heute ein Krüppel. Unzuverlässig und zu nichts mehr zu gebrauchen. Mein Bein verdirbt mir jeglichen Spaß". Nach seinen Ausführungen, in denen Thomas sehr unversöhnlich über sein Bein sprach, wurde er gebeten, die momentanen Schmerzen einzuschätzen. Es ergab sich folgender Dialog.

Therapeutin: Sie haben mir gerade Einiges über Ihre momentane Situation berichtet und mir ist aufgefallen, dass sie wütend mit Ihrem Bein umgehen.

Thomas fällt der Therapeutin ins Wort: Ja, das ist so. Ich bin richtig wütend.

Therapeutin: Jetzt in diesem Moment, in dem Sie Ihre Wut über Ihr Bein spüren, wie stark empfinden Sie Ihre Schmerzen?
Thomas: Im Moment sind die Schmerzen ziemlich stark.
Therapeutin: Sind Sie noch immer wütend auf Ihr Bein?
Thomas: Ja.
Therapeutin: Können Sie, neben der Wut auf Ihr Bein, auch Mitgefühl für sich selbst empfinden?
Thomas: Nein.
Therapeutin: Wieso nicht?

Thomas:	Ich weiß nicht. Mitgefühl mit mir selbst. Auf diese Idee bin ich bisher nicht gekommen. Ich bin nicht der Typ, der in Selbstmitleid versinkt.
Therapeutin:	Das Wort Selbstmitleid hat einen negativen Touch. Mit Selbstmitgefühl meine ich eher, dass man sich selbst gegenüber mehr Verständnis entgegenbringt.
Thomas:	Ich kann das nicht. Ich bin so enttäuscht darüber, dass ich mit diesen Schmerzen leben muss.
Therapeutin:	Wie sieht es denn mit dem Mitgefühl gegenüber anderen Menschen aus. Können Sie mit anderen mitfühlen?
Thomas:	Ja, das kann ich auf jeden Fall. Vor fünf Jahren ist ein sehr guter Freund von mir an Leukämie erkrankt. Ich habe ihn damals durch die Behandlung begleitet. Zum Glück hat er die Krankheit überstanden. Ich weiß noch, wie nahe mir die Situation gegangen ist. Ich habe auch viel Mitgefühl mit Tieren. Als Kind hatte ich immer ein Haustier. Ich habe mit allen meinen Tieren mitgelitten, wenn sie krank wurden.
Therapeutin:	Aber Ihnen fällt es schwer, Mitgefühl mit sich selbst zu empfinden.
Thomas:	Ja, das finde ich befremdlich.
Therapeutin:	Ich kann mir vorstellen, dass Sie Ihre Situation besser annehmen könnten, wenn Sie mehr Mitgefühl sich selbst gegenüber empfinden würden. Daraus könnte sich eine Positivspirale ergeben. Sie empfinden mehr Selbstmitgefühl, nehmen Ihre Situation besser an, werden dadurch insgesamt entspannter und durch die Entspannung verringern sich entweder die körperlichen Schmerzen oder das Leiden unter den Schmerzen, also die psychische Komponente.
Thomas:	Das hört sich schlüssig an, aber ich kann mir gegenüber kein Mitgefühl entwickeln.
Therapeutin:	Der Aufbau von Selbstmitgefühl kann erlernt werden. Ich erkläre zunächst die Übung, die ich Ihnen anbieten möchte. Und Sie können dann entscheiden, ob Sie sie ausprobieren wollen. Sie stellen sich in der Fantasie vor, dass Sie einem Mann gegenübersitzen, der genauso aussieht, wie Sie und zu hundert Prozent die Probleme hat, mit denen Sie zu kämpfen haben. Sie stellen sich also

	eine Kopie Ihrer selbst vor und versuchen diesem Ebenbild Mitgefühl entgegenzubringen. Da es Ihnen leichter fällt für andere Mitgefühl zu empfinden, werden wir Ihr Selbstmitgefühl über diese Hintertür aufbauen. Sind Sie mit dieser Übung einverstanden?
Thomas:	Ich kann mir das Ganze noch nicht richtig vorstellen, aber ich will es versuchen.
Therapeutin:	Optimalerweise sollten Sie während der gesamten Übung die Augen geschlossen halten, damit Sie sich möglichst intensiv auf Ihre inneren Prozesse fokussieren. Wenn Ihnen dieses Vorgehen unangenehm ist, können Sie auch mit offenen Augen auf Ihren Schoß blicken. Es ist nur wichtig, dass Sie sich auf Ihre inneren Bilder konzentrieren.
Thomas:	Ich kann die Augen schließen.
Therapeutin:	Nehmen Sie bitte eine bequeme Haltung ein und schließen Sie die Augen. Atmen Sie einmal tief durch und kommen Sie zur Ruhe. Erinnern Sie sich bitte an eine Situation, in der Ihre Schmerzen besonders stark waren. Eine Situation aus jüngster Zeit, die Sie noch gut im Gedächtnis haben. Lassen Sie sich bitte Zeit und geben Sie mir Bescheid, wenn Ihnen eine Begebenheit einfällt.
Thomas:	Da brauche ich nicht lange zu überlegen. Ich nehme die Situation, die ich letzte Woche erlebt habe. Letzte Woche bin ich mit einem Freund zum Eishockey gegangen. Er hat zwei Karten bekommen und mich eingeladen. Ich habe mich riesig gefreut und gleich zugesagt. Ich bemerkte schon auf der Hinfahrt, dass sich ein Schmerzschub ankündigen könnte. Das geht meistens mit kurzen Schmerzattacken los, die blitzartig in mein Bein schießen. Und als wir im Stadion waren, konnte ich dem Eishockeyspiel noch für ca. fünfzehn Minuten folgen und dann ging es mit meinen Schmerzen richtig los. Ich wollte nur noch nach Hause fahren und habe mir ein Taxi gerufen. Das war mir, meinem Freund gegenüber, sehr unangenehm. Er hat zwar Verständnis gezeigt, aber ich kann mir vorstellen, dass er das nächste Mal jemand anderen zum Eishockey mitnehmen wird. Als ich dann Zuhause war, wurden die Schmerzen plötzlich besser. Das hat mich dann besonders

9 Imagination und Suggestion zum Aufbau von Akzeptanz

	geärgert. Wenn ich mir nicht so schnell ein Taxi gerufen hätte, dann wären die Schmerzen vielleicht von allein besser geworden. Das passiert mir oft, dass ich in Gesellschaft starke Schmerzen habe und wenn ich Zuhause bin, geht es wieder.
Therapeutin:	Dann schauen wir uns einige Sequenzen von dieser Situation im Eishockeystadion etwas genauer an. Gehen Sie bitte zu dem Moment im Stadion, als Sie Ihre Schmerzattacke bemerkten. Wo sehen Sie sich in dieser Situation? Sitzen Sie auf Ihrem Platz?
Thomas:	Ja, ich sitze auf meinem Platz und mein Freund ist links neben mir. Mir fällt auf, dass alle um mich herum gute Laune haben und einen gesunden Eindruck machen.
Therapeutin:	Alle machen einen gesunden und gutgelaunten Eindruck. Wie geht es weiter?
Thomas:	Die Schmerzen schießen in mein Bein und gehen nicht mehr weg. Sie werden immer stärker.
Therapeutin:	Sie haben in diesem Moment starke Schmerzen. Was denken Sie in dieser Situation?
Thomas:	Ich denke mir, warum mir das passieren muss. Alle um mich herum sind fröhlich und gesund. Mir ist nichts gegönnt. Jetzt wollte ich mir einmal einen schönen Abend machen und schon meldet sich mein Bein wieder. Ich bin zu nichts mehr zu gebrauchen und mein Freund wird auch enttäuscht sein.
Therapeutin:	Wie fühlen Sie sich in diesem Moment?
Thomas:	Ich fühle mich hilflos und ärgere mich über mich selbst.
Therapeutin:	Hilflos und verärgert. Können Sie in diesem Moment auch sich selbst gegenüber Mitgefühl empfinden?
Thomas:	Nein, ich ärgere mich über mich selbst. Ich bin nicht einmal mehr in der Lage, bei einem Eishockeyspiel zuzusehen.
Therapeutin:	Bleiben Sie bitte in diesem Moment im Eishockeystadion als Ihre Schmerzattacke beginnt und stellen Sie sich vor, dass ein Mann neben Ihnen sitzt, der genauso aussieht wie sie. Geben Sie mir bitte Bescheid, wenn Sie dieses Bild vor sich haben.
Thomas:	*Zögert für einen Moment.* Das ist nicht so einfach für mich, mir mein Ebenbild vorzustellen.

Therapeutin:	Ihre Vorstellung muss nicht perfekt sein. Sie können sich Ihr Ebenbild so vorstellen, wie es im Moment für Sie möglich ist. Das darf auch ruhig eine schemenhafte Vorstellung sein.
Thomas:	Ich erkenne nicht die einzelnen Gesichtszüge, aber ich weiß, dass er eine Kopie von mir ist.
Therapeutin:	Sitzt dieser Mann rechts oder links neben Ihnen?
Thomas:	Weder noch. Er sitzt vor mir. Ich kann von oben auf ihn herabsehen.
Therapeutin:	Beschreiben Sie mir bitte, was Sie sehen.
Thomas:	Der Mann fasst sich ans rechte Bein und stöhnt vor Schmerzen und windet sich. Wenn ich Schmerzen habe, dann würde ich das auch gerne tun, aber ich beherrsche mich und lasse mir nichts anmerken.
Therapeutin:	Also Sie sehen, wie sich der Mann vor Schmerzen windet. Was denken Sie, wenn Sie diesen Mann sehen?
Thomas:	Ich denke mir, dass ich diesen Mann sehr gut verstehen kann. Ich kenne diese Situation.
Therapeutin:	Was empfinden Sie, wenn Sie diesen Mann sehen?
Thomas:	Ich weiß, was er gerade durchmacht. Ich weiß, wie sich diese Schmerzen anfühlen.
Therapeutin:	Sie wissen, wie sich seine Schmerzen anfühlen. Können Sie erkennen, wie es dem Mann emotional geht? Was er denkt und fühlt?
Thomas:	Diesem Mann geht es bestimmt schlecht. Er ist sicher auch verzweifelt und weiß nicht, was er tun soll, damit die Schmerzen besser werden.
Therapeutin:	Wie fühlen Sie sich, wenn Sie diesen Mann sehen? Sich windend vor Schmerzen und verzweifelt.
Thomas:	Er tut mir leid.
Therapeutin:	Er tut Ihnen leid. Sie können für ihn Mitgefühl empfinden.
Thomas:	Ja.
Therapeutin:	Was könnte dem Mann in diesem Moment helfen?
Thomas:	Ich weiß es nicht. Wenn die Schmerzen so stark werden, dann kann einem niemand mehr helfen.
Therapeutin:	Wenn Sie die Aufgabe hätten, diesen Mann zu trösten, was würden Sie ihm sagen?

Thomas:	Ich würde ihm sagen, dass ich ihn verstehe, weil es mir auch oft so geht, wie ihm.
Therapeutin:	Gut. Stellen Sie sich bitte vor, Sie setzen sich neben diesen Mann und sagen ihm, dass Sie ihn verstehen, da Sie diese Schmerzen kennen. Probieren Sie es bitte für einen Moment in der Vorstellung aus. *Kurze Pause.* Haben Sie mit dem Mann gesprochen?

> **Kommentar**
>
> Mit dieser Intervention schenkt Thomas zunächst seinem Ebenbild Mitgefühl, bevor er später Selbstmitgefühl aufbauen kann. In der Regel fällt es Menschen leichter, anderen Mitgefühl entgegenzubringen, anstatt Selbstmitgefühl zu empfinden.

Thomas:	Ja, ich habe mich zu ihm gesetzt und gesagt, dass ich verstehe, wie es ihm im Moment geht.
Therapeutin:	Wie hat der Mann reagiert?
Thomas:	Er hat sich darüber gefreut, dass es jemanden gibt, der ihn versteht.
Therapeutin:	In solchen Schmerzsituationen gehen Sie häufig vorwurfsvoll mit sich um. Sie haben Sätze gesagt, wie „ich bin zu nichts zu gebrauchen" oder „ich enttäusche meinen Freund". Würden Sie diese Aussagen auch diesem Mann gegenüber treffen? Würden Sie zu ihm sagen „Sie sind zu nichts zu gebrauchen" oder „Sie enttäuschen Ihre Freunde"?
Thomas:	Nein, natürlich nicht. Ich würde ihn doch nicht vor den Kopf stoßen.
Therapeutin:	Aussprechen würden Sie diese Sätze nicht, weil Sie ihn nicht verletzen möchten. Würden Sie sich das insgeheim denken, auch wenn Sie es nicht sagen würden?
Thomas:	Nein, er kann doch nichts dafür, dass es ihm schlecht geht.
Therapeutin:	Wenn der Mann über sich sagen würde, dass er zu nichts mehr zu gebrauchen und eine Enttäuschung für seine Freunde sei, wie würden Sie darauf reagieren?

> **Kommentar**
>
> Thomas wird mit dieser Intervention aufgefordert, zum eigenen Beobachter zu werden und einen anderen Blickwinkel bezüglich seines Selbstbildes und der Art, wie er mit sich umgeht, einzunehmen.

Thomas: Ich würde ihm sagen, dass dies nicht stimmt. Er kann nichts für seine Schmerzen. Er bemüht sich jeden Tag, das Beste aus seiner Situation zu machen. Ich finde es gut, dass er nicht aufgibt und trotz seiner Schmerzen ins Stadion gegangen ist. Und echte Freunde kann man wegen so einer Sache nicht enttäuschen.

Therapeutin: Stellen Sie sich bitte vor, Sie sprechen mit dem Mann auf diese Weise. Wie reagiert er darauf. Probieren Sie es bitte für einen Moment aus. *Nach einer kurzen Pause.* Was konnten Sie beobachten?

Thomas: Er hat sich gefreut.

Therapeutin: Er hat sich gefreut. Wie geht es dem Mann nach diesem Gespräch? Wie geht es seinen Schmerzen?

Thomas: Besser. Das Gespräch hat ihn abgelenkt.

Therapeutin: Ist die Ablenkung der einzige Grund, warum es ihm besser geht?

Thomas: Ich denke, er setzt sich jetzt auch nicht mehr so unter Druck.

Therapeutin: Er setzt sich nicht mehr so unter Druck. Können Sie das näher erklären?

Thomas: Ja, er macht sich innerlich nicht mehr so fertig, sondern nimmt es lockerer. Er weiß, wenn es nicht mehr geht, dann fährt er nach Hause. Er hat es versucht, den Freund zu begleiten. Wenn er trotzdem nach Hause fahren muss, dann ist das so. Es ist keine böse Absicht.

Therapeutin: Diese Einstellung hilft dem Mann, dass die Schmerzen sich wieder reduzieren?

9 Imagination und Suggestion zum Aufbau von Akzeptanz

> **Kommentar**
>
> Dem Patienten wird auf indirekte Weise vermittelt, dass es einen Zusammenhang zwischen dem mentalen Druck, dem er sich aussetzt, und der Stärke der Schmerzen gibt. Eine direkte Aussage der Therapeutin in der Form „wenn Sie sich nicht immer so unter Druck setzen würden, dann hätten Sie in solchen Situationen auch nicht diese starken Schmerzen", könnte beim Patienten Reaktanz erzeugen und verhindern, dass er sich mit diesen Zusammenhängen auseinandersetzt. Mit der oben dargestellten Fragetechnik erarbeitet sich Thomas diese Zusammenhänge selbständig.

Thomas: Ja.

Therapeutin: Gehen Sie bitte noch einmal in die Situation, als Sie im Stadion diese starken Schmerzen bekommen haben. Sind Sie wieder in dieser Situation?

Thomas: Ja.

Therapeutin: Stellen Sie sich bitte vor, dass sich ein Mann neben Sie setzt, der mit Ihnen verständnisvoll umgeht. Genauso, wie Sie es vorhin mit Ihrem Ebenbild getan haben. Er spricht mit denselben Worten zu Ihnen, wie Sie zuvor Ihrem Ebenbild gegenüber. Und Sie können neugierig sein, ob er sich rechts oder links neben Sie hinsetzt. Vielleicht sieht der Mann genauso aus wie Sie, vielleicht sieht er anders aus. Oder sieht er jemandem ähnlich, den Sie kennen? *Pause.* Sie nehmen sich Zeit. *Pause.* Beobachten. *Pause.* Bleiben neugierig. *Nach einer Pause.* Sitzt schon jemand neben Ihnen?

> **Kommentar**
>
> Jetzt wird der Spieß umgedreht und Thomas bekommt Mitgefühl von einer anderen Person.

Thomas: Ja, der Mann sitzt neben mir.

Therapeutin: Sitzt er links oder rechts neben Ihnen?

Thomas: Er sitzt rechts neben mir.

Therapeutin:	Sieht der Mann so aus wie Sie?
Thomas:	Nein, er sieht aus wie mein Lehrer aus der zweiten Klasse. Beziehungsweise ich stelle mir vor, dass es mein Lehrer aus der Grundschule ist.
Therapeutin:	Der Lehrer aus der Grundschule. Mochten Sie diesen Lehrer? Wie können Sie seine Persönlichkeit beschreiben?
Thomas:	Er war ein warmherziger und väterlicher Mann.
Therapeutin:	Ein warmherziger und väterlicher Mann. Er sitzt rechts neben Ihnen und tröstet Sie. Und Sie können neugierig sein, was es für Sie bedeutet, Trost und Verständnis zu erfahren. Sie wundern sich vielleicht, wie dieser andere Mann bewirkt, dass Sie Ihre Schmerzen besser annehmen können und mit Ihrer Situation versöhnlicher umgehen. Vielleicht haben Sie noch nicht gewusst, dass Ihre Schmerzen zurückgehen dürfen, wenn Sie Verständnis erfahren. Verständnis von Anderen und Verständnis sich selbst gegenüber. Sie können sich erlauben, sich von dem anderen Mann trösten zu lassen und beobachten, auf welche Art und Weise Sie diesen Trost erfahren. Durch Gesten. *Pause.* Durch Worte. *Pause.* Durch Blicke. Vielleicht durch Erzählungen über andere Menschen mit einem ähnlichen Schicksal. *Pause.* Jetzt oder gleich werden Sie möglicherweise bemerken, dass Sie beginnen, sich zu entspannen. *Pause.* Ich frage mich, wo im Körper Sie als Erstes eine Entspannung bemerken werden. *Pause.* Während der Mann Ihnen Trost spendet und Sie Ihre Aufmerksamkeit auf Ihren Körper lenken können. *Pause.* Und mit jedem Atemzug deutlicher spüren, wie sich die Entspannung in Ihrem ganzen Körper ausbreiten darf. *Pause.* Vom Kopf bis zu den Füßen, von den Füßen bis zum Kopf. *Pause.* Mehr und mehr. *Pause.* Mit jedem Atemzug. *Pause.* Sie wundern sich vielleicht, wie einfach es ist, Linderung zu erfahren. *Pause.* In diesem Moment, in dem Sie Trost und Verständnis bekommen. *Pause.* Wie geht es Ihnen in diesem Moment?
Thomas:	Gut, ich werde verstanden.
Therapeutin:	Sie werden verstanden und es tut Ihnen gut. Wie wirkt sich die Fürsorge Ihres Gegenübers auf Ihre Schmerzen aus?

9 Imagination und Suggestion zum Aufbau von Akzeptanz

Thomas:	Die Schmerzen werden etwas besser. Ich fühle mich insgesamt leichter.
Therapeutin:	Sie fühlen sich leichter und haben weniger Schmerzen. Wie möchten Sie sich entscheiden? Wollen Sie sich trotzdem ein Taxi rufen?
Thomas:	Ja, ich denke schon. Die Schmerzen sind zwar leichter, aber ich müsste die Zähne noch sehr stark zusammenbeißen, um das Eishockeyspiel weiterzuverfolgen. Die Schmerzattacke hat mich erschöpft und ich will nach Hause fahren.
Therapeutin:	Und Ihr Freund? Haben Sie Angst, dass er enttäuscht ist?
Thomas:	Ich erkläre ihm die Situation und bitte ihn um Verständnis.
Therapeutin:	Haben Sie das damals in der realen Situation nicht getan?
Thomas:	Ja schon, aber nur kurz und dann bin ich schnell weggegangen und habe meinen Freund im Stadion sitzenlassen. Jetzt, da ich mich entspannter fühle, kann ich ihm in Ruhe alles erklären.
Therapeutin:	Gut, dann gehen wir zu der Situation, als Sie mit dem Taxi Zuhause angekommen sind und gemerkt haben, dass die Schmerzen schwächer werden. Wie denken Sie, nach Ihren Erfahrungen während dieser Übung, darüber? Sie hatten sich in der Realsituation geärgert als die Schmerzen zurückgingen.
Thomas:	Ich ärgere mich nicht. Ich bin froh, dass ich Zuhause bin und durchatmen kann.
Therapeutin:	Was möchten Sie tun?
Thomas:	Ich will mich auf meine Couch setzen und etwas Musik hören. Nebenbei bleibe ich per Watts App mit meinem Freund in Kontakt und er kann mich über den Spielstand informieren.
Therapeutin:	Wie fühlt sich diese Vorstellung für Sie an?
Thomas:	Gut. Man kann sich das Leben auch leichter machen.
Therapeutin:	Was möchten Sie aus dieser Übung für sich mitnehmen?
Thomas:	Ich will großzügiger mit mir umgehen. Nicht mehr so lange die Zähne zusammenbeißen, bis ich nicht mehr kann. Ich will mehr auf mich schauen.
Therapeutin:	Sie haben mehr Verständnis und Mitgefühl für sich entwickelt?
Thomas:	Ja, ich will mit mir besser umgehen.

> **Kommentar**
> Wie im obigen Fallbeispiel der Patientin Melina, wird auch hier deutlich, dass Selbstmitgefühl zu mehr Selbstfürsorge beiträgt und eine Positivspirale im Sinne von, Selbstmitgefühl → Selbstfürsorge → emotionale und körperliche Entspannung → Schmerzreduktion, in Gang setzen kann.

Therapeutin: Sie können sich von dieser Übung verabschieden und sich bewusst machen, wo Sie sind und welche Zeit es ist. Atmen Sie tief ein und aus. Strecken und recken Sie sich. Wenn Sie sich wieder wach fühlen, dann öffnen Sie bitte die Augen.

Thomas konnte nach dieser Sitzung sein Vorhaben, großzügiger mit sich umzugehen, nicht sofort zu hundert Prozent umsetzen. In den folgenden Sitzungen berichtete er immer wieder von Schmerzsituationen, in denen er vorwurfsvoll mit sich umgegangen ist. Die Erfahrungen, die Thomas mit der oben vorgestellten Übung machen konnte, wurden in den weiteren therapeutischen Sitzungen genutzt. Im Folgenden wird eine Therapiesituation beispielhaft dargestellt.

Thomas: Mit meinem Bein lief es die letzten Wochen richtig gut. Die Schmerzen waren erträglich und ich konnte in der Freizeit einiges unternehmen. Letze Woche bin ich von einem Arbeitskollegen auf eine Party eingeladen worden. Er weiß, dass ich auf seine Nachbarin ein Auge geworfen habe, und er hat sie auch eingeladen, damit wir uns näher kennenlernen können. Ich hatte mich schon so gefreut. Aber es ist mir ja nichts gegönnt. Drei Stunden vor der Party haben meine Schmerzen so heftig eingesetzt, dass ich absagen musste. Und ich habe wieder eine Chance verpasst, eine Frau kennenzulernen. Toll, alles läuft schief.

Therapeutin: Sie sind verärgert. Ihre Schmerzen haben Sie gehindert auf die Party zu gehen.

Thomas:	Ja. Ich bin verärgert auf mich und mein Bein. Ich werde nie ein normales Leben führen können. Wie soll ich mit diesen Schmerzen eine Frau kennenlernen? Wenn die Frauen merken, dass man mit mir nichts unternehmen kann, dann laufen doch alle weg.
Therapeutin:	Ich kann Ihre Verzweiflung verstehen. Erinnern Sie sich noch an die Übung, bei der Sie im Eishockeystadion Ihrem Ebenbild begegnet sind?
Thomas:	Ja, natürlich erinnere ich mich.
Therapeutin:	Wenn Sie sich wieder vorstellen, dass Ihrem Ebenbild dasselbe mit der Party passiert wäre, wie könnten Sie ihn trösten?

> **Kommentar**
> Thomas wird an seine Erfahrungen mit der Übung erinnert. Die Vorstellung, dass er sein Ebenbild tröstet, wird in das therapeutische Gespräch eingebaut.

Thomas:	Ich würde ihm sagen, dass ich ihn verstehe. Er hatte sich schon so sehr auf die Party gefreut.
Therapeutin:	Wenn Ihr Ebenbild auch so hart mit sich ins Gericht gehen würde wie Sie und Dinge sagen würde, wie „ich bin verärgert auf mich und mein Bein" oder „die Frauen laufen weg, wenn sie merken, dass man mit mir nichts unternehmen kann", wie möchten Sie darauf reagieren?
Thomas:	Das stimmt natürlich, aber auf der anderen Seite hat er viel zu bieten. Er hat einen guten Beruf und verdient gut. Besser gesagt, ich habe einen guten Beruf und verdiene gut. Ich habe ein schönes Haus, das ich geerbt habe. Und ich bin im Haushalt selbständig. Außerdem kann man mit mir Unternehmungen machen. Manchmal geht es wegen den Schmerzen nicht. Vielleicht finde ich eine Frau, die mit meiner Situation zurechtkommt.
Therapeutin:	Wie denken Sie jetzt über die versäumte Party?

Es wird überprüft, ob Thomas zu einer anderen Sichtweise bezüglich der versäumten Party gelangen konnte.

Thomas:	Ich war wieder sehr streng zu mir selbst. Ich habe mich an dem Abend sehr hineingesteigert, wodurch meine Schmerzen immer schlimmer wurden. So schlimm, dass ich kurz davor war, in die Notaufnahme zu fahren.
Therapeutin:	Wenn Sie die Zeit zurückdrehen könnten, wie würden Sie handeln wollen?

> **Kommentar**
>
> Thomas wird angeregt, über selbstfürsorgliche Verhaltensweisen nachzudenken.

Thomas:	Ich hätte mich auf meine Heizdecke legen und zur Ablenkung ein Buch lesen sollen. Wenn ich entspannter mit mir umgegangen wäre, hätten sich vielleicht die Schmerzen beruhigt und ich wäre später doch noch auf die Party gegangen. Und außerdem muss die Nachbarin meines Kollegen nicht die letzte Chance in meinem Leben sein. Vielleicht hätte es eh nicht gepasst. Ich darf mich nicht mehr so sehr hineinsteigern.
Therapeutin:	Was würde jemand zu Ihnen sagen, der mitfühlend und verständnisvoll mit Ihnen umgeht?

> **Kommentar**
>
> Thomas wird zum selbstfürsorglichen Verhalten aus der Beobachterposition angeregt.

Thomas:	Das, was mein bester Freund immer zu mir sagt, „du bist ein guter Typ und wirst noch deine Frau fürs Leben finden".
Therapeutin:	Wenn Sie möchten, dann können Sie sich vornehmen, sich in Gedanken mit Ihrem Ebenbild zu beschäftigen.

V. a. in den Situationen, in denen sich Ihre Schmerzen wieder deutlicher melden. Um von Ihren Selbstvorwürfen Abstand zu gewinnen und mitfühlender mit sich umzugehen, können Sie sich immer wieder mit der Frage auseinandersetzen „wie würde ich mit jemandem umgehen, der sich in derselben Situation befindet?".

> **Kommentar**
> Der Transfer der Übung in den Alltag wird erklärt.

Mit der Zeit konnte Thomas diese Vorgehensweise in seinen Alltag integrieren. Durch die mitfühlende Beschäftigung mit seinem imaginierten Ebenbild konnte er eine innere Instanz entwickeln, die ihm ermöglichte, Selbstmitgefühl aufzubauen.

9.4.2 Schematische Darstellung des Vorgehens zum Aufbau von Mitgefühl mit dem schmerzenden Persönlichkeitsanteil

Die einzelnen Schritte zum Aufbau von Selbstmitgefühl sehen folgendermaßen aus:

1. Eine Schmerzsituation aus der jüngsten Vergangenheit wird eruiert und in der Imagination wiedererlebt.
2. Die Emotionen und Kognitionen zu dieser Schmerzsituation werden erfragt.
3. In der Imagination wird eine fiktive Person eingebaut, die in derselben Situation ist, wie der Patient. Es wird also imaginativ eine Kopie seiner selbst erschaffen.
4. Die Emotionen und Kognitionen des Patienten gegenüber der erschaffenen Kopie werden erfragt.
5. Aufbau von Empathie gegenüber der Kopie seiner selbst, indem nach Emotionen und Kognitionen bezüglich des Gegenübers gefragt wird.

6. Der Patient wird aufgefordert, sein Ebenbild zu trösten und ihm Mitgefühl entgegenzubringen.
7. Etablierung einer imaginierten Person, die dem Patienten in der Schmerzsituation Trost und Empathie entgegenbringt.
8. Kognitionen, Emotionen sowie die Auswirkung auf die Schmerzstärke nach erfahrenem Mitgefühl werden erfragt.
9. Sensibilisierung für den Zusammenhang zwischen Selbstmitgefühl, Entspannung und Schmerzreduktion.
10. Die Interaktion mit dem imaginierten Ebenbild kann in den folgenden Therapiesitzungen Prozesse zur kognitiven Umstrukturierung zusätzlich unterstützen.

9.5 Selbstfürsorge: innere Grenzen setzen

Eng verwandt mit dem Thema des Selbstmitgefühls ist die Selbstfürsorge. Patienten, die ihre chronische Schmerzerkrankung noch nicht akzeptieren können, haben in der Regel auch Probleme mit der Akzeptanz der eigenen Belastungsgrenzen. Die Betroffenen überfordern sich und halten entweder die Schmerzen aus, oder sie überdosieren ihre Medikamente, um die Signale der körperlichen Überlastung ignorieren zu können. Diese Form der Grenzüberschreitung kann zu weiteren Schädigungen an den betroffenen Stellen des Bewegungsapparats führen. Aussagen, wie „ich kann doch nicht ständig Pause machen", „die Arbeiten sind nun mal da und müssen erledigt werden", „ich habe meine Verpflichtungen", „ich bin doch noch keine hundert Jahre alt" etc. dienen als Legitimation für den Raubbau am eigenen Körper. Zu dieser Thematik gibt es zahlreiche Fallbeispiele. Um eine Möglichkeit des Umgangs mit dieser Problematik aufzuzeigen, wird das Transkript bezüglich des Patienten Robert vorgestellt.

9.5.1 Falldarstellung

Robert, ein 43jähriger Familienvater von zwei schulpflichtigen Kindern, hatte vor fünf Jahren einen schweren Unfall während des Baus seines

Hauses erlitten. Er ist aus der Höhe des zweiten Stocks vom Gerüst gefallen und hat einen komplizierten Beckenbruch erlitten. Er hat seitdem chronische Schmerzen. Robert berichtet: „Eigentlich hätte ich auch tot sein können. Ich hatte Glück im Unglück. Ich musste meine Arbeit als Mechatroniker aufgeben und eine Umschulung für eine Tätigkeit im Büro machen. Ich arbeite in der Gemeindeverwaltung meines Wohnortes und kann die Arbeit, trotz meiner Schmerzen, gut bewältigen. Zuhause ist viel zu tun. Sei es im Garten oder im Haus. Es stehen immer wieder irgendwelche Reparaturen an. Durch meinen Unfall hat sich alles verzögert. Die Garage und der Keller sind z. B. noch nicht gefliest. Letztes Wochenende habe ich mit dem Fliesen des Kellers begonnen. Ich habe das ganze Wochenende durchgearbeitet und hatte am Montag so starke Schmerzen, dass ich mich von der Arbeit krankmelden musste. Seitdem ich die Arbeiten im Haus wieder aufgenommen habe, ist das schon öfters vorgekommen. So geht das nicht weiter. Der Arzt will mir keine weiteren Medikamente verschreiben. Das sei wegen den Nebenwirkungen zu riskant. Er hat mich in die Psychotherapie überwiesen. Vielleicht ist es psychisch. Ich muss innerlich ruhiger werden, dann arbeite ich entspannter und habe nicht mehr diese Schmerzen. Vielleicht bin ich durch den Sturz vom Gerüst traumatisiert und habe deswegen diese Schmerzen. Wenn mein Trauma aufgelöst ist, dann werde ich sicher wieder ganz gesund". Diesen und ähnlichen Theorien zur Schmerzentstehung und -verstärkung begegnen Schmerzpsychotherapeuten öfter, als man annehmen möchte. Die, von den Betroffenen kreativ entwickelten psychologischen Kausalketten, können als letzter Versuch gedeutet werden, doch noch einen Weg zu finden, um die frühere Leistungsfähigkeit erlangen zu können. Die Psychotherapie wird nicht selten als die letzte Chance gesehen. Chronische Schmerzpatienten sind häufig über mehrere Jahre auf der Suche nach einer Möglichkeit zur Heilung ihrer Problematik und wollen sich mit Hilfsangeboten zur Erlangung von mehr Krankheitsakzeptanz nicht auseinandersetzen. Einige Betroffene glauben, dass ein „Knoten im Unbewussten" gelöst werden muss, um eine Heilung zu erlangen. Diese Theorien werden leider teilweise durch Mitarbeitende im Gesundheitssystem, wie Ärzte, Psychologen, Physiotherapeuten, Ergotherapeuten, etc. unterstützt, obwohl nachgewiesene körperliche

Schädigungen vorliegen. Hat sich der Glaube bezüglich unbewusster Anteile der Schmerzerkrankung verfestigt, sind Patienten nur schwer von ihrer Hypothese abzubringen. Nachdem sich einige therapeutische Disputationen bezüglich des Aufbaus von Krankheitsakzeptanz und dem konstruktiven Umgang mit körperlichen Grenzen bei einer chronischen Schmerzerkrankung als wenig zielführend erwiesen haben, wurde Robert eine imaginative Vorgehensweise angeboten. Die Psychoedukation lautete wie folgt:

Therapeutin: Sie haben öfters die Erfahrung machen müssen, dass sich Ihre Schmerzen bei körperlicher Überlastung verschlimmern und Ihre Arbeitsfähigkeit in der Gemeindeverwaltung, also die Grundlage Ihrer finanziellen Existenz, dadurch bedroht ist. Es ist nicht so, dass Sie überhaupt nicht mehr körperlich arbeiten können, sondern es geht um die Dauer und den Umfang der Arbeit. Salopp gesagt, können Sie fast alles machen. Es kommt auf die Dauer an. Da Sie ein fleißiger und pflichtbewusster Mann sind und Ihre Arbeiten möglichst schnell erledigen möchten, übergehen Sie dabei häufig Ihre körperlichen Grenzen. Wenn Schmerzen aufkommen, dann beißen Sie lieber die Zähne zusammen und machen weiter, bevor Sie Arbeiten unerledigt stehenlassen. Können Sie mir beipflichten?

Robert: Ja, das stimmt. Meine Frau sagt auch immer, ich soll Pause machen und die Arbeiten später fertigstellen. Das halte ich aber nicht aus. Ich bin es gewohnt, dass ich meine Arbeiten zu Ende bringe, bevor ich aufhöre.

Therapeutin: Wir haben schon öfters über dieses Thema diskutiert, aber es hat sich dadurch nichts Wesentliches für Sie verändert.

Robert: Das ist richtig.

Therapeutin: Ich möchte Ihnen anbieten, dass wir uns eine typische Situation, in der Sie Ihre Arbeit fortgeführt haben, obwohl Sie starke Schmerzen hatten, genauer unter die Lupe nehmen. Vielleicht gelingt es Ihnen, mithilfe einer detaillierten Betrachtungsweise, einen anderen Blickwinkel einzunehmen und andere Umgangsmöglichkeiten für diese Situationen zu finden. Sie werden diese Situation in Ihrer Fantasie rekonstruieren. Ich werde Sie gleich

	bitten, die Augen zu schließen und sich einen typischen Moment aus der letzten Zeit vorzustellen, in dem Sie, trotz Schmerzen, weitergearbeitet haben. Ich werde Ihnen Fragen stellen, die Sie mir bitte mit geschlossenen Augen beantworten, damit Sie Ihre Konzentration besser bei Ihren inneren Prozessen halten können. Sind Sie mit dieser Übung einverstanden?
Robert:	Ja, ich mache alles mit, was mir irgendwie helfen kann.
Therapeutin:	Machen Sie es sich bitte bequem und schließen Sie die Augen. Bitte gehen Sie in Gedanken in eine typische Situation aus der jüngsten Vergangenheit, in der Sie, trotz starker Schmerzen, weitergearbeitet haben. Lassen Sie sich bitte Zeit, um eine geeignete Situation zu finden. Wenn Sie eine Situation gefunden haben, dann geben Sie mir bitte mit geschlossenen Augen Bescheid.
Robert:	*Nach einer kurzen Pause.* Ich nehme die Situation als ich im Keller gefliest habe.
Therapeutin:	Gut, schauen wir uns diese Situation genauer an. Gehen Sie bitte zu dem Moment, in dem Sie merken, dass Sie Schmerzen bekommen und eigentlich aufhören sollten.
Robert:	Ich bin schon in dieser Situation.
Therapeutin:	Können Sie mir diese Situation beschreiben?
Robert:	Ich knie auf dem Boden und lege die Fliesen.
Therapeutin:	Sind Sie in dieser Situation allein oder hilft Ihnen jemand?
Robert:	Ich arbeite allein.
Therapeutin:	Wie geht es Ihnen in diesem Moment?

> **Kommentar**
>
> Der Fokus bei der Rekonstruktion dieses Moments wird auf Roberts Schmerzen gelegt.

Robert:	Meine Hüfte tut mir weh. Der Schmerz strahlt nach links und rechts aus und zieht hinunter bis zu den Knien.
Therapeutin:	Sie haben starke Schmerzen?
Robert:	Ja.

Therapeutin:	Es sind also nicht die Schmerzen, mit denen Sie tagtäglich konfrontiert sind, sondern stärkere Schmerzen?
Robert:	Ja, sehr starke Schmerzen.
Therapeutin:	Kennen Sie diese Schmerzen? Hatten Sie diese auch schon mal vor dieser Situation beim Fliesenlegen?
Robert:	Ja, diese Schmerzen kommen immer wieder, wenn ich bückend oder kniend arbeite. Erfahrungsgemäß werden diese Schmerzen erst am nächsten Tag richtig schlimm. So schlimm, dass ich nicht mehr von meinem Bett aufstehen kann.
Therapeutin:	Sie wissen also, wenn sie diese Schmerzen bekommen, dann wird das für den nächsten Tag Konsequenzen haben?

> **Kommentar**
> Mit dieser Frage wird Robert für seine Körperlichen Alarmsignale sensibilisiert. Bei diesen Schmerzempfindungen ist seine körperliche Belastungsgrenze erreicht.

Robert:	Ja, das ist vorauszusehen.
Therapeutin:	Wir gehen nochmals in diese Situation, in der Sie im Keller die Fliesen legen und sich die starken Schmerzen melden. Was denken Sie in diesem Moment?

> **Kommentar**
> Roberts Kognitionen werden eruiert.

Robert:	Ich will eigentlich raus aus dem Keller, unter die warme Dusche und mich dann einfach ausruhen. Mich auf meinen Sessel setzen oder ins Bett legen.
Therapeutin:	Sie haben den Impuls aufzustehen, zu duschen und sich dann auszuruhen.
Robert:	Ja, das würde mir guttun.

Therapeutin:	Sie wissen, was Ihnen in so einer Situation guttun würde, aber Sie haben es nicht gemacht. Sie haben, trotz der Schmerzen, weitergearbeitet. Wenn Sie sich wieder in diesen Moment hineinversetzen, so als ob alles gerade geschehen würde, was hält Sie davon ab, Ihre Arbeit zu unterbrechen?
Robert:	Rein theoretisch müsste ich nur noch die eine Reihe fertigmachen und könnte fürs Erste aufhören.
Therapeutin:	Sie könnten Ihre Arbeit unterbrechen und für sich sorgen, damit ihre Schmerzen nicht eskalieren. Warum tun Sie es nicht?
Robert:	Ich weiß es nicht.
Therapeutin:	Welche Gedanken oder Einstellungen hindern Sie daran, Ihre Arbeit zu unterbrechen? Was denken Sie in diesem Moment?
Robert:	Das, was ich angefangen habe, will ich auch zu Ende bringen. Wenn ich einfach aufhöre, dann muss ich die ganze Zeit an den halbfertigen Boden denken.
Therapeutin:	Was macht es mit Ihnen, wenn Sie die ganze Zeit an den halbfertigen Boden denken müssen?
Robert:	Es sieht nicht schön aus.
Therapeutin:	Ihnen ist es wichtig, dass Zuhause alles schön aussieht?
Robert:	Ja, das ist mir sehr wichtig. Es muss alles passen, damit ich mich wohlfühlen kann. Zuhause bringe ich alle meine Arbeiten zu Ende.
Therapeutin:	Auch wenn Sie danach starke Schmerzen haben und teilweise nicht mehr in die Arbeit gehen können?
Robert:	Ja.
Therapeutin:	Gehen Sie bitte wieder zu dem Moment, in dem Sie Ihre Schmerzen spüren und wissen, dass Sie Ihre Arbeit unterbrechen müssten. Sind Sie wieder in dieser Situation?
Robert:	Ja.
Therapeutin:	Machen Sie sich bitte bewusst, dass Sie in diesem Moment zwischen zwei Entscheidungen stehen. Die erste Option lautet: den Boden fertigfliesen und die eigene Gesundheit riskieren, und die zweite Option lautet: die Arbeit unterbrechen und einen unfertigen und unschönen Kellerboden haben. Genaugenommen müssen Sie sich in diesem Moment zwischen Ihrer Gesundheit und dem

Kellerboden entscheiden. Wenn Sie, trotz Schmerzen, weiterarbeiten, dann haben Sie entschieden, dass Ihnen der Kellerboden wichtiger ist als Ihre Gesundheit.

> **Kommentar**
> Robert wird darauf vorbereitet, sich mit dem Preis seiner Entscheidung auseinanderzusetzen.

Robert: Meine Gesundheit ist mir natürlich wichtiger, aber auch der Kellerboden. Mir ist beides wichtig.

Therapeutin: Ich kann verstehen, dass Ihnen beides wichtig ist. Und die optimale Lösung wäre, dass Sie den Kellerboden bis zum Ende fliesen und danach keine Schmerzen haben.

Robert: Ganz genau.

Therapeutin: Sie haben mehrfach die Erfahrung gemacht, dass dies nicht möglich ist.

Robert: Leider ja.

Therapeutin: Wenn Sie diese Situation realistisch betrachten und Sie arbeiten, trotz Schmerzen, weiter, dann erhalten Sie als Belohnung einen schönen Boden. Diese Belohnung hat jedoch einen Preis, nämlich Ihre Gesundheit. Unterbrechen Sie Ihre Arbeit, dann erhalten Sie als Belohnung Ihre Schmerzfreiheit bzw. weniger Schmerzen, aber der Preis ist ein unfertiger Kellerboden. Wenn Sie vor einer Entscheidung stehen, dann ist es wichtig, sich den Preis anzusehen. Je nachdem, wie Sie sich entscheiden, gibt es einen Preis, den Sie bezahlen müssen. Mehr Schmerzen oder einen unfertigen Boden. Sie können entscheiden, welcher Preis für Sie eher bezahlbar ist. Ihre Schmerzen, die Sie teilweise ans Bett fesseln oder der unfertige Boden.

> **Kommentar**
> Robert wird damit konfrontiert, dass es die optimale Lösung, die er anstrebt, nämlich lange arbeiten ohne Schmerzen zu bekommen, nicht gibt.

Robert:	So habe ich das noch nicht gesehen. Aus diesem Blickwinkel ist mir meine Gesundheit wichtiger.
Therapeutin:	Sie sehen, wenn Sie sich mit dem Preis beschäftigen, dann wird es klarer, was in diesem Moment passiert.
Robert:	Ja.
Therapeutin:	Damit Sie das Besprochene in der Fantasie erleben können, bitte ich Sie noch einmal in diesen Moment zu gehen. Sie sind mit dem Fliesen des Kellerbodens beschäftigt und bekommen Schmerzen. Sie wissen, dass Sie aufhören müssen. In diesem Moment machen Sie sich bewusst, dass es um die Entscheidung zwischen den beiden Preisen geht. Also mehr Schmerzen oder ein unfertiger Boden. Gehen Sie bitte ganz in diesen Moment hinein und machen Sie sich diese beiden Optionen bewusst. Treffen Sie bitte eine Entscheidung. Was ist Ihnen wichtiger? Der Boden oder Ihre Gesundheit?
Robert:	*Nach einer Pause.* Mir ist beides wichtig.

> **Kommentar**
>
> An Roberts Beispiel wird deutlich, wie hartnäckig Betroffene häufig an ihrer Wunschvorstellung nach einer optimalen Lösung festhalten.

Therapeutin:	Sie wissen, dass beides nicht geht. Sie können sich nur für eine Option entscheiden und den Preis Ihrer Entscheidung bezahlen.
Robert:	Dann muss ich aufhören.
Therapeutin:	Sie entscheiden sich, die Arbeit zu unterbrechen. Wie geht es Ihnen mit dem Preis? Dem unfertigen Boden?
Robert:	Nicht gut. Der Boden macht mir Druck. Ich muss die ganze Zeit daran denken, dass ich meine Arbeit noch beenden muss.

> **Kommentar**
>
> Roberts Aussage macht deutlich, dass er lernen muss, den Druck auszuhalten, der entsteht, wenn er Arbeiten unfertig liegen lässt.

Therapeutin:	Ja, der Preis dafür, dass Sie sich für Ihre Gesundheit entschieden haben, ist, dass Sie sich wegen dem Boden unter Druck fühlen.
Robert:	Ja.
Therapeutin:	Gehen Sie bitte bewusst mit dieser Entscheidung um. Sagen Sie bitte zu sich „ich habe mich für meine Gesundheit entschieden und nehme in Kauf, dass ich wegen dem Boden Druck verspüre. Dieser Druck ist leichter auszuhalten als meine Schmerzen".
Robert:	Ja, das auf jeden Fall. Meine Schmerzen sind schlimmer als der Druck. Das kann ich unterschreiben. Den Kellerboden vergesse ich auch zwischendurch. Meine Schmerzen kann ich nicht vergessen.
Therapeutin:	Gut, gehen Sie bitte wieder in die Situation im Keller. Sie sind mit dem Fliesen beschäftigt und merken, dass die Schmerzen schlimmer werden. Dieses Mal entscheiden Sie sich, Ihre Arbeit für heute zu unterbrechen. Sie gehen unter die warme Dusche und ruhen sich danach in Ihrem Sessel aus. Aber da ist noch der Gedanke an den unfertigen Keller. Der Boden ist nicht ganz fertiggefliest. Wie geht es Ihnen, wenn Sie sich vorstellen, Sie sitzen auf Ihrem Sessel und der Kellerboden ist noch nicht fertig?
Robert:	Ich fühle mich unwohl. Das Bild von dem halbfertigen Kellerboden taucht immer wieder in meinen Gedanken auf. Ich kann mich nicht wohlig zurücklehnen.
Therapeutin:	Sie haben sich für Ihre Gesundheit entschieden und Ihre Arbeit unterbrochen, aber der unfertige Boden macht Ihnen Druck.
Robert:	Ja, genau. Deshalb bin ich bemüht, alles zu Ende zu bringen, damit ich mich anschließend mit einem guten Gefühl zurücklehnen kann.
Therapeutin:	Können Sie diesen Druck auch körperlich spüren?
Robert:	Ja, es ist wie ein Unruhegefühl in der Brust.
Therapeutin:	Ein Unruhegefühl in der Brust. Wenn Sie diesem Gefühl eine Farbe zuordnen müssten, welche Farbe würde am besten zu diesem Gefühl passen?
Robert:	*Nach einer kurzen Pause.* Es ist keine richtige Farbe, sondern wie punktförmige Blitze.

Therapeutin:	Wie punktförmige Blitze. Welche Farbe haben die Blitze?
Robert:	Es sind verschiedene grüne Blitze. Die Blitze haben verschiedene Grüntöne.
Therapeutin:	Blitze in verschiedenen Grüntönen. Können Sie sich vorstellen, dass Sie diese grünen Blitze im Raum vor sich schweben lassen? Sie stellen sich also vor, dass diese grünen Blitze aus dem Körper herausgehen und auf Augenhöhe vor Ihnen schweben. Können Sie sich das vorstellen?
Robert:	Ich versuche es.
Therapeutin:	*Nach einer kurzen Pause.* Wie sehen die Blitze aus, wenn Sie vor Ihnen schweben?
Robert:	Wie ein grüner Ball, der blitzt.
Therapeutin:	Wie ein grüner Ball, der blitzt. Der grüne Ball ist ein Symbol für Ihren Druck. Sie können sich sagen „ich habe den Kellerboden nicht fertiggefliest und das macht mir Druck. Der Ball symbolisiert den Druck". Versuchen Sie es bitte für einen Moment. Sie können auch eigene Worte finden und diesen Satz öfters in Gedanken wiederholen. Nehmen Sie sich Zeit dafür. „Ich habe den Kellerboden nicht fertiggefliest und das macht mir Druck. Der Ball symbolisiert den Druck".
Robert:	In Ordnung.
Therapeutin:	*Nach einer Pause.* Wie geht es Ihnen, wenn Sie auf diese Weise mit dem Druck umgehen?
Robert:	Es wird leichter.

> **Kommentar**
>
> Mithilfe der oben dargestellten Intervention wird der Druck, der entsteht, wenn Robert seine Arbeit unterbricht, in eine Gestalt umgewandelt, von der sich Robert distanzieren kann. Dadurch erlebt Robert eine emotionale Entlastung, die ihm ermöglicht, sich für seine Gesundheit zu entscheiden.

Therapeutin:	Es wird leichter. Der Druck ist aus dem Körper und Sie können ihn sehen. Der Druck wird leichter. Vielleicht haben Sie noch nicht gewusst, dass Sie in der Fantasie Ihre Emotionen in Symbole umwandeln und aus dem

Körper herausnehmen können. Sie bekommen mehr Distanz von unangenehmen Emotionen und können diese leichter ertragen. Machen sie sich bewusst, dass Sie dadurch Ihre Emotionen kontrollieren können. Sie bestimmen, inwieweit Sie sich von Ihren Gefühlen beeinflussen lassen. Bleiben Sie bitte bei dem Bild des grünen Balles. Sie sind hier auf Ihrem Sessel und der Ball ist da draußen. Sie können den Ball betrachten. Das ist der Druck, der entsteht, wenn Sie rechtzeitig Ihre Arbeit unterbrechen. Je öfter Sie den Druck bewusst aus dem Körper herausnehmen, umso mehr Kontrolle bekommen Sie über ihn. Sie werden mehr und mehr in der Lage sein, sich für Ihre Gesundheit zu entscheiden und sich von dem Druck zu distanzieren. Es wird Ihnen immer leichter fallen, Arbeiten, Ihrer Gesundheit zuliebe, zu unterbrechen und den Druck auszuhalten. Es wird Ihnen von Tag zu Tag leichter gelingen, sich für Ihre Gesundheit zu entscheiden. Jedes Mal, wenn Sie dieses Unruhegefühl in der Brust spüren, erinnern Sie sich daran, dass Sie den grünen Ball aus Ihrem Körper herausnehmen und sich von ihm distanzieren können.

> **Kommentar**
> Mithilfe der oben dargestellten posthypnotischen Suggestionen wird Robert im Alltag daran erinnert, den Druck in ein Symbol umzuwandeln.

Jetzt ist es Zeit, sich von dieser Übung zu verabschieden. Sie können mit Ihrer Aufmerksamkeit ins Hier und Jetzt kommen. Sich bewusst machen, wo Sie sich befinden und welche Tageszeit es ist. Sie können durchatmen, sich strecken und recken und, wenn Sie sich wieder wach fühlen, dann öffnen Sie bitte die Augen.

Robert hat nach dieser Sitzung noch einige Ehrenrunden gedreht und sich für die Fertigstellung seiner Arbeit, anstatt für seine Gesundheit, entschieden. Robert musste immer wieder auf die Preisfrage und den Grünen Ball (der den Druck symbolisiert, wenn er eine Arbeit unterbricht) aufmerksam gemacht werden, bis er im Alltag achtsamer mit dieser Thematik umgehen konnte. Die Thematisierung der Preisfrage ist eine Möglichkeit, bei den betroffenen Patienten Prozesse anzuregen, sich mit ihren körperlichen Grenzen auseinanderzusetzen und diese zu akzeptieren.

9.5.2 Schematische Darstellung des Vorgehens zum Aufbau von Selbstfürsorge

Das Vorgehen zum Aufbau selbstfürsorglichen Verhaltens sieht folgendermaßen aus:

1. Ein typischer Moment, in dem der Betroffene an seine körperlichen Grenzen stößt, wird ausfindig gemacht.
2. Wiedererleben dieses Moments in der Fantasie.
3. Fragen nach körperlichen Empfindungen und Schmerzen.
4. Sensibilisierung für Alarmsignale des Körpers, die auf Belastungsgrenzen hinweisen.
5. Bewusstmachung der Preise, die Entscheidungen mit sich bringen. Indirekte Konfrontation mit Wunschvorstellungen nach optimalen Lösungen.
6. Motivation zur Vergegenwärtigung der Preise/Konsequenzen der einzelnen Entscheidungen für zukünftige Situationen.
7. Umwandlung von Emotionen, wie Druck, schlechtes Gewissen, etc. in eine Gestalt, von der sich der Betroffene distanzieren kann. Mit dieser Methode werden belastende Emotionen leichter erträglich.
8. Mithilfe von posthypnotischen Suggestionen wird der Patient im Alltag daran erinnert, dass er sich zugunsten seiner Gesundheit entscheiden und sich von seinen belastenden Emotionen distanzieren kann.
9. Wiederholung dieser Thematik in den folgenden Sitzungen.

9.6 Nein-Sagen: Nach außen Grenzen setzen

Während Robert im obigen Beispiel sich selbst gegenüber Grenzen setzen musste, gibt es zahlreiche Situationen, in denen die eigenen Grenzen nach außen kommuniziert werden müssen, um eine Überforderung zu vermeiden. Viele Menschen behaupten, dass sie nicht „nein" sagen können. Das stimmt nicht. Denn jeder, der sprechen kann, kann das Wort „nein" aussprechen. Wenn jemand behauptet „ich kann nicht nein sagen", dann meint derjenige, dass er die Enttäuschung seines Gegenübers nicht aushält, wenn er ihm eine Bitte abschlägt. Bei dem Thema „Nein-Sagen" geht es darum, zu lernen, Enttäuschungen des Gegenübers auszuhalten. Zu diesem Aspekt wird im Folgenden beispielhaft die Patientin Sabine Vorgestellt.

9.6.1 Falldarstellung

Sabine ist eine 53jährige verheiratete Mutter einer 24jährigen Tochter. Sabine berichtet: „Ich habe schon seit mindestens zwanzig Jahren Schmerzen im ganzen Körper. Ich bin zu vielen Ärzten gegangen, bis die Diagnose Fibromyalgie gestellt wurde. In der Kurklinik habe ich Aquagymnastik und Yoga kennengelernt, was mir sehr gutgetan hat. Nach der Klinik wollte ich mich für einen Yogakurs anmelden, aber ich finde einfach nicht die Zeit dafür. Als ich die Diagnose bekam, habe ich meine Arbeitszeit auf zwanzig Stunden pro Woche reduziert, da Stress bei mir zu einer Schmerzverstärkung führt. Seitdem meine Tochter Emma weiß, dass ich nachmittags Zuhause bin, fordert sie ständig von mir, auf ihren zweijährigen Sohn Paul aufzupassen. Meine Tochter lebt in einer festen Beziehung, ihr Partner verdient gut und sie muss nicht arbeiten. Ich soll auf den Kleinen aufpassen, damit sie ins Fitnessstudio gehen oder sich mit ihren Freundinnen treffen kann. Ich liebe meinen Enkel über alles und habe ihn gern bei mir, aber ich brauche auch Zeit für mich". Sabine berichtet, dass sie während der Werktage fast jeden Nachmittag auf den Enkel aufpassen muss und teilweise hat sie ihn auch an den Wochenenden bei sich. Sabine berichtet weiter: „Wenn mich meine Tochter bittet, auf den Enkel aufzupassen, dann schaffe ich es nicht, „nein" zu sagen. Emma ist unser einziges Kind und wir haben sie, zugegeben, sehr verwöhnt. Ich weiß, wie sie reagiert, wenn man ihr einen Wunsch abschlägt. Wir haben uns vor vier Jahren geweigert, ihr zehntausend Euro für eine Reise durch Südamerika zu schenken. Wir konnten uns dies nicht leisten und es wäre eine Geldverschwendung gewesen. Damals hat sie den Kontakt für drei Monate abgebrochen. Sie reagiert auch bei alltäglichen Kleinigkeiten schnell beleidigt. Letztes Jahr hatte ich vor Pauls Geburtstag so starke Schmerzen, dass ich für ihn keine Torte backen konnte. Ich habe damals mit ihr telefoniert. Anstatt Verständnis zu zeigen, hat sie das Telefonat mit den Worten „danke für deine Hilfe" beendet. Auf Pauls Geburtstagsfeier war Emma mir gegenüber sehr kühl und abweisend. Das war schlimm".

Sabine konnte ihrer Tochter keinen Wunsch abschlagen, da sie die Enttäuschung von Emma nicht aushalten konnte. Sabine wurde gebeten, eine typische Konfliktsituation, in der Emma etwas von ihr fordert und sie sich nicht traut, „nein" zu sagen, zu imaginieren. Die Psychoedukation zu dieser Übung sah folgendermaßen aus:

Therapeutin:	Sie haben mir einige schwierige Situationen mit Emma geschildert und ich konnte heraushören, dass es Ihnen schwerfällt das Beleidigt-Sein von Ihrer Tochter auszuhalten, wenn Sie ihr einen Wunsch abschlagen. Es fällt Ihnen leichter, Ihre eigenen Bedürfnisse zurückzustellen, als Emma Grenzen aufzuzeigen. Nein-Sagen und dabei die Frustration des Gegenübers auszuhalten ist eine Fähigkeit, die Sie lernen können. Bei der folgenden Übung stellen Sie sich eine typische schwierige Situation mit Emma vor, in der Sie sich nicht trauen, „nein" zu sagen. Wir werden diese Situation detailliert betrachten und Sie können in der Vorstellung das Nein-Sagen üben. Sind Sie damit einverstanden?
Sabine:	Ja, das bin ich.
Therapeutin:	Sie können die Augen schließen und an eine Situation denken, in der Sie sich nicht getraut haben, Emma gegenüber „nein" zu sagen. Nehmen Sie bitte eine Begebenheit, an die Sie sich gut erinnern können. Sobald Sie sich an eine Situation erinnern, können Sie mir mit geschlossen

	Augen Bescheid geben. Nehmen Sie sich bitte die Zeit, die Sie brauchen.
Sabine:	*Nach einem Moment.* Ich habe eine Situation.
Therapeutin:	Gut, ich werde Ihnen zu dieser Situation einige Fragen stellen und Sie können mir mit geschlossenen Augen antworten. Wenn Sie bei dieser Übung die Augen geschlossen halten, dann bleiben Sie intensiver bei Ihrer Vorstellung. Ist das für Sie in Ordnung?
Sabine:	Ja.
Therapeutin:	Können Sie mir die Situation beschreiben? Wo sehen Sie sich in diesem Moment?
Sabine:	Ich bin gerade dabei aus dem Büro zu gehen, da klingelt schon mein Handy.
Therapeutin:	Ihr Handy klingelt. Wer ist denn dran?
Sabine:	Emma. Sie will, dass ich gleich zu ihr fahre und Paul abhole.
Therapeutin:	Sie sollen Paul gleich abholen. Ist denn etwas passiert?
Sabine:	Emma hat im Nagelstudio kurzfristig einen Termin bekommen.
Therapeutin:	Ist es für Sie ok, Paul gleich abzuholen?
Sabine:	Nein, eigentlich nicht. Ausgerechnet an diesem Tag waren meine Schmerzen besonders schlimm. Ich wollte nach Hause fahren und mir ein Bad einlassen.
Therapeutin:	Sie wollten sich ein Bad einlassen. Hilft das gegen die Schmerzen?
Sabine:	Oh, ja. Ich habe mir einen speziellen Badezusatz mit ätherischen Ölen gekauft und das hilft tatsächlich. Zumindest für einige Stunden.
Therapeutin:	Gibt es einen Grund, warum Ihre Schmerzen an diesem Tag besonders stark sind?
Sabine:	Wir hatten einen Wetterumschwung von Sonne auf Regen und das spüre ich gleich. Wenn meine Schmerzen stärker sind, fällt mir die Arbeit auch schwerer. An diesen Tagen will ich nur noch nach Hause und in die Badewanne.
Therapeutin:	Ja, das kann ich verstehen. Sie hatten einen harten Tag. Viele Schmerzen. Der Wetterumschwung. Sie haben in der Arbeit durchgehalten und wollen jetzt nur noch nach Hause in die Badewanne. Einfach loslassen. Etwas Gutes für sich tun und in Ihrer warmen Badewanne mit

den ätherischen Ölen entspannen. Wie ging die Situation weiter?

> **Kommentar**
> Sabine wird für ihre eigentlichen Wünsche und Bedürfnisse sensibilisiert.

Sabine: Ich habe die Zähne zusammengebissen und bin zu meiner Tochter gefahren, um Paul zu holen. Emma hat ihn erst nach drei Stunden abgeholt, obwohl ein Termin im Nagestudio nicht länger als eine Stunde dauert. Das war für mich schlimm. Ich bin am nächsten Tag zum Arzt gefahren, der mich krankgeschrieben hat, weil ich einfach nicht mehr konnte. Mein Chef war nicht begeistert. Wir haben Personalmangel und ich versuche die Krankmeldungen so gering wie möglich zu halten.
Therapeutin: Wo war Emma so lange?
Sabine: Das weiß ich nicht. Ich nehme an, sie ist noch shoppen gegangen.
Therapeutin: Welche Sequenz von der eben geschilderten Situation empfinden Sie am belastendsten?
Sabine: Ich verstehe nicht?
Therapeutin: Die Situation, die Sie geschildert haben, kann in verschiedene Abschnitte unterteilt werden. Der erste Abschnitt ist die Sequenz, in der Sie mit starken Schmerzen aus der Arbeit herausgehen und die Tochter fordert von Ihnen, Paul abzuholen. Die zweite Sequenz besteht aus den drei Stunden, in denen Sie sich um Paul kümmern. Im dritten Moment merken Sie, dass Emma nach einer Stunde noch immer nicht zurückkommt und Sie auf sie warten. Der vierte Teil Ihrer Schilderung ist die darauffolgende Nacht, in der Sie starke Schmerzen erleiden. Die fünfte Sequenz beschreibt die Situation, in der Ihnen klar wird, dass Sie sich krankmelden müssen. Der Letzte Moment ist die Situation, in der Ihr Chef auf die Krankschreibung verärgert reagiert. Wenn Sie die geschilderte Situation in diese Sequenzen unterteilen, welche Sequenz empfinden Sie am belastendsten?

> **Kommentar**
> Sabine wird für die Kette an Grenzverletzungen sensibilisiert, die sich aus der oben geschilderten Situation ergeben haben. Ihr wird die Vielzahl an Konsequenzen verdeutlicht.

Sabine:	Wenn ich mir diese einzelnen Teile vergegenwärtige, dann waren alle Sequenzen sehr schlimm. Ich merke jetzt erst, wie sehr mich die Gesamtsituation tatsächlich belastet hat. *Sabine seufzt.* Ich spüre sogar meine Schmerzen wieder stärker.
Therapeutin:	Gibt es eine Sequenz, die Sie besonders stark belastet hat?
Sabine:	Wenn ich darüber nachdenke, nehme ich die letzte Sequenz. Die ungehaltene Reaktion meines Chefs. Ich gehe gern in die Arbeit und mit meinen Schmerzen möchte ich es schaffen, zumindest halbtags zu gehen. Ich will meine Arbeit nicht verlieren.
Therapeutin:	Sie wollen Ihre Arbeit nicht verlieren. Besteht die Gefahr, dass dies passieren könnte?
Sabine:	Wenn ich mich öfters krankmelde, kann das schon passieren. Eine meiner Kolleginnen ist wegen Depressionen ein ganzes Jahr ausgefallen. Als sie wiederkam, hat sie um einen ruhigeren Arbeitsplatz gebeten. Der Chef meinte, dass er ihr keine Alternative anbieten kann, obwohl es eine gegeben hätte. Die Kollegin hat daraufhin gekündigt.

> **Kommentar**
> Sabine wird mit den längerfristigen Folgekosten konfrontiert, die sich ergeben könnten, wenn sie weiterhin keine Grenzen setzt.

Therapeutin:	Gehen wir noch einmal zu dem Moment, als Ihr Chef ungehalten auf Ihre Krankmeldung reagierte. Wenn Sie sich wieder in diese Situation zurückversetzen, wo sehen Sie sich?
Sabine:	Ich war am Telefon. Ich habe mich telefonisch krankgemeldet.
Therapeutin:	Sie sind am Telefon. In welchem Zimmer befinden Sie sich?
Sabine:	Ich saß in meinem Bett und habe von dort aus telefoniert, da ich nicht mehr in der Lage war, aufzustehen.
Therapeutin:	Ich werde Ihnen zu dieser Situation einige Fragen stellen. Damit Sie diesen Moment lebendiger wiedererleben können, bitte ich Sie, mir in der Gegenwartsform zu antworten. Sie sagen also „ich sitze in meinem Bett" und nicht „ich saß in meinem Bett" usw. Sie sitzen also in Ihrem Bett und telefonieren gerade mit dem Chef.
Sabine:	Ja.
Therapeutin:	Wie fühlen Sie sich in dieser Situation?
Sabine:	Sehr schlecht. Mir tut der ganze Körper weh. Meine Augen sind verquollen und meine Gelenke sind steif. Ich habe sogar Schwierigkeiten den Hörer zu halten.
Therapeutin:	Sie haben überall Schmerzen, die Augen sind verquollen und die Gelenke steif. Wie geht es Ihnen psychisch?
Sabine:	Schlecht, sehr schlecht. Ich bin erschöpft und habe Angst vor dem Telefonat mit dem Chef. Ich habe auch ein schlechtes Gewissen. Wenn ich mir am Nachmittag Zeit für mich genommen hätte, dann wäre ich arbeitsfähig gewesen.
Therapeutin:	Sie haben ein schlechtes Gewissen. Auf der anderen Seite haben Sie Ihrer Tochter geholfen.

> **Kommentar**
>
> Durch diese indirekte Provokation soll bewirkt werden, dass Sabine mit ihrer Wut deutlicher in Kontakt kommt. Wut wird in diesem Zusammenhang als hilfreiche und kraftgebende Emotion angesehen, die Sabine zukünftig helfen kann, öfters Nein zu sagen.

Sabine:	Geholfen, damit sie ihren Vergnügungen nachgehen kann. Sie hatte keinen Notfall.
Therapeutin:	Sie haben Schmerzen, sind erschöpft und fühlen sich psychisch schlecht. Haben Sie schon die Nummer von Ihrem Chef gewählt?
Sabine:	Ja, ich warte darauf, dass er abhebt.
Therapeutin:	Wie geht es Ihnen während dieser Wartezeit?
Sabine:	Ich bin aufgeregt. Mein Puls schlägt sehr schnell.
Therapeutin:	Aufgeregt und ein schneller Puls. Was denken Sie in diesem Moment?
Sabine:	Ich schäme mich, dass ich mich krankmelden muss. Das hätte nicht sein müssen.
Therapeutin:	Das hätte nicht sein müssen. Was passiert als nächstes?
Sabine:	Der Chef meldet sich am Telefon.
Therapeutin:	Wie meldet er sich?
Sabine:	Mit seinem Namen.
Therapeutin:	Der Chef meldet sich am Telefon mit seinem Namen. Wie geht es weiter?
Sabine:	Ich melde mich auch mit meinem Namen und sage dem Chef, dass mich der Arzt krankgeschrieben hat.
Therapeutin:	Wie reagiert Ihr Chef darauf?
Sabine:	Er seufzt laut und fragt mich, wie lange ich krank sein werde. Er klingt verärgert.
Therapeutin:	Der Chef seufzt und klingt verärgert. Was macht das mit Ihnen? Wie geht es Ihnen damit?
Sabine:	Schlecht. Ich fühle mich so, als ob ich etwas Verbotenes tue und meine Kolleginnen im Stich lasse.
Therapeutin:	Sie fühlen sich in diesem Moment schlecht. Wie geht es weiter?
Sabine:	Der Chef ist kurz angebunden und beendet das Telefonat.
Therapeutin:	Der Chef zeigt Ihnen seine Verärgerung?
Sabine:	Ja.
Therapeutin:	Wenn Sie die Zeit zurückdrehen könnten, würden Sie noch genauso entscheiden und Ihren Enkel an diesem Nachmittag nehmen?
Sabine:	Ich würde schon gerne meiner Tochter absagen, aber ich weiß nicht wie.
Therapeutin:	Haben Sie Lust, dass Sie in der Vorstellung ausprobieren, Ihrer Tochter gegenüber nein zu sagen?

> **Kommentar**
> Sabine wird ermutigt, das Nein-Sagen in der Fantasie zu üben.

Sabine:	In der Vorstellung kann ich es ja mal probieren.
Therapeutin:	Gehen wir gemeinsam zu dem Moment, als Sie gerade aus der Arbeit kommen und das Handy klingelt. Wenn Sie in der Vorstellung in diesem Moment sind, dann geben Sie mir bitte Bescheid.
Sabine:	Ich bin da.
Therapeutin:	Das Handy klingelt. Sehen Sie immer auf Ihr Display, wenn das Handy klingelt?
Sabine:	Ja, das mache ich immer. Auch beim Festnetztelefon.
Therapeutin:	Sie sehen auf dem Display, dass Ihre Tochter anruft. Was machen Sie als Nächstes?
Sabine:	Ich gehe ran.
Therapeutin:	Sie gehen sofort ran, wenn Sie ihre Nummer sehen?
Sabine:	Ja.
Therapeutin:	In der Vorstellung können Sie bereits für diese Sequenz eine andere Reaktion ausprobieren. Sie stellen sich vor, das Telefon klingelt, Sie sehen auf dem Display die Nummer Ihrer Tochter und gehen nicht sofort ran, sondern atmen einmal tief durch und versuchen den festen Boden unter Ihren Füßen deutlich zu spüren. Dann gehen Sie ran. Probieren Sie es ruhig aus. *Nach einem kurzen Moment.* Wie fühlt sich das an? Merken Sie einen Unterschied?

> **Kommentar**
> Babette Rotschild et al. (2011) stellen in ihrem Buch „Der Körper erinnert sich" diese Methode vor. Die achtsame Wahrnehmung des festen Bodens unter den Füßen ermöglicht einen besseren Kontakt zu den eigenen Gefühlen und Bedürfnissen. Auf diese Weise kann die Betroffene überlegt reagieren, anstatt impulshafte Zusagen zu machen. Diese kleine Intervention kann Sabine zukünftig helfen, aus einer ruhigeren Position heraus, zu reagieren und dabei ihre eigenen Bedürfnisse im Blick zu behalten.

Sabine:	Wenn ich nicht so hastig ans Telefon gehe, dann fühle ich mich etwas ruhiger. Nicht so gehetzt.
Therapeutin:	Sie gehen achtsamer ans Telefon und fühlen sich dadurch ruhiger. Wie geht es weiter?
Sabine:	Meine Tochter kommt gleich zur Sache und will, dass ich am Nachmittag auf den Kleinen aufpasse.
Therapeutin:	Wissen Sie noch ungefähr mit welchen Worten die Tochter Sie um Ihre Hilfe bittet?
Sabine:	Meine Tochter bittet nicht. Sie hat gesagt „Mama, ich habe einen Termin im Nagelstudio. Du musst Paul abholen".
Therapeutin:	„Mama, ich habe einen Termin im Nagelstudio. Du musst Paul abholen". Wie geht es Ihnen damit?
Sabine:	Das stresst mich und ich fühle mich unter Druck.
Therapeutin:	Wie reagieren Sie in diesem Moment?
Sabine:	Ich sage, dass ich komme.
Therapeutin:	Wie sagen Sie, dass Sie kommen? Wie aus der Pistole geschossen oder eher ruhig und mit einer kleinen Bedenkzeit?
Sabine:	Ich antworte sofort und laufe zu meinem Auto, damit ich möglichst schnell bei ihr bin.
Therapeutin:	Sie reagieren also schnell und impulsiv. Sie können für diese Sequenz wieder ein achtsames Vorgehen ausprobieren. Die Tochter sagt, dass Sie zu ihr kommen müssen und Sie reagieren nicht schnell, sondern atmen durch, spüren den festen Boden unter Ihren Füßen und nehmen sich einen Moment Zeit, bis Sie etwas sagen. Probieren Sie dies ruhig in der Vorstellung aus und beobachten Sie, wie Sie am liebsten auf die Tochter reagieren möchten. Was möchten Sie eigentlich in diesem Moment sagen?

Nach einem kurzen Moment. Was möchten Sie tun?

Kommentar

Sabine lernt, dass sich die Wahrnehmung des Kontakts zum Boden für viele Situationen und Sequenzen eignet.

Sabine:	Ich möchte sagen, dass es mir sehr schlecht geht und ich heute nicht auf Paul aufpassen kann. Sie soll bitte den Termin im Nagelstudio verschieben oder eine Freundin fragen, ob sie aufpassen kann.
Therapeutin:	Gut, probieren Sie es ruhig aus.
Sabine:	Das kann ich nicht, weil sie dann wieder beleidigt reagiert.
Therapeutin:	Können Sie in der Vorstellung der Tochter eine Absage erteilen?
Sabine:	Ich kann es probieren.
Therapeutin:	Nehmen Sie sich Zeit und geben Sie mir bitte Bescheid, wenn Sie der Tochter abgesagt haben.

Sabine *nach einem kurzen Moment:* Jetzt habe ich es ihr gesagt.

Therapeutin:	Wie hat die Tochter in Ihrer Vorstellung reagiert?
Sabine:	Sie hat in einem verärgerten Ton gesagt „dann ruh dich aus" und hat das Telefonat beendet.
Therapeutin:	Denken Sie, dass Ihre Tochter in der Realität auch so reagiert hätte?
Sabine:	Ja, ich kenne meine Tochter. Sie akzeptiert kein Nein. Zumindest nicht von mir.
Therapeutin:	Gut, dann bleiben Sie bitte bei dieser Vorstellung. Sie sagen Ihrer Tochter ab und sie ist verärgert und beendet das Telefonat. Wie fühlen Sie sich in diesem Moment?
Sabine:	Ich fühle mich schlecht.
Therapeutin:	Sie fühlen sich schlecht. Können Sie dieses schlechte Gefühl genauer beschreiben?
Sabine:	Ich habe Schuldgefühle. Ich habe das Gefühl, etwas Schlechtes getan zu haben. Obwohl ich vom Kopf her weiß, dass ich mich nicht schuldig fühlen muss.
Therapeutin:	Sie haben Schuldgefühle. Können Sie dieses Schuldgefühl auch körperlich spüren? Wo im Körper spüren Sie dieses Gefühl?
Sabine:	*Legt Ihre rechte Hand auf ihr Brustbein.* Ich spüre dieses Gefühl in der Brust.
Therapeutin:	Es ist ein Gefühl in der Brust. Wie lässt sich dieses Gefühl beschreiben? Ist es wie ein Druck, eine Enge, ein Kribbeln? Können Sie dieses Gefühl mit Worten beschreiben?

Sabine:	Es ist wie eine kalte Unruhe.
Therapeutin:	Wie eine kalte Unruhe.
Sabine:	Ja.
Therapeutin:	Sie haben Schuldgefühle. Spüren diese kalte Unruhe in der Brust, obwohl Sie wissen, dass Sie keine Schuldgefühle haben müssen.

> **Kommentar**
>
> Anstatt einer Disputation, die Sabine davon überzeugen soll, dass sie keine Schuldgefühle zu haben braucht, werden die Schuldgefühle eruiert. Der Fokus wird auf die körperliche Wahrnehmung der Schuldgefühle gelegt. Sabine kann lernen, ihre Schuldgefühle auszuhalten, um in Zukunft selbstbewusst „nein" sagen zu können.

Sabine:	Ja.
Therapeutin:	Wenn Sie dieser kalten Unruhe in der Brust eine Farbe geben müssten, welche Farbe passt zu diesem Gefühl?
Sabine:	*Überlegt kurz.* Blau.
Therapeutin:	Ist ein helles oder ein dunkles Blau?
Sabine:	Es sind gemischte Blautöne, die ineinanderfließen.
Therapeutin:	Gemischte Blautöne, die ineinanderfließen. Stellen Sie sich vor, Sie könnten dieses blaue Gefühl aus dem Körper herausnehmen, sodass es eine Form bekommt. Welche Form passt zu diesem Gefühl?
Sabine:	*Nach einer kurzen Pause.* Ich stelle mir eine gasförmige Wolke vor.
Therapeutin:	Wie groß ist diese Wolke?
Sabine:	So groß wie ein Handball.
Therapeutin:	Wie ein Handball. Ist die Wolke eher rundlich?
Sabine:	Ja.
Therapeutin:	Ist die Wolke noch blau oder hat sie eine andere Farbe bekommen?
Sabine:	Ja, es sind nach wie vor die verschiedenen Blautöne da, die ineinanderfließen.

9 Imagination und Suggestion zum Aufbau von Akzeptanz

Therapeutin: Wo liegt die Wolke im Raum?
Sabine: Die Wolke schwebt vor mir.
Therapeutin: Wo genau schwebt die Wolke vor Ihnen?
Sabine: Vor mir. Sie ist ca. einen Meter vor mir.
Therapeutin: Diese blaue Wolke schwebt einen Meter vor Ihnen. Die Wolke symbolisiert Ihr Schuldgefühl. Ich möchte Sie bitten, etwas auszuprobieren. Schauen Sie sich bitte diese blaue Wolke an und sagen Sie sich in Gedanken „das ist mein Schuldgefühl". Möchten Sie es ausprobieren?

Kommentar

Dem Schuldgefühl werden imaginativ Form und Farbe zugeordnet. Sabine wird instruiert, die Form, die ihr Schuldgefühl repräsentiert, aus dem Körper herauszunehmen und sie im Raum zu beobachten. Das Schuldgefühl wird durch diese imaginative Distanzierung für Sabine erträglicher.

Sabine: Ja.
Therapeutin: Gut, dann schauen Sie sich bitte die Wolke an und sagen Sie sich in Gedanken „das ist mein Schuldgefühl". *Nach einigen Minuten.* Was haben Sie bei sich beobachtet. Wie ging es Ihnen mit dieser Vorstellung?
Sabine: Irgendwie besser als vorher. Vorher dachte ich, mein Schuldgefühl überrollt mich.
Therapeutin: Vorher hatten Sie das Gefühl, Sie werden von Ihrem schlechten Gewissen überrollt. Dadurch, dass Sie diesem Gefühl eine Gestalt gegeben haben, also es in eine blaue Wolke verwandelt haben, die einen Meter vor Ihnen schwebt, konnten Sie zu ihrem Schuldgefühl Distanz aufbauen.
Sabine: Ja, so fühlt es sich an.
Therapeutin: Gut. Sie können noch mehr Distanz zu Ihrem Schuldgefühl herstellen, indem Sie auf die blaue Wolke blicken und in Gedanken sagen „das ist mein Schuldgefühl und ich halte es aus". Möchten Sie das kurz ausprobieren?

> **Kommentar**
>
> Mit dieser Instruktion wird Sabine vermittelt, dass sie die Problematik mit ihrer Tochter bewältigen kann, indem sie lernt, ihre Schuldgefühle auszuhalten. Viele Menschen in einer ähnlichen Situation denken, dass es für diese Problematik eine optimale Lösung geben muss. In Sabines Fall wäre z. B. eine optimale Lösung, dass sie der Tochter absagt und die Tochter trotzdem nicht beleidigt ist, oder dass Sabine der Tochter zusagt und den Nachmittag mit dem Enkel ohne Schmerzen übersteht. Beide Lösungen sind in der Realität nicht umsetzbar. Lernt Sabine „nein" zu sagen und ihre Schuldgefühle auszuhalten, so besteht die Chance, dass ihre Tochter mit der Zeit Sabines Schmerzerkrankung ernst nimmt und rücksichtsvoller mit ihrer Mutter umgeht. Dieser Weg wird nicht ohne Konflikte und Widerstände zu bewältigen sein.

Sabine: Ja.

Therapeutin: *Nach einer kurzen Pause.* Wie ging es Ihnen mit diesem Versuch?

Sabine: Gut. Ich halte mein Schuldgefühl aus. Ich kann es aushalten.

Therapeutin: Damit Sie Ihrer Tochter gegenüber „nein" sagen können, ist es wichtig zu lernen, das Schuldgefühl auszuhalten. Dieses Gefühl wird für Sie leichter aushaltbar, wenn Sie ihm eine Form geben, die Sie sich außerhalb Ihres Körpers betrachten können. Natürlich wäre es besser, wenn ich Ihnen eine Methode an die Hand geben könnte, die ihr Schuldgefühl von Anfang an komplett löschen könnte, aber diese Möglichkeit gibt es leider nicht. Je öfter Sie es schaffen, Ihrer Tochter Gegenüber Ihre Grenzen zu zeigen und Ihr Schuldgefühl auszuhalten, umso mehr werden Ihre Schuldgefühle abnehmen. Ihre Tochter wird wahrscheinlich auch lernen, dass sie Sie mit ihrer beleidigten Reaktion nicht mehr manipulieren kann. Jedes Mal, wenn Sie sich nicht in der Lage fühlen, der Bitte Ihrer Tochter nachzukommen und sich anschließend Schuldgefühle einstellen, dann stellen Sie sich Ihre blaue Wolke vor, die vor Ihnen schwebt und sagen Sie sich „das ist mein Schuldgefühl und ich halte es aus". Jedes Mal, wenn Sie „nein" sagen möchten, lassen Sie Ihre blaue Wolke im Raum schweben und Ihnen wird bewusst, dass Sie sich von Ihren Schuldgefühlen distanzieren können. Es wird Ihnen von Tag zu Tag leichter fallen, Ihre eigenen Belastungsgrenzen zu respektieren. Es wird Ihnen immer besser gelingen, selbstbewusste Entscheidungen zu treffen und sich von Ihren Schuldgefühlen zu distanzieren.

Jetzt können wir diese Übung beenden. Sie können tief durchatmen und sich strecken und recken. Machen Sie sich bewusst, wo Sie sind und welche Tageszeit es ist. Öffnen Sie bitte die Augen.

Sabine konnte im Anschluss an diese Übung die Distanzierung von ihren Schuldgefühlen nicht sofort perfekt umsetzen. Sie hat einige Anläufe gebraucht, bis sie erste Erfolge verzeichnen konnte. Sabine wurde darauf aufmerksam gemacht, dass bei dieser Vorgehensweise sogenannte Ehrenrunden vorprogrammiert sind. D. h. es wird auch immer Situationen geben, in denen es ihr nicht gelingen wird, sich von ihren Schuldgefühlen zu distanzieren. Menschen fallen immer wieder in ihre alten Verhaltensmuster zurück. Wichtig ist, dass sie ihre Ehrenrunden erkennt und sich immer wieder mit der Distanzierung von ihrem Schuldgefühl auseinandersetzt, damit diese neu gelernte Verhaltensweise in ihrem Leben sukzessive mehr Raum gewinnt. Sabine hat es geschafft, die heftige Gegenwehr ihrer Tochter auszuhalten und konnte die Erfahrung machen, dass die Tochter nach Kontaktabbrüchen immer wieder zu ihr zurückgekommen ist. Mit der Zeit lernte Emma, ihre Mutter ernst zu nehmen und ihr Nein zu akzeptieren.

9.6.2 Schematische Darstellung des Vorgehens bei der Übung „Nein-Sagen"

Die einzelnen Schritte für die Übung „Nein-Sagen" sehen folgendermaßen aus:

1. Imagination einer typischen und sich wiederholenden Situation, in der es der Patientin schwerfällt, „nein" zu sagen und Grenzen zu setzen.
2. Die Patientin wird für ihre eigentlichen Wünsche und Bedürfnisse in der kritischen Situation sensibilisiert.
3. Die kritische Situation wird in einzelne Sequenzen unterteilt, um ihr zu verdeutlichen, dass ihr defensives Verhalten eine Vielzahl von (für sie) negativen Konsequenzen nach sich zieht.
4. Es wird die Sequenz mit der belastendsten Konsequenz erfragt. Eventuelle längerfristige negative Folgen werden eruiert.
5. Imaginative Konfrontation mit den Folgen des defensiven Verhaltens, indem der resultierende schlechte körperliche und psychische Zustand in der Vorstellung wiedererlebt wird.
6. Die Patientin wird aufgefordert, in der Imagination wieder zum Anfang der Kritischen Situation zu gehen und in der Vorstellung alternative und selbstbewusste Verhaltensweisen zu üben.
7. Die Schuldgefühle, die beim Nein-Sagen entstehen, werden eruiert, in Bezug auf Kognitionen, Emotionen und Körperempfindungen.
8. Die zum Schuldgefühl dazugehörenden Körperempfindungen werden imaginativ in eine Gestalt umgewandelt, von der sich die Patientin in der Vorstellung distanzieren kann, um zukünftig ihre Schuldgefühle besser aushalten zu können. Die Patientin wird angeleitet, diese imaginative Gestalt im Alltag anzuwenden, wenn sich Schuldgefühle einstellen.

Sabine hatte lediglich gegenüber ihrer Tochter Abgrenzungsprobleme. Bei Patientinnen, die ihre Bedürfnisse in verschiedenen Situationen gegenüber unterschiedlichen Personen nicht behaupten können, liegt der Verdacht tieferliegender Konflikte nahe. In den meisten Fällen lassen sich in deren Anamnesen Missbrauchs- und Vernachlässigungserfahrungen ausfindig machen, die einer intensiveren (Trauma-) therapeutischen Behandlung bedürfen.

9.7 Aufbau von Akzeptanz: Das ABER in ein UND umwandeln

In unserer, von Leistung und Perfektionismus dominierten, Gesellschaft sind Krankheiten häufig schambesetzt und die Betroffenen versuchen, ihre Symptome und Schwächen nach außen zu verbergen. Einige befürchten sogar Mobbing und Diskriminierung am Arbeitsplatz, falls die Erkrankung publik werden sollte. Sätze wie „in der Arbeit darf keiner mitbekommen, dass ich diese starken Schmerzen habe, ansonsten bin ich schnell abgeschrieben und bekomme keine verantwortungsvollen Aufgaben mehr", oder „, wenn herauskommt, dass ich krank bin, dann bin ich vielleicht die Nächste, der gekündigt wird", etc. sind häufig zu hören. Andere sehen durch die Erkrankung ihre Partnerschaft gefährdet oder haben Angst, ihren Freundeskreis zu verlieren. Anstatt Wege zu finden, wie der Alltag, trotz der Schmerzen, weitergehen könnte, wird nach Lösungen gesucht, das alte Leben wieder herzustellen und die emotionale Auseinandersetzung mit der Erkrankung zu umgehen. Scham und Insuffizienzgefühle sind starke Emotionen, die Menschen daran hindern können, ihre Erkrankung zu akzeptieren. Krankheitsakzeptanz bedeutet auch der offene Umgang mit der Erkrankung, die Kommunikation der eigenen Grenzen sowie die Aufrechterhaltung sozialer Kontakte, trotz der Schmerzen. Die folgenden Beispiele zeigen, wie die Imagination problematischer Situationen dabei helfen kann, die Betroffenen mit ihren krankheitsbezogenen Emotionen in Kontakt zu bringen, um neue Wege der Krankheitsakzeptanz aufzuzeigen. Zur Krankheitsakzeptanz wird eine Technik (das ABER in ein UND verwandeln) angewendet, die Gunther Schmidt (2019) in seinen Seminaren zu hypnosystemischen Techniken vorstellt.

9.7.1 Falldarstellung I

Ben ist ein 43jähriger Produktionsmitarbeiter und Vater von zwei schulpflichtigen Töchtern. Ben hat nach drei Bandscheibenvorfällen und zwei misslungenen Operationen chronische Nervenschmerzen in seinem rechten Bein entwickelt. Da er einer sitzenden Tätigkeit nachgeht, ist es ihm möglich, trotz der Schmerzen, seinen Beruf weiterhin auszuüben. Lediglich das Gehen und langes Stehen fallen ihm schwer. Ben berichtet: „Ich bin immer gern in die Arbeit gegangen, weil das Betriebsklima bei uns gut ist und ich mich mit meinen Kollegen sehr gut verstehe. Ich bin froh, dass ich weiterhin in die Arbeit gehen kann. Was mich belastet ist, dass die persönlichen Kontakte zu meinen Mitarbeitern verlorengegangen sind. Vom Parkplatz bis zur Firma braucht man zu Fuß ca. zehn Minuten, wenn man normal schnell gehen kann. Seit meiner Schmerzerkrankung brauche ich ungefähr zwanzig Minuten. Ich gehe also doppelt so langsam wie meine Kollegen. Der Gehweg vom Parkplatz zur Arbeit war das Schönste am Morgen, da ich mich in dieser Zeit mit meinen Mitarbeitern unterhalten konnte. Jetzt kann ich mit deren Geh-Tempo nicht mehr mithalten. Am Anfang haben einige Kollegen versucht, sich meinem Tempo anzugleichen. Mir war dies sehr unangenehm und ich habe gespürt, dass die Kollegen ungeduldig wurden. Also ging ich dazu über, zu sagen „geht schon mal vor, ich brauche etwas länger". Nach einigem Zögern haben die Mitarbeiter das Angebot angenommen und es hat sich eingespielt, dass ich mittlerweile allein zum Arbeitsplatz gehe. Die Ärzte meinen, dass ich keine weitere Besserung zu erwarten habe. Vielleicht können wir in der Psychotherapie Übungen machen, damit ich wieder schneller gehen kann?"

Ben konnte seine Situation nicht akzeptieren und war auf der Suche nach einer Lösung, um sein altes Leben wieder zurückzugewinnen. Der Verlust seiner sozialen Kontakte auf dem Weg zur Arbeit war für ihn sehr schmerzlich. Es machte ihn traurig und wütend auf sich selbst. Anstatt sich mit dem Ist-Zustand auseinanderzusetzen, hat er sich täglich unter Druck gesetzt und versucht schneller zu gehen, was eine stärkere körperliche Anspannung und die Zunahme seiner, ohnehin schon starken, Schmerzen zur Folge hatte. Damit Ben lernen konnte, auf dem Weg zur Arbeit achtsamer mit seinen Emotionen umzugehen und mehr Verständnis und Mitgefühl für sich selbst zu entwickeln, wurde er angeleitet, diese Situation in der Imagination zu erleben.

Die Psychoedukation zu dieser Übung sah wie folgt aus:

Therapeutin: Auf Ihrem Weg zum Arbeitsplatz wünschen Sie sich, mit den anderen Kollegen Schritt halten zu können, um sich mit ihnen zu unterhalten. Ihre Schmerzen hindern Sie daran, schneller zu gehen. Sie können dies nicht akzeptieren und setzen sich unter Druck. Dieser Druck bringt Sie psychisch und körperlich in Anspannung, was wiederum die Schmerzen verstärkt. Durch die stärkeren Schmerzen müssen Sie noch langsamer gehen. Sie setzen sich noch mehr unter Druck, bis Sie irgendwann schlecht gelaunt und mit Schmerzen an Ihrem Arbeitsplatz ankommen. Durch einen fürsorglicheren und achtsameren Umgang mit sich selbst können Sie diese Wegstrecke entspannter bewältigen. Sie können Ihren Arbeitsweg mental erleben und in der Vorstellung alternative Möglichkeiten ausprobieren, wie Sie mit dieser Situation umgehen können.

Sie können sich bequem hinsetzen und die Augen schließen. Ich werde Sie bitten, mir Ihren Weg zum Arbeitsplatz zu beschreiben. Dabei werde ich Ihnen einige Fragen stellen. Während Sie mir antworten, sollten Ihre Augen möglichst geschlossen bleiben, damit Sie Ihren inneren Prozess intensiv erleben können. Sind Sie mit dieser Übung einverstanden?

Ben nickt und schließt die Augen.

Therapeutin: Wir fangen ab dem Moment an, in dem Sie auf dem Parkplatz aus Ihrem Auto steigen. Bitte beschreiben Sie mir, was Sie als Erstes denken, wenn Sie aus Ihrem Auto aussteigen.

> **Kommentar**
> Bens erste Kognitionen und Einstellungen, die er auf dem Parkplatz hat, werden eruiert.

Ben: *Nach einer Pause.* Ich denke mir, wenn ich den Weg bis zum Arbeitsplatz geschafft habe, dann habe ich die schwierigste Hürde des Tages hinter mir.

Therapeutin: Die schwierigste Hürde des Tages ist also für Sie nicht die Arbeit, sondern der Weg dorthin?

Ben: *Nickt.* Ja, wenn ich mich langsam vorwärtsquälen muss, während mich die Kollegen von hinten überholen. Und v. a., wenn ich sehe, dass sie sich unterhalten und ich bin außen vor. Das ist für mich das Schlimmste. In der Arbeit bin ich gedanklich bei meinen Tätigkeiten und kann abschalten. Ich mache Routinetätigkeiten, die ich gut beherrsche. Damit habe ich keine Probleme.

Therapeutin: Gut. Sie steigen aus dem Auto aus und gehen in Richtung Arbeit. Was passiert als Nächstes?

Ben: Ich gehe langsam vorwärts. Mein Bein tut weh und blockiert mich, sodass ich langsam gehen muss.

Therapeutin: Und was passiert dann?

Ben: Die Kollegen überholen mich von hinten. Sie unterhalten sich miteinander. Einige sagen „hallo" zu mir und andere übersehen mich einfach.

Therapeutin: Wie geht es Ihnen in diesem Moment?

> **Kommentar**
> Ben wird mit seinen Emotionen in Kontakt gebracht.

Ben: Ich bin wütend auf mich. Wieso musste ich krank werden? Ich fühle mich einsam und ich schäme mich. Ich bin doch kein alter Mann. Ich fühle mich wie ein Versager.

9 Imagination und Suggestion zum Aufbau von Akzeptanz

Therapeutin:	In diesem Moment fühlen Sie sich einsam und Sie schämen sich.
Ben:	Ich möchte wieder schneller gehen können. Ich will bei den anderen dabei sein. Ich will mein altes Leben zurück.
Therapeutin:	Sie wollen dabei sein, fühlen sich einsam und schämen sich. Sie sind wütend auf sich selbst. Welche Gefühle sind noch da in diesem Moment?
Ben:	Ich bin traurig.
Therapeutin:	Sie sind traurig.
Ben:	Ja, ich bin traurig. Ich versuche schneller zu gehen, um den Anschluss zu meinen Kollegen zu finden. Das geht aber nicht, da mir mein Bein dadurch noch mehr weh tut. Ich fühle mich wie ein Versager. Es muss doch einen Weg geben, damit ich wieder gesund werde und schneller gehen kann.
Therapeutin:	Sie sind traurig und suchen nach einem Weg, um wieder gesund zu werden. Sie möchten wieder schnell gehen können, um bei Ihren Kollegen zu sein.
Ben:	Ja, ganz genau.
Therapeutin:	Gehen Sie bitte wieder zurück zu Ihrer Traurigkeit. Was denken Sie, wenn Sie mit Ihrer Traurigkeit in Kontakt sind?
Ben:	Ich fühle mich ausgeschlossen. Ich bin ein Versager. In meinem Alter sollte man doch noch gesund sein. Die Ärzte sagen, es wird nicht mehr besser, aber so kann es nicht weitergehen. Ich möchte meine Schmerzen loswerden, aber ich schaffe es nicht.
Therapeutin:	Sie sind traurig und Sie sagen mir „die Ärzte sagen, es wird nicht mehr besser, aber so kann es nicht weitergehen". In diesem Wort „aber" steckt die Botschaft, dass es eine Lösung gibt, gesund zu werden. Sie haben sie nur noch nicht gefunden. Für mich hört sich das so an, als ob Sie noch auf der Suche nach einer Lösung sind, d. h. Sie hoffen, dass Ihr Bein wieder ganz verheilt, obwohl Sie von mehreren Ärzten die Information bekommen haben, dass sich der Zustand des Beines nicht mehr ändern wird.

> **Kommentar**
>
> Ben wird mit seinem unrealistischen Ziel konfrontiert. Menschen, die auf der Suche nach einer optimalen Lösung sind, verwenden häufig Sätze mit „aber". Ben sagt „die Ärzte sagen, es wird nicht mehr besser, aber so kann es nicht weitergehen". Mit dem Wort „aber" macht Ben deutlich, dass er die Aussagen der Ärzte nicht akzeptiert und weiterhin auf der Suche nach einer Lösung bzw. Heilung ist. Manchmal ergibt es sich während therapeutischer Gespräche, dass Patienten auf Interventionen mit „Ja, aber …" reagieren. Dahinter verbergen sich meistens Wünsche nach optimalen Lösungen, die von der Therapeutin deutlich angesprochen werden sollten.

Ben: Ja, das weiß ich. Vom Kopf her ist mir das klar. Ich kann die Hoffnung nicht aufgeben. Die Ärzte können auch nicht alles wissen.

Therapeutin: Das ist natürlich richtig. Die Zukunft kann niemand hundertprozentig vorhersagen und es ist Ihr gutes Recht, hoffen zu dürfen. Können Sie mir beipflichten, dass der momentane Ist-Zustand dergestalt ist, dass Sie, aufgrund Ihrer Schmerzen, nicht schneller gehen können, auch wenn Sie dies wollen würden?

Ben: Ja, das ist so.

Therapeutin: Wir können uns vorerst nur mit der jetzigen Situation auseinandersetzen. Was die Zukunft bringen wird, müssen wir abwarten. Ist es für Sie in Ordnung, wenn wir in der Gegenwart bleiben?

Ben nickt.

Therapeutin: Schauen wir uns Ihre zweite Aussage an. Sie haben gesagt „ich möchte meine Schmerzen loswerden, aber ich schaffe es nicht". Bitte bleiben Sie in der Vorstellung auf dem Weg zu Ihrem Arbeitsplatz und sagen Sie sich anstatt „ich möchte meine Schmerzen loswerden, aber ich schaffe es nicht", „ich möchte meine Schmerzen loswerden **und** ich schaffe es nicht". Sie ersetzen also das Wort „aber" durch das Wort „und". Sie sagen sich also „ich möchte meine Schmerzen loswerden **und** ich schaffe es nicht". Lassen Sie sich bitte Zeit und sagen Sie sich diesen Satz mehrmals in Gedanken, während Sie auf dem Weg zu Ihrem Arbeitsplatz sind.

> **Kommentar**
>
> Ben wird angeleitet, das „Aber" in seinem Satz durch ein „Und" zu ersetzen. Mit dem Wort „Und" entsteht eine Akzeptanz beider Komponenten seiner Aussage. Ben möchte seine Schmerzen loswerden und er schafft es nicht. Beides darf nebeneinander bestehen. Sein Wunsch die Schmerzen loszuwerden und dass er dies nicht schafft. Er darf also Wünsche haben und gleichzeitig wissen, dass diese nicht erfüllbar sind. Während das Wort „Und" Ben helfen kann, alles zu akzeptieren, was im Moment da ist, erzeugt das Wort „Aber" eher Druck. Der Satz „ich möchte meine Schmerzen loswerden, aber ich schaffe es nicht", fordert dazu auf, eine Lösung zur Schmerzlinderung zu finden, anstatt die derzeitigen Gegebenheiten zu akzeptieren.

Therapeutin:	*Nach einer kurzen Pause.* Wie fühlt sich dieser Satz für Sie an, wenn Sie das Wort „aber" durch „und" ersetzen? Merken Sie einen Unterschied?
Ben:	Das macht mich entspannter.
Therapeutin:	Was denken Sie, warum werden Sie entspannter, wenn Sie sagen „ich will meine Schmerzen loswerden und ich schaffe es nicht", anstatt „ich will meine Schmerzen loswerden, aber ich schaffe es nicht"?
Ben:	Der Satz mit dem „und" setzt mich nicht so unter Druck. Die Situation ist momentan so, dass ich nicht schneller gehen kann, weil ich Schmerzen habe.
Therapeutin:	Mit dem Wort „und" fällt es Ihnen leichter die Situation so zu akzeptieren, wie sie gerade ist?
Ben:	Ja, das stimmt.
Therapeutin:	Ich möchte Ihnen noch andere Formulierungen vorschlagen, die Sie sich in dieser Situation sagen können. Z. B. „es wäre so schön, wenn ich keine Schmerzen mehr

hätte, **und** ich kann es nicht beeinflussen". Stellen Sie sich bitte vor, Sie sind auf dem Weg zu Ihrem Arbeitsplatz und sagen sich „es wäre so schön, wenn ich keine Schmerzen mehr hätte, **und** ich kann es nicht beeinflussen". Probieren Sie es ruhig aus.

> **Kommentar**
>
> Mit dem Satz „es wäre so schön, wenn ich keine Schmerzen hätte, und ich kann es nicht beeinflussen" wird Bens Wunsch nach Schmerzfreiheit deutlicher gewürdigt. Es wird herausgehoben, dass der Wunsch nach Schmerzfreiheit völlig legitim ist. Auf der anderen Seite hat es Ben nicht in der Hand, seine Schmerzen zu reduzieren. Es ist also nicht Bens Versagen, sondern die Erkrankung lässt keine weitere Linderung zu.

Therapeutin: *Nach einer Pause.* Wie fühlt sich für Sie dieser Satz an? „Es wäre so schön, wenn ich keine Schmerzen mehr hätte, **und** ich kann es nicht beeinflussen".

Ben: Noch besser. Der Satz nimmt mir den Druck, da ich meine Schmerzen nicht ändern kann. Ich bin nicht schuld, dass ich Schmerzen habe. Es ist nicht so, dass ich mir nicht wünschen würde, keine Schmerzen zu haben. Ich kann nichts dagegen tun. Ich muss langsam gehen und wenn mich meine Kollegen überholen und ich auf dem Arbeitsweg keinen Gesprächspartner mehr habe, dann ist das so.

Therapeutin: Mit dem Satz „Es wäre so schön, wenn ich keine Schmerzen mehr hätte, **und** ich kann es nicht beeinflussen" gelingt es Ihnen noch besser, diese Situation zu akzeptieren. Beides darf nebeneinander bestehen bleiben. Ihr Wunsch, schmerzfrei zu sein und die Tatsache, dass Sie nichts dagegen tun können.

Ben: Ja, das ist richtig. Dieser Satz macht mich allerdings auch traurig. Ich fühle mich zwar entspannter, aber auch trauriger.

Therapeutin: Sie fühlen sich auch traurig. Was macht die Traurigkeit aus? Können Sie erkennen, was Sie traurig macht?

9 Imagination und Suggestion zum Aufbau von Akzeptanz

> **Kommentar**
>
> Mit zunehmender Krankheitsakzeptanz kommt auch häufig ein Trauerprozess in Gang, da sich die Betroffenen von ihren Idealvorstellungen verabschieden müssen. Das Festhalten an unrealistischen Zielen kann auch als Vermeidung von Trauer angesehen werden. Die Hoffnung auf eine optimale Lösung wirkt kurzfristig immer wieder stabilisierend, aber verhindert die realistische Auseinandersetzung mit der Erkrankung und blockiert nachhaltige Bewältigungsmöglichkeiten.

Ben: Mir wird dadurch bewusst, dass ich nicht mehr schneller laufen kann und mich für längere Zeit oder sogar für immer damit abfinden muss.

Therapeutin: Das verstehe ich. Sie sind dabei, Abschied zu nehmen. Abschied von der Zeit, als Sie noch gesund waren und mit Ihren Kollegen Schritt halten konnten.

Ben: Ja. Wenn ich ehrlich bin, gehe ich schon seit über zwei Jahren in diesem langsamen Tempo in die Arbeit. Und ich konnte es nicht akzeptieren.

Therapeutin: Ihnen wird bewusst, wie lange schon die Beschwerden bestehen und dass es jetzt Zeit ist, Abschied zu nehmen. Abschied von den alten Zeiten, als Sie noch schmerzfrei waren und schneller gehen konnten.

Ben: Ja. Ich muss das noch auf mich wirken lassen.

> **Kommentar**
>
> An dieser Stelle reagieren die meisten Patienten mit Sätzen, wie „das muss ich noch auf mich wirken lassen", was auf der einen Seite als Vermeidung des Abschieds von gesunden Zeiten verstanden werden kann. Andererseits kann eine einzige imaginative Übung dieser Art nur den Beginn eines Trauerprozesses darstellen. Daher ist es verständlich, dass Patienten, die, während der Übung, neu gewonnenen Erfahrungen in ihrem Tempo „verdauen" möchten.

Therapeutin:	Für heute können Sie sich von dieser Übung verabschieden, indem Sie Ihre Aufmerksamkeit von Ihren inneren Bildern und Prozessen weglenken und sich bewusst machen, wo Sie sind und welche Tageszeit es ist. Sie können tief durchatmen und sich strecken und recken. Wenn Sie sich wieder ganz im Hier und Jetzt fühlen, können Sie Ihre Augen öffnen.

Ben atmet durch, streckt die Arme und öffnet seine Augen.

Therapeutin:	Wie geht es Ihnen nach dieser Übung?
Ben:	Ich bin nachdenklich. Ich fühle mich entspannter, als ob eine Last von mir abgefallen wäre. Auf der anderen Seite bin ich traurig.
Therapeutin:	Wir haben durch diese Übung einen Trauerprozess angestoßen, der wichtig ist, um Ihre **Schmerzerkrankung** zu verarbeiten und anzunehmen. Die Akzeptanz des Ist-Zustands hilft Ihnen, entspannter durch den Alltag zu gehen, anstatt sich permanent unter Druck zu setzen, damit das Unmögliche möglich wird. Wenn Sie möchten, dann können Sie sich den Satz „Es wäre so schön, wenn ich keine Schmerzen mehr hätte, **und** ich kann es nicht beeinflussen" aufschreiben und an ihn denken, wenn Sie auf dem Weg zu Ihrer Arbeit sind. Die Akzeptanz des Ist-Zustands ist nichts, was auf Knopfdruck passiert, sondern es handelt sich um einen Prozess. D. h., dass Sie sich auf Ihrem Arbeitsweg öfters mit diesem Satz auseinandersetzen müssen, um Ihre Situation besser annehmen zu können.
Ben:	Dieser Satz fühlt sich für mich gut an und ich werde ihn zukünftig auf meinem Arbeitsweg einsetzen.

Ben hat mit dem Satz „Es wäre so schön, wenn ich keine Schmerzen mehr hätte, und ich kann es nicht beeinflussen" regelmäßig gearbeitet. Er hat sich mit diesem Gedanken nicht nur auf seinem Weg zur Arbeit auseinandergesetzt, sondern auch in verschiedenen Situationen, in denen er mit seinen schmerzbedingten Einschränkungen konfrontiert war. Durch die Praktik der Akzeptanz war es Ben mit der Zeit möglich, sich mit neuen Wegen zu beschäftigen, um, trotz der Schmerzen, Lebensqualität zu erlangen. Ben konnte seine Schmerzen und die damit verbundenen Einschränkungen als Begleiter akzeptieren. Er suchte in der Mittagspause den Kontakt zu seinen Kollegen, während diese an den Tischen in der Kantine saßen. Ben musste sich lediglich mit den Kollegen absprechen, damit sie ihre Mittagspause zur selben Zeit einplanten. Mit einigen Mitarbeitern verabredete er sich auf ein Bier nach Feierabend. Er konnte sich für alternative Möglichkeiten öffnen, um mit seinen Kollegen Kontakt zu halten. Dadurch war es ihm möglich, die Situation auf dem Weg zu seinem Arbeitsplatz leichter anzunehmen. Wenn Kollegen auf dem Arbeitsweg auf ihn zukamen, dann regierte er mit der Aussage „geht ruhig vor. Bei mir dauert es länger. Wir unterhalten uns in der Mittagspause". Der hier geschilderte Fall darf nicht so verstanden werden, dass es Ben gleich nach dieser einen Imaginationsübung gelungen ist, seine Situation zu akzeptieren. Während der folgenden Sitzungen kam Bens Sehnsucht nach einer Heilung immer wieder zum Vorschein, was aus seinen Aussagen, wie z. B. „vielleicht kann mir Hypnose helfen", „es muss doch Möglichkeiten geben, dass der Geist den Körper kontrolliert", „ich habe von einem Heilpraktiker gehört, der schon einigen Menschen helfen konnte", etc. herauszuhören war. In diesen Fällen ist es wichtig, den Wunsch des Patienten nach Heilung wertzuschätzen. Akzeptanz bedeutet nicht, dass Wünsche und Hoffnungen der Patienten zerredet oder gelöscht werden müssen. Sowohl der Wunsch nach Heilung als auch die realistische Einschätzung der Situation dürfen nebeneinander bestehen bleiben. Die Therapeutin ist die geduldige Begleiterin des Patienten auf dem Weg zur Krankheitsakzeptanz, die ihm sein Pendeln zwischen den beiden Polen, also den Wunsch nach Heilung und der gegebenen Situation, widerspiegelt. Es kommt nicht selten vor, dass Patienten Akzeptanz mit Kapitulation gleichsetzen. Diese Menschen gehen davon aus, dass der Weg zur Genesung durch den Kampf gegen die Erkrankung möglich ist. Die Betroffenen verwenden häufig Aussagen, wie „ich werde die Krankheit besiegen", „man darf nie aufgeben", etc. Die Akzeptanz der Ist-Situation wird nicht als Chance gesehen, mit der Erkrankung als Begleiter neue Wege zu gehen, sondern als Resignation, die

Hoffnungslosigkeit und das Verharren in einer freudlosen Zukunft zur Folge haben wird. Ein Satz, den diese Klientel häufig verwendet, lautet „" wenn ich mir vorstelle, dass ich mit diesen Schmerzen leben muss, dann kann ich mir gleich die Kugel geben". Diese eher aggressiven Reaktionsweisen spiegeln lediglich die Verzweiflung der Betroffenen wider und sollten in der Therapie Wertschätzung und Anerkennung erfahren, um den Prozess der Akzeptanz anstoßen zu können.

9.7.2 Schematische Darstellung des Vorgehens zum Aufbau von Krankheitsakzeptanz I

1. Der Patient beschreibt eine typische Problemsituation, die im Zusammenhang mit seinen Schmerzen steht.
2. Die Emotionen und Kognitionen bezüglich dieser Situation werden eruiert.
3. Unrealistische Wünsche nach einer Lösung bzw. Heilung werden herausgearbeitet und angesprochen.
4. ABER-Sätze werden in UND-Sätze umgewandelt, sodass Wunschvorstellungen und realistische Gegebenheiten nebeneinander bestehen können. Der Patient wird gleichzeitig mit seinen Wünschen und der Realität konfrontiert.
5. Evaluation der entspannenden Wirkung von UND-Sätzen auf Körper und Psyche mittels Befragung des Patienten.
6. Pacen von sich eventuell einsetzenden Trauer- und Abschiedsprozessen.
7. Anleitung zum Einsatz von UND-Sätzen im Alltag.

9.7.3 Falldarstellung II

Der Fall der Patientin Kerstin dient bezüglich dieser Thematik als weiteres Beispiel.

Kerstin ist eine 56jährige Mutter von zwei erwachsenen Kindern. Sie hat einen eigenen Friseursalon, den Sie mit zwei Angestellten betreibt. Kerstin wollte schon immer einen eigenen Friseursalon haben und besitzt ihren Laden seit über zwanzig Jahren. Kerstin hatte zwei Bandscheibenvorfälle in der Halswirbelsäule und ist seit einem halben Jahr krankgeschrieben. Sie schildert ihre Situation: „Ich bin mit Leidenschaft Friseurin und habe in den letzten zwei Jahren unter Schmerzen weitergearbeitet. Vor einem halben Jahr ging es nicht mehr. Die Schmerzen wurden so stark, dass ich in meinem Friseursalon ohnmächtig geworden bin. Ich wollte einfach die Zähne zusammenbeißen und weitermachen, aber mein Körper konnte nicht mehr mitmachen und ich bin einfach umgekippt. Das war für alle ein großer Schock. Meine Mitarbeiterinnen haben den Notruf gewählt und ich kam ins Krankenhaus. Mein behandelnder Arzt aus der Schmerzambulanz des Krankenhauses hat mich aufgesucht und war verärgert, als er erfuhr, dass ich, wegen meinen Schmerzen, in der Arbeit umgefallen bin. Er hatte mir bereits vor zwei Jahren geraten, nicht mehr zu arbeiten, da meine Halswirbelsäule nicht belastet werden sollte. Weitere Belastungen würden das Risiko einer Lähmung beinhalten und eine Operation wäre in meinem Fall sehr riskant. Ich bin seit meinem Zusammenbruch krankgeschrieben. Meine Mitarbeiterinnen halten den Laden am Laufen. Es sind zwei tüchtige Frauen, auf die ich mich verlassen kann. Ich sitze seit einem halben Jahr Zuhause und fühle mich nutzlos. Mir war die Arbeit immer sehr wichtig und ich will auf jeden Fall wieder in den Friseursalon zurückgehen". Auf meine Frage, ob ihr das Risiko einer Lähmung bewusst ist, wenn sie ihre Arbeit wieder aufnimmt, erwidert sie: „Ja, das hat mir der Arzt schon mehrfach gesagt, aber ich will meinen Friseursalon nicht aufgeben. Ich habe immer so viel Bestätigung von den Kunden bekommen und mit einigen bin ich auch mittlerweile befreundet. Was hat mein Leben noch für einen Sinn, wenn ich die ganze Zeit Zuhause sitze?" Kerstin war durch ihren Mann, der als Ingenieur gut verdiente, finanziell abgesichert. Sie hätte jederzeit ihren Laden verkaufen und in Rente gehen können. Kerstin ging es nicht ums Geld, auch nicht um die sozialen Kontakte, die sie durch die Arbeit hatte, da sie sich auch privat über eine große Verwandtschaft und einen guten Freundeskreis erfreuen durfte. Sie wollte ihr Leben, so wie sie es kannte, nicht aufgeben bzw. verändern. Kerstin hat es bisher vermieden, sich von ihrem Friseursalon zu verabschieden, um die damit verbundene Trauer nicht fühlen zu müssen. Sie zeigte ein klassisches Vermeidungsverhalten, da sie Angst vor ihren Gefühlen hatte.

Stattdessen lebte sie lieber in der Illusion, dass sie eines Tages wieder in ihrem Salon arbeiten würde. Mithilfe der im Folgenden beschriebenen Imaginationsübung wurde Kerstin mit ihren Gefühlen der Trauer konfrontiert, damit sie lernt, diesen Emotionen achtsam zu begegnen und sie auszuhalten.

Die Psychoedukation zu dieser Übung sah folgendermaßen aus:

Therapeutin: Nachdem Sie schon so lange krankgeschrieben sind und nach wie vor Schmerzen haben, wissen Sie auf der einen Seite, dass Sie Ihren Laden aufgeben müssen und, auf der anderen Seite, fällt Ihnen das Loslassen schwer. Ihr Friseursalon ist Ihr Projekt, für das Sie hart gearbeitet haben und deshalb ist es für Sie eine große Hürde, Ihren Laden zu verkaufen und in Rente zu gehen, obwohl Sie wissen, dass es keine Alternative gibt.

Kerstin: Vom Kopf her weiß ich das, aber mein Gefühl ist anders. Mir fällt es einfach schwer, loszulassen.

Therapeutin: Das Loslassen ist in den meisten Fällen ein Prozess, der länger dauern kann. Dass Sie Ihr Herzensprojekt nicht von heute auf morgen aufgeben können, ist doch ganz verständlich. Ich kann Ihnen helfen, diesen Prozess anzustoßen, damit Sie den ersten Schritt auf dem Weg des Loslassens gehen können. Sind Sie damit einverstanden?

Kerstin nickt.

Therapeutin: Ich werde Sie gleich bitten, Ihre Augen zu schließen und in der Vorstellung in eine typische Alltagssituation zu gehen, in der Sie Ihr Bedauern über den Verlust Ihrer Arbeitsfähigkeit besonders deutlich spüren. Ich werde Ihnen zu dieser Situation Fragen stellen, damit Sie diesen Moment deutlich und mit möglichst vielen Aspekten wahrnehmen können. Bitte antworten Sie mir mit geschlossenen Augen. Dadurch bleiben Sie intensiver bei Ihren inneren Prozessen. Ist das für Sie in Ordnung?

Kerstin: Ja. Ich mache alles mit, was mich in dieser Sache weiterbringen kann.

Therapeutin:	Machen Sie es sich bitte bequem und schließen Sie die Augen. Gehen Sie in Gedanken in eine typische Situation aus dem Alltag, in der Sie besonders deutlich Ihr Bedauern über Ihre Arbeitsunfähigkeit wahrnehmen. Lassen Sie sich bitte Zeit und geben Sie mir Bescheid, wenn Ihnen eine Situation einfällt.
Kerstin:	*Nach einer Pause.* Ich habe ihnen noch nicht erzählt, dass ich direkt über meinem Friseursalon wohne. Mein Mann und ich haben das ganze Haus gemietet. In der oberen Wohnung leben wir und unten ist der Friseursalon. Das war für mich immer sehr praktisch, da ich in der Mittagspause schnell nach oben gehen konnte und, wenn eine Kundin außerhalb der Öffnungszeiten dringend einen Haarschnitt gebraucht hat, dann bin einfach schnell nach unten gegangen und habe sie frisiert.
Therapeutin:	Hatte es für Sie auch Nachteile, dass Sie zwischen Beruf und Privatleben keine klare Grenze ziehen konnten?
Kerstin:	Nein, überhaupt nicht. Ich habe meinen Beruf geliebt und habe es immer genossen, den Salon so nahe bei mir zu haben. Und auch in der Zeit als die Kinder klein waren, konnte ich sie immer in meiner Nähe haben. Ich empfand diese Situation als perfekt.
Therapeutin:	Ich verstehe, es war für Sie perfekt. Wenn man seinen Beruf liebt, dann ist es kein Problem, wenn der Arbeitsplatz direkt neben der Wohnung ist.

Kerstin nickt.

Therapeutin:	Gehen wir noch einmal in die heutige Situation. Gibt es Momente, in denen Sie die Traurigkeit über Ihre Erkrankung und den Verlust Ihrer Arbeitsfähigkeit besonders deutlich wahrnehmen?
Kerstin:	Ja. Die Traurigkeit spüre ich besonders deutlich, wenn ich außer Haus gehen muss. Ich kann im Treppenhaus durch die Glastüre meines Salons sehen. Da bin ich jedes Mal tieftraurig.
Therapeutin:	Wenn es für Sie in Ordnung ist, dann können wir uns diesen Moment genauer anschauen.

Kerstin:	Ja.
Therapeutin:	Wenn Sie im Treppenhaus durch die Glastüre schauen, was sehen Sie?
Kerstin:	Ich sehe meine beiden Kolleginnen, wie sie Kundinnen frisieren. Sie machen ihre Arbeit gut. Beide sind schnell und geschickt.
Therapeutin:	Sie sehen wie Ihre beiden Kolleginnen schnell und geschickt arbeiten. Können Sie in dieser Situation auch etwas hören?
Kerstin:	Ja, Unterhaltungen und Lachen.
Therapeutin:	Wie fühlen Sie sich in dieser Situation, wenn Sie Ihre Kolleginnen durch die Glastüre sehen, wie sie schnell arbeiten und sich mit den Kundinnen unterhalten?
Kerstin:	Ich fühle mich sehr traurig. Ich würde am liebsten in den Salon gehen und mitarbeiten. Zusehen zu müssen, wie die Kolleginnen in meinem Laden arbeiten und ich kann nicht mitmachen. Das ist für mich sehr schwer aushaltbar.
Therapeutin:	Diese Situation können Sie schwer aushalten.
Kerstin:	Ja. Deswegen habe ich mir angewöhnt nicht mehr durch die Glastüre zu schauen. Ich gehe schnell durchs Treppenhaus nach draußen, so als ob ich Scheuklappen hätte.

> **Kommentar**
> Kerstin zeigt deutliches Vermeidungsverhalten.

Therapeutin:	Schnell weg, damit Sie die Traurigkeit nicht spüren müssen.
Kerstin:	Ja. Ich will das nicht aushalten müssen.
Therapeutin:	Ist es für Sie in Ordnung, wenn wir noch eine Weile in dieser Situation im Treppenhaus bleiben?
Kerstin:	Ja. Ich bin hier, damit mir geholfen wird.
Therapeutin:	Gehen Sie bitte wieder in diesen Moment, in dem Sie durch die Glastüre schauen, Ihre Kolleginnen bei der Arbeit sehen und in Kontakt mit Ihrer Traurigkeit kommen.

Kerstin nickt.

Therapeutin: Was denken Sie in diesem Moment?
Kerstin: Ich denke mir, dass ich mein altes Leben zurückhaben möchte. Ich will wieder jeden Tag in meinen Salon gehen. So wie früher.
Therapeutin: Sie spüren die Sehnsucht nach den alten Zeiten. Sie möchten Ihr altes Leben wiederhaben und in Ihrem Salon arbeiten. Das ist doch verständlich.
Kerstin: *Nach einem kurzen Zögern.* Auf der anderen Seite bekomme ich schon bei dem Gedanken, wieder arbeiten zu müssen, Nackenschmerzen und mir wird schwindlig. Wenn ich gesund wäre, würde ich sofort wieder anfangen. Aber mit den Schmerzen und, wenn ich dann nochmals in der Arbeit umkippe. Allein bei der Vorstellung wird mir schlecht. Ich wünsche mir nichts sehnlicher, als wieder gesund zu sein, um arbeiten zu können.
Therapeutin: Auf der einen Seite wünschen Sie sich, gesund zu sein und arbeiten zu können und auf der anderen Seite wissen Sie, dass Sie mit ihren Beschwerden die Arbeit nicht mehr machen können.
Kerstin: Ja, aber der Wunsch ist so groß, und wenn ich durch die Glastüre blicke, ist meine Traurigkeit kaum auszuhalten.
Therapeutin: Wenn Sie jetzt durch die Glastüre blicken und Ihre Traurigkeit spüren, die kaum auszuhalten ist, wie fühlt sich Ihre Traurigkeit an? Können Sie sie körperlich spüren? Wo im Körper spüren Sie Ihre Traurigkeit am deutlichsten?

> **Kommentar**
> Kerstin wird deutlicher mit ihrer Traurigkeit konfrontiert.

Kerstin: *Legt ihre rechte Hand auf die Herzgegend.* Es ist wie ein Druck auf der Brust. Ein schweres Gefühl.
Therapeutin: Bleiben Sie bitte bei diesem Gefühl, dem Druck auf der Brust. Sie schauen durch die Glastüre, sehen

Ihre Kolleginnen, sind traurig, dass Sie nicht mehr arbeiten können und haben den Druck auf der Brust. Sie bleiben ruhig atmend in dieser Situation mit dem Druck auf der Brust. Bleiben Sie dabei und machen Sie die Erfahrung, dass Sie den Druck auf der Brust aushalten können. *Kurze Pause.* Bleiben Sie ruhig atmend bei Ihrer Traurigkeit. Sagen Sie sich: „Ich wünschte, ich könnte wieder arbeiten **und** meine Schmerzen lassen es nicht zu". „Ich wünschte, ich könnte wieder arbeiten **und** meine Schmerzen lassen es nicht zu". Bleiben Sie bitte in dieser Situation und sagen Sie sich diesen Satz mehrmals in Gedanken. Machen Sie sich bewusst, dass Sie Ihre Traurigkeit aushalten können.

Kommentar

Mit dem Satz „ich wünschte, ich könnte wieder arbeiten **und** meine Schmerzen lassen es nicht zu" werden beide Aspekte von Kerstins Situation wertgeschätzt. Also ihre Sehnsucht, wieder arbeiten zu können und die Grenzen, die ihr durch die Schmerzen gegeben sind. Beides darf nebeneinander bestehen. Der Wunsch wieder arbeiten zu können und die Tatsache, dass sie mit ihren Schmerzen nicht mehr arbeiten kann, sind gleichzeitig vorhanden. Keiner dieser beiden Aspekte muss gelöscht oder ausgeschlossen werden.

Therapeutin:	*Nach einer Pause.* Wie geht es Ihnen jetzt?
Kerstin:	Es wird leichter. Der Druck auf der Brust wird leichter.
Therapeutin:	Der Druck auf der Brust wird leichter. Bleiben Sie noch einen Moment in dieser Situation und sagen Sie sich in Gedanken „Ich wünschte, ich könnte wieder arbeiten **und** meine Schmerzen lassen es nicht zu". Sie stehen im Treppenhaus und schauen durch die Glastüre Ihres Friseursalons. Und während Sie Ihre Traurigkeit spüren, können Sie sich sagen „ich wünsche, ich könnte wieder arbeiten **und** meine Schmerzen lassen es nicht zu". „Ich wünsche, ich könnte wieder arbeiten **und** meine

Schmerzen lassen es nicht zu". Jetzt oder gleich werden Sie merken, dass der Druck auf der Brust noch leichter werden darf. *Pause.* Mit jedem Ausatmen leichter und leichter. Sie können sich erlauben, Ihre Traurigkeit loszulassen. *Pause.* Jetzt. *Pause.* Ich wünsche, ich könnte wieder arbeiten **und** meine Schmerzen lassen es nicht zu. *Pause.* Lassen Sie diesen Gedanken zu. Dieser Gedanke darf sich immer wieder melden. *Pause.* Und je mehr sich dieser Gedanke meldet, umso deutlicher können Sie sehen, was für Sie wirklich wichtig ist. *Pause.* Ihre Gesundheit. *Pause.* Ihre Gesundheit darf immer deutlicher in den Vordergrund treten. *Pause.* Ich wünsche, ich könnte wieder arbeiten **und** meine Schmerzen lassen es nicht zu. *Pause.* Je mehr und mehr sich dieser Gedanke zeigt, umso leichter können Sie Ihr Berufsleben loslassen. Die Brust frei und leicht. Und Sie dürfen sich wohler und wohler fühlen, je mehr Sie diesen Gedanken zulassen. Ich wünsche, ich könnte wieder arbeiten **und** meine Schmerzen lassen es nicht zu. Die Traurigkeit darf leichter werden, während Sie durch die Glastür Ihres Geschäftes blicken. Sie dürfen loslassen. Ihre Gesundheit im Vordergrund. Vielleicht, dass sich, jetzt oder gleich, Ideen und innere Bilder melden, die Ihnen aufzeigen, wozu es wichtig ist, die eigene Gesundheit zu erhalten. Sich bewusst für die Gesundheit zu entscheiden, anstatt sich Gedanken um die Arbeit zu machen. Und ich weiß nicht, ob innere Bilder von zukünftigen Enkeln auftauchen, die Sie erleben möchten und schöne Urlaubsreisen, für die bisher zu wenig Zeit war. Oder vielleicht einfach schöne Dinge, die Sie in Ihren Alltag einbauen können. Vielleicht sind es auch andere Bilder und Ideen, die vor Ihrem inneren Auge auftauchen und Sie sich öffnen dürfen für all die schönen Dinge, die das Leben zu bieten hat. Was Passiert, wenn Sie Ihren Blick von Ihrem Friseursalon wegwenden und sich umschauen, welche Möglichkeiten Ihnen offenstehen? Lassen Sie sich Zeit. Für einen Moment.

> **Kommentar**
>
> Mithilfe von suggestiven Sprachmustern wird Kerstins Abschiedsprozess von der Arbeit unterstützt.

Therapeutin:	*Nach einer Pause.* Wie geht es Ihnen?
Kerstin:	Besser.
Therapeutin:	Konnten Sie aus dieser Sequenz neue Ideen gewinnen?
Kerstin:	Sie haben über die vielen Möglichkeiten im Leben gesprochen. Über Enkelkinder und Urlaubsreisen. Das ist auch wichtig. Mir kam etwas anderes in den Sinn. Ich war in der Schule sehr gut in Kunst und ich bekam von meinem Lehrer viel Lob. Deshalb habe ich den Beruf der Friseurin gewählt, weil ich meine Kreativität beruflich ausleben konnte. Es gibt aber noch so viele andere Bereiche, in denen man kreativ sein kann. Nachdem unsere beiden Kinder ausgezogen sind, haben wir zwei leerstehende Kinderzimmer in der Wohnung. Ich werde ein Zimmer für mich in Anspruch nehmen und mich dort kreativ ausleben. Ich weiß noch nicht, ob ich lieber Bilder malen möchte oder mit dem Nähen anfangen werde. Vielleicht auch beides. Ich werde mir eine Beschäftigung suchen, die Spaß macht.
Therapeutin:	Dafür lohnt es sich, auf die eigene Gesundheit zu achten. Eine Kreative Tätigkeit, die Ihnen Spaß macht. Sie haben jetzt die Freiheit, das zu tun, was Ihnen Freude bereitet. Ohne Termindruck oder finanzielle Notwendigkeiten.
Kerstin:	Ja. Wenn ich Zeit und Lust habe, dann kann ich mich kreativ beschäftigen und ich kann jederzeit eine Pause machen. Das ist im Berufsleben nicht möglich.
Therapeutin:	Wie denken Sie jetzt über Ihre Arbeit? Ist die Traurigkeit noch da?
Kerstin:	Ja. Die Traurigkeit ist noch da. Auf der anderen Seite wurde es mir deutlicher, dass ich **einfach** nicht mehr arbeiten kann. Aber ich bin noch traurig. So schnell kann ich meine Arbeit nicht vergessen, auch wenn ich eine kreative Beschäftigung finden sollte.

Therapeutin:	Auf der einen Seite wird es deutlicher, dass Sie nicht mehr arbeiten können, und auf der anderen Seite fällt Ihnen der Abschied von der Arbeit schwer.
Kerstin:	Ja.
Therapeutin:	Trauer und Loslassen sind Prozesse, an denen Sie aktiv weiterarbeiten können. Bitte schreiben Sie sich nach dieser Übung den Satz „Ich wünschte, ich könnte wieder arbeiten und meine Schmerzen lassen es nicht zu" auf und beschäftigen Sie sich mit ihm. Wenn Sie das nächste Mal im Treppenhaus sind, dann schauen Sie bitte bewusst durch die Glastüre und lassen Sie Ihre Traurigkeit zu. Sagen Sie sich in dieser Situation „Ich wünschte, ich könnte wieder arbeiten **und** meine Schmerzen lassen es nicht zu". Mit diesem Vorgehen stellen Sie sich Ihrer Traurigkeit und können aktiv an diesem Loslöse- und Abschiedsprozess arbeiten. Mit dieser Konfrontationsübung, die Sie möglichst häufig praktizieren sollten, wird es ihnen mit der Zeit immer leichter fallen, Ihre Situation zu akzeptieren. Sie werden dadurch neue Wege finden, um Lebensqualität zu erlangen. Für heute können Sie sich von dieser Übung verabschieden. Sie können die Aufmerksamkeit von Ihren inneren Prozessen weglenken und sich bewusst machen, wo Sie sind und welche Tageszeit es ist. Sie atmen tief ein und aus. Strecken und recken sich. Wenn Sie sich wieder ganz im Hier und Jetzt fühlen, dann öffnen Sie bitte die Augen.

Mithilfe der oben genannten Instruktion kann Kerstin selbständig ihren Trauerprozess im Alltag fortführen.

Kerstin öffnet die Augen.

Therapeutin:	Wie geht es Ihnen nach dieser Übung?
Kerstin:	Ich fühle mich leichter, aber auch sehr müde.
Therapeutin:	Das war eine ganz intensive Arbeit, die Ihre Psyche geleistet hat. Haben Sie die Möglichkeit, sich nach dieser Sitzung etwas Ruhe zu gönnen?
Kerstin:	Ja, ich habe heute nichts mehr vor.

Kerstin hat sich im Alltag häufig mit dem Satz „Ich wünschte, ich könnte wieder arbeiten und meine Schmerzen lassen es nicht zu" auseinandergesetzt, bis sie den Gedanken, nicht mehr arbeiten zu können, besser akzeptieren konnte. Dieser Gedanke wurde auch in den Psychotherapeutischen Sitzungen oft wiederholt, weil Kerstin immer wieder von ihrer Sehnsucht, in die Arbeit zurückzukönnen, eingeholt wurde. Da Kerstin sowohl durch ihren Mann als auch aufgrund eigener Ersparnisse finanziell abgesichert war, gelang es ihr nach einiger Zeit, ihre Arbeit loszulassen. Sie hat in einem Raum Ihrer Wohnung ein kleines Kunstzimmer eingerichtet und sich mit Seidenmalerei beschäftigt. Als nach einem Jahr ihr erstes Enkelkind auf die Welt kam und sie ihre berufstätige Tochter mit Babysitting unterstützen musste, verlor Ihr Friseursalon an Wichtigkeit. Sie konnte sich zu dem Schritt durchringen, Ihren Salon an eine ihrer Kolleginnen zu verkaufen. Einen Teil ihres Erlöses hat sie für ihren Enkel angelegt.

Häufig kommen chronische Schmerzpatienten in die psychotherapeutische Praxis, die in ihren Familien die Hauptverdiener sind und um ihre Erwerbsminderungsrente kämpfen müssen. Diese Menschen werden gezwungen, zahlreiche bürokratische Hürden zu bewältigen, was den Prozess hin zur Krankheitsakzeptanz erschwert und verzögert. In vielen Fällen würde die Erwerbsminderungsrente nicht ausreichen, um die Familie finanzieren zu können, sodass die Betroffenen trotz ihrer Schmerzen weiterarbeiten müssen. Daraus ergeben sich nicht selten Folgeschäden aufgrund von Schmerzmittelmissbrauch, und, im Falle körperlicher Arbeit, eine Verschlimmerung orthopädischer und rheumatologischer Erkrankungen. Gerade im Bereich der Schmerzpsychotherapie werden Behandler mit dieser Problematik konfrontiert, wodurch das psychotherapeutische Vorgehen an seine Grenzen kommt. Die Herausforderung für die Psychotherapeutin besteht in der Akzeptanz der eigenen begrenzten Möglichkeiten, dieser speziellen Klientel helfen zu können. Finanzielle Nöte, die sich aufgrund krankheitsbedingter Arbeitsunfähigkeit ergeben, sind psychotherapeutisch nicht behandelbar, sondern müssen allenfalls in die Hände von Finanz- oder Schuldenberater bzw. den politisch Verantwortlichen gegeben werden.

9.7.4 Schematische Darstellung des Vorgehens zum Aufbau von Krankheitsakzeptanz II

Die einzelnen Schritte bezüglich der oben dargestellten Übung sehen folgendermaßen aus.

1. Es wird eine Situation aus dem Alltag eruiert, in der es der Betroffenen besonders schwer fällt, die Erkrankung und die damit verbundenen Leistungseinbußen zu akzeptieren.
2. Emotionen und Kognitionen bezogen auf diese Situation werden detailliert herausgearbeitet.
3. Die Trauer aufgrund der Erkrankung und den damit verbundenen Leistungseinbußen wird verdeutlicht.
4. Aus dem „Aber" wird ein „Und" gemacht. Dadurch wird verdeutlicht, dass die Sehnsucht nach dem alten Leben (vor der Erkrankung) und die Tatsache, dass es Leistungseinbußen gibt, die nicht mehr rückgängig gemacht werden können, nebeneinander bestehen dürfen. Durch das Zulassen aller Emotionen und Kognitionen bezüglich der, durch die Krankheit verursachten Situation, können Trauer- und Abschiedsprozesse leichter angeregt werden.
5. Mithilfe suggestiver Sprachmuster kann die Patientin Abschiedsprozesse in Trance erleben und üben.
6. Anleitung zur Praktik des Abschieds und der Krankheitsakzeptanz im Alltag mithilfe von Affirmationen („Und-Sätze"), die in der Trance geübt wurden.
7. Nachbearbeitung der Erfahrungen der Patientin mit ihrer Trauerarbeit im Alltag während der folgenden Therapiesitzungen, unter wiederholtem Einbezug der Und-Sätze.

9.8 Emotionale Entlastung

9.8.1 Falldarstellung

Ute, eine 62jährige Rentnerin, ist verheiratet und hat zwei erwachsene Kinder. Ute leidet seit ca. einem Jahr unter Nervenschmerzen im Gesicht. Die Patientin berichtet: „Letztes Jahr musste ich mich einer intensiven Zahnbehandlung unterziehen, da ein großer Bereich meines Unterkiefers vereitert war. Die Vereiterung konnte erfolgreich behandelt werden, aber ich leide seitdem unter Nervenschmerzen im Gesicht. Die Schmerzen kommen und gehen und zeigen sich an verschiedenen Stellen meines Gesichts. Der Arzt meint, dass ich damit leben muss. Wenn die Nervenschmerzen schon seit einem Jahr bestehen, dann seien die Chancen für eine komplette Heilung gering. Ich habe starke Medikamente bekommen, die ich nicht zu hoch dosieren möchte". Auf die Frage, ob sie bestimmte schmerzauslösende Situationen ausfindig machen konnte, antwortet Ute: „Ich denke schon, dass die Schmerzen teilweise psychisch bedingt sind. Mein Mann sagt immer, dass ich mich gedanklich zu sehr hineinsteigere, wenn ich Schmerzen habe. Ich muss gestehen, dass er Recht hat. Das ist hauptsächlich der Fall, wenn ich etwas außer Haus unternehmen möchte. Zuhause, in meinen sicheren vier Wänden, kann ich mich hinlegen oder ein Schmerzmittel nehmen, wenn die Schmerzen kommen. Außer Haus fühle ich mich ausgeliefert. Wenn ich mit dem Auto Unterwegs bin, kann ich keine Schmerztablette nehmen". Ute hat bisher keine Situation erlebt, in der sie außer Haus ihren Schmerzen ausgeliefert war. Sie hat aber große Angst davor.

Ute wurde angeboten, sich in der Imagination eine typische Situation, in der sie starke Ängste bezüglich ihrer Schmerzen hatte, anzuschauen. Die einleitende Psychoedukation lautete folgendermaßen:

Therapeutin: Wenn ich Sie richtig verstanden habe, dann verstärken sich Ihre Schmerzen, wenn Sie Angst haben. Sie bemerken einen leichten Schmerz, malen sich aus, dass dieser Schmerz stärker werden könnte, v. a. wenn Sie außer Haus sind und sich nicht zurückziehen können.
Ute: Ja, das stimmt.

Therapeutin:	Ich zeige Ihnen eine Möglichkeit, wie Sie alle Emotionen, die mit Ihren Schmerzen zusammenhängen, sortieren können. Sie haben auf der einen Seite die rein körperlichen Schmerzen und auf der anderen Seite die dazugehörigen Emotionen, die den Schmerz verstärken. Sie können lernen, sich von diesen Emotionen zu distanzieren, um zu verhindern, dass die Angst Ihre Schmerzen stärker werden lässt. Darf ich Ihnen diese Übung anbieten?
Ute:	Ja, ich mache alles mit, was mir irgendwie helfen könnte.
Therapeutin:	Nehmen Sie bitte eine bequeme Position ein und schließen Sie die Augen. Sie werden gleich in Gedanken in eine typische Situation gehen, in der Ihre Ängste bezüglich der Schmerzen besonders stark waren. Ich werde Ihnen hierzu einige Fragen stellen, die Sie mir bitte mit geschlossenen Augen beantworten. Damit Sie diese Situation detailliert wiedergeben können, ist es wichtig, dass Ihre Augen während der gesamten Übung möglichst geschlossen bleiben. Ist das für Sie in Ordnung?
Ute:	Ja, das ist in Ordnung.
Therapeutin:	Erinnern Sie sich an eine Situation aus der letzten Zeit, in der Sie die Angst bezüglich ihrer Schmerzen besonders deutlich wahrnehmen konnten?
Ute:	Da brauche ich nicht lange zu überlegen. Mein Mann und ich waren letzten Sonntag mit einem befreundeten Ehepaar verabredet. Wir wollten gemeinsam eine kleine Wanderung machen und dann zum Mittagessen gehen. Nach dem Frühstück, ca. zwei Stunden bevor wir zu unseren Freunden fahren wollten, habe ich ein leichtes Ziehen in der linken Wange gespürt. Dann war ich wieder in meinem Gedankenkarussell. Die Schmerzen wurden immer stärker, bis mein Mann die Freunde angerufen und das Treffen abgesagt hat. Nachdem er abgesagt hatte, dauerte es ca. zehn Minuten und meine Schmerzen gingen wieder zurück.
Therapeutin:	Nachdem Sie wussten, dass Sie zuhause bleiben können, gingen die Schmerzen wieder zurück. Hatten Sie Lust gehabt, an dem Ausflug teilzunehmen?

Ute:	Natürlich, große Lust sogar. Ich mag unsere Freunde und auf den Ausflug und das Mittagessen hatte ich mich schon die ganze Zeit gefreut. Ich hatte einfach solche Angst, dass meine Schmerzen wieder stärker werden, und habe mich wieder emotional hineingesteigert.
Therapeutin:	Durch die Angst vor den Schmerzen sind diese erst recht stärker geworden.
Ute:	Ja, so empfinde ich das.
Therapeutin:	Bevor wir uns mit Ihren Ängsten beschäftigen, möchte ich, dass Sie sich in der Fantasie eine Art Kummerkasten bauen. Also eine Box, in die Sie alle Ihre Ängste symbolisch hineinlegen können. Wenn Sie sich so eine Box bauen möchten, aus welchem Material soll sie sein?
Ute:	*Überlegt kurz.* Aus Holz. Auf jeden Fall aus Holz.
Therapeutin:	Hat Holz für sie eine besondere Bedeutung?
Ute:	Ich mag natürliche Stoffe. Und Holz hat so etwas Solides.
Therapeutin:	Aus welchem Holz soll die Box sein?
Ute:	Eiche. Stabiles Eichenholz.
Therapeutin:	Wie groß soll Ihre Box sein?
Ute:	Wie eine Schatzkiste. So ca. ein Meter auf einen halben Meter.
Therapeutin:	So groß wie eine Schatzkiste. Hat Ihre Kiste einen Deckel?
Ute:	Ja, ein Deckel, der mit Scharnieren an der Kiste befestigt ist. So wie man es von den alten Holztruhen kennt.
Therapeutin:	Ein Deckel, wie bei den alten Holztruhen. Stellen Sie sich bitte vor, Sie stellen die Kiste ca. einen halben Meter vor sich entfernt hin, sodass Sie sie gut sehen können. *Pause* Steht die Kiste vor Ihnen?

> **Kommentar**
>
> Es wird imaginativ eine Box konstruiert, in die Ute nach und nach die belastenden Emotionen bezüglich ihrer Schmerzen hineinlegen kann.

Ute:	Ja.
Therapeutin:	Gehen Sie bitte zu dem Moment als Sie ein leichtes Ziehen in der linken Wange spürten. Wo sehen Sie sich? In welchem Raum Ihres Hauses befinden Sie sich?

9 Imagination und Suggestion zum Aufbau von Akzeptanz

Ute:	Ich saß noch am Frühstückstisch.
Therapeutin:	Bitte verwenden Sie lieber die Gegenwartsform. Also anstatt „ich saß am Frühstückstisch" ist die Formulierung „ich sitze gerade am Frühstückstisch" besser, da die Situation dadurch deutlicher wiedererlebbar wird. Also Sie sitzen gerade am Frühstückstisch und Sie spüren ein Ziehen in der linken Wange.
Ute:	Ja, ganz genau.
Therapeutin:	Was denken Sie als Erstes in diesem Moment?
Ute:	Hoffentlich werden die Schmerzen nicht stärker.
Therapeutin:	Hoffentlich werden die Schmerzen nicht stärker. Das ist die erste Angst, die hochkommt.
Ute:	Ja. Wenn ich etwas in der Wange spüre, und es kann nur eine Kleinigkeit sein, dann bekomme ich panische Angst, dass es sich zu einer Schmerzattacke ausweiten könnte.
Therapeutin:	Bei dem ersten Schmerzgefühl bekommen Sie Panik vor einer starken Schmerzattacke.
Ute:	Ja, das ist richtig.
Therapeutin:	Wenn Sie für Ihre Angst vor einer Schmerzattacke ein Symbol finden müssten, welches Symbol würde zu dieser Angst passen?
Ute:	Ich verstehe nicht, wie Sie das meinen.
Therapeutin:	Stellen Sie sich vor, Ihre Angst vor einer Schmerzattacke wäre ein Gegenstand, bzw. Sie müssten Ihre Angst in Form eines Gegenstands darstellen, welcher Gegenstand würde dazu passen?
Ute:	Da muss ich überlegen. Ich denke an einen großen Hammer.
Therapeutin:	Ein großer Hammer.
Ute:	Ja, ein großer Hammer, der bedrohlich wirkt.
Therapeutin:	Passt der Hammer in die Kiste oder ist er zu groß?
Ute:	Der Hammer passt in die Kiste.
Therapeutin:	Nehmen Sie bitte den Hammer in die Hand. *Pause.* Wie fühlt er sich an?
Ute:	Er hat einen glatten Holzgriff. Liegt gut in der Hand.
Therapeutin:	Gut, dann stellen Sie sich bitte vor, wie Sie den Hammer in die Kiste legen. Sie dürfen den Hammer ruhig mit Schwung in die Kiste werfen, damit Sie auch das Geräusch hören, wenn der Hammer auf dem Boden der Kiste ankommt.

> **Kommentar**
> Die belastende Emotion wird vergegenständlicht (in diesem Fall wird von der Patientin für die Angst vor einer Schmerzattacke das Symbol eines Hammers gewählt), was zu einer ersten Distanzierung von der Angst führt. Durch das Hineinwerfen des Hammers in die Box wird die Distanzierung verstärkt. Die Hinzunahme der kinästhetischen und auditiven Komponente intensiviert diese Imagination.

Ute:	In Ordnung.
Therapeutin:	Ist der Hammer in der Kiste?
Ute:	Ja.
Therapeutin:	Haben Sie auch gehört, wie der Hammer in der Kiste angekommen ist?
Ute:	Ja, das war wie ein Klong.
Therapeutin:	Gut, der Hammer ist in der Kiste, also Ihre Angst vor einer Schmerzattacke ist in der Kiste. Wenn Sie sich vergegenwärtigen, dass Ihre Angst in der Kiste ist, wie geht es Ihnen?
Ute:	Besser, aber ich habe auch Angst, dass meine Schmerzmittel irgendwann nicht mehr wirken.
Therapeutin:	Sie haben Angst, dass die Schmerzmittel ihre Wirkung verlieren könnten. Wenn Sie für diese Angst ein Symbol, also einen Gegenstand, finden möchten, welcher Gegenstand passt zu dieser Angst?
Ute:	*Nach einer kurzen Pause.* Mir kommt ein roter Wackelpudding in den Sinn. Ich weiß nicht warum.
Therapeutin:	Ein roter Wackelpudding. Ist der Pudding in einem Becher oder auf einem Teller?
Ute:	Der Pudding ist umgestürzt auf einem Teller, sodass er wackelt. Der Pudding wirkt so lähmend auf mich.
Therapeutin:	Der Pudding wirkt lähmend und symbolisiert Ihre Angst, dass die Medikamente in Zukunft nicht mehr wirken könnten.
Ute:	Ja.
Therapeutin:	Nehmen Sie bitte den Teller mit dem Wackelpudding in die Hand. *Pause.* Wie fühlt sich der Teller an?

Ute:	Es ist ein kleiner Teller. Er fühlt sich kalt an, so als ob er im Kühlschrank gestanden hätte.
Therapeutin:	Dann legen Sie bitte den Wackelpudding mit dem Teller in die Kiste und bitte so, dass Sie hören können, wenn der Teller am Boden der Box aufschlägt. Geben Sie mir bitte Bescheid, wenn der Wackelpudding in der Box ist.
Ute:	*Nach einer Pause.* Der Pudding ist in der Kiste.
Therapeutin:	Machen Sie sich bitte deutlich bewusst, dass der Pudding in der Kiste ist. Ihre Angst, dass die Medikamente ihre Wirkung verlieren könnten, ist in der Kiste. Ihre Angst vor einer Schmerzattacke ist in der Kiste. Alles ist gut verstaut. Wie geht es Ihnen damit?
Ute:	Gut, aber was ist, wenn meine Schmerzen irgendwann den ganzen Tag da sind und nicht kommen und gehen, so wie es jetzt der Fall ist?
Therapeutin:	Sie haben Angst, dass Sie irgendwann ständig Schmerzen haben könnten. Was sagt denn der Arzt dazu?
Ute:	Die Ärzte sagen, dass man bei Nervenschmerzen keine Garantien geben kann. Die Nerven machen oft, was sie wollen.
Therapeutin:	Sie haben also Angst, dass die Schmerzen beständig da sein könnten. Welches Symbol möchten Sie für diese Angst finden?
Ute:	Mir kommt ein bedrohliches scharfes Messer in den Sinn.
Therapeutin:	Nehmen Sie bitte dieses scharfe Messer in die Hand. *Pause.* Wie fühlt es sich an?
Ute:	Das Messer hat einen kalten Metallgriff.
Therapeutin:	Bitte legen Sie dieses Messer auch in die Kiste und achten Sie auf das Geräusch, das dabei entsteht.
Ute:	Es gab ein klirrendes Geräusch, als das Messer auf den Hammer gefallen ist.
Therapeutin:	Das Messer, also Ihre Angst, dass die Schmerzen beständig bleiben könnten, ist auch in der Kiste. Gemeinsam mit dem Hammer, der Angst vor einer Schmerzattacke und dem Wackelpudding, der Angst, dass die Medikamente irgendwann nicht mehr wirken könnten. Wie geht es Ihnen, wenn alle diese Ängste in der Kiste sind?
Ute:	Besser.

Therapeutin:	Gibt es noch weitere Ängste im Zusammenhang mit Ihren Schmerzen?
Ute:	Was ist, wenn mein Mann das alles nicht mehr mitmachen möchte und mich verlässt?
Therapeutin:	Sie haben Angst, dass Ihr Mann Sie wegen Ihren Schmerzen verlassen könnte?
Ute:	Er beteuert immer, dass das nie der Fall sein wird, aber vielleicht wird ihm irgendwann alles zu viel.
Therapeutin:	Welches Symbol passt zu der Angst, dass Ihr Mann Sie verlassen könnte?
Ute:	Ich stelle mir ein Glas-Herz mit einem Riss in der Mitte vor.
Therapeutin:	Ein Glas-Herz mit einem Riss in der Mitte. Bitte nehmen Sie dieses Herz in die Hand. *Pause*. Wie fühlt es sich an?
Ute:	Das Herz ist glatt und ich kann den Riss ertasten.
Therapeutin:	Bitte legen Sie auch das Glas-Herz in die Kiste und achten auf das Geräusch, das dabei entsteht.
Ute:	*Nach einer kurzen Pause*. Das Herz hat geklimpert. Es ist mittlerweile schon einiges in der Kiste.
Therapeutin:	Ja, es ist schon einiges in der Kiste. Der Hammer, der Wackelpudding, das Messer und das Glas-Herz mit dem Riss in der Mitte. Ihre Angst vor einer Schmerzattacke, die Angst, dass die Medikamente ihre Wirkung verlieren könnten, die Angst, dass die Schmerzen beständig bleiben könnten und die Angst, dass Ihr Mann Sie verlassen könnte. All das ist in der Kiste. Gut verstaut. Sie haben einen guten Abstand zu diesen Ängsten und können sich Alles von außen ansehen. Wie geht es Ihnen damit?
Ute:	Gut. Die Ängste sind weiter weg.
Therapeutin:	Gibt es noch weitere Ängste im Zusammenhang mit Ihren Schmerzen?
Ute:	*Nach einer kurzen Pause*. Mir fällt nichts mehr ein. Ich bin schon in Rente, sodass ich mir um die Arbeit keine Sorgen machen muss.
Therapeutin:	Sie haben gesagt, dass Ihre Kiste einen Deckel hat. Möchten Sie die Kiste schließen?
Ute:	Ja.
Therapeutin:	Dann schließen Sie bitte die Kiste und geben Sie mir Bescheid, wenn die Kiste geschlossen ist.

> **Kommentar**
> Das Schließen des Deckels verstärkt die Distanzierung.

Ute: *Nach einer kurzen Pause.* Die Kiste ist zu.
Therapeutin: Reicht es Ihnen aus, wenn der Deckel zu ist oder möchten Sie die Kiste abschließen, z. B. mit einem Vorhängeschloss?
Ute: Nein, ein Schloss brauche ich nicht.
Therapeutin: Schauen Sie sich Ihre Kiste an. Machen Sie sich bewusst, dass Sie zum Beobachter Ihrer Ängste werden können. Sie sitzen auf Ihrem Sessel und können Ihre Ängste beobachten. Sie bestehen nicht aus Ihren Ängsten. Sie sind nicht Ihre Ängste. Die Ängste sind Emotionen, die kommen und gehen. Ihre Ängste sind auch keine Vorboten für etwas Schlimmes. Ihre Ängste sind nur Emotionen. Sie können sie beobachten, sie können sie in die Kiste legen, Sie können die Kiste abschließen. Wie geht es Ihnen, wenn Sie sich bewusst machen, dass Sie sich von Ihren Ängsten distanzieren können?
Ute: Gut, besser.
Therapeutin: Gehen Sie bitte nochmals zurück in die ursprüngliche Situation. Sie wollen mit Ihren Freunden einen Ausflug machen. Sie sind gerade mit dem Frühstück fertig und bemerken leichte Schmerzen in der Wange. Geben Sie mir bitte Bescheid, wenn Sie sich wieder in dieser Situation befinden.
Ute: *Nickt.* Ich bin wieder am Frühstückstisch.
Therapeutin: Jetzt kommen die Ängste. Ihr Gedankenkarussell beginnt. Sind die Ängste wieder da?

Ute nickt.

Therapeutin: Jetzt können Sie wieder alles in die Holzkiste packen. Den Hammer, den Wackelpudding, das Messer das Herz aus Glas. Sie packen alle Ängste in die Kiste und machen den Deckel zu. Sie geben den Ängsten keinen

Raum mehr, in dem sie sich entfalten können und größer werden. Jede Angst kommt gleich in die Kiste. Sie schauen sich jede Angst kurz an und dann kommt sie in die Kiste. Versuchen Sie es für einen Moment selbständig und geben Sie mir bitte Bescheid, wenn alle Ängste in der Kiste sind und der Deckel geschlossen ist.

Kommentar

Diese Distanzierungsübung wird nochmals explizit auf die berichtete kritische Situation angewandt, um deren Alltagstauglichkeit zu demonstrieren.

Ute:	*nach einer kurzen Pause.* Jetzt ist die Kiste zu.
Therapeutin:	Sind alle Ängste gut verstaut?
Ute:	Ja.
Therapeutin:	Wenn Sie die Zeit zurückdrehen könnten und Sie würden alle Ängste in die Kiste packen, wie würden Sie sich entscheiden? Würden Sie den Freunden trotzdem absagen?
Ute:	Nein, ich glaube nicht. Ich würde den Ausflug riskieren. Ich hätte auch während des Ausflugs jederzeit umkehren können. Und die Schmerzen sind bisher nie so stark geworden, dass ich nicht mehr hätte gehen können. Ich hätte auch meine Schmerzmittel einpacken können.
Therapeutin:	Wenn Sie Ihre Ängste weggepackt hätten, dann wären Sie mutiger mit der Situation umgegangen.
Ute:	Ja, auf jeden Fall.
Therapeutin:	Wenn Sie möchten, dann können Sie sich für zukünftige Angstsituationen vornehmen, dass Sie Ihre Ängste zwar kurz anschauen, aber dann gleich in die Kiste packen. Jedes Mal, wenn Ihre Ängste kommen, dann können Sie Sie kurz anschauen und dann gleich in die Kiste packen. Sie werden sich wundern, wie einfach es ist, die Ängste in der Kiste verschwinden zu lassen. Sie werden zu Ihren Ängsten Distanz bekommen, ganz von allein, ganz von selbst. Sie müssen nichts Besonderes tun. Es wird Ihnen von Mal zu Mal leichter fallen, Ihre Ängste in die Kiste

zu packen. Auf einer gewissen Ebene ahnen Sie vielleicht schon, dass Sie sich mehr und mehr von Ihren Ängsten distanzieren können. Dadurch wird es Ihnen von Tag zu Tag besser gehen. Sie werden mutiger, treffen sich mit Ihren Freunden, machen Unternehmungen und haben Spaß. Ihre Zuversicht, dass Sie, auch mit Ihren Schmerzen, Lebensqualität haben können, steigt. *Pause.* Mehr und mehr. *Pause.* Jetzt ist es Zeit, sich von dieser Übung zu verabschieden.

> **Kommentar**
>
> Mithilfe posthypnotischer Suggestionen werden Utes neu gewonnene Lerneffekte verstärkt.

Bitte machen Sie sich bewusst, wo Sie sich befinden und welche Tageszeit es ist. Bitte atmen Sie tief ein und aus und strecken und recken Sie sich. Strecken und recken Sie sich und atmen Sie tief ein und aus, bis Sie sich wieder richtig wach fühlen. Dann öffnen Sie bitte die Augen.

Ute konnte nicht immer ihre Ängste kontrollieren. Sie berichtet, dass dies auch von ihrer psychischen Verfassung abhängig sei. Sie erzählt: „Ich kann mich meistens sehr gut von meinen Ängsten distanzieren, auch von Ängsten, die nichts mit meinen Schmerzen zu tun haben. Z. B., wenn ich mir um die Enkelkinder Sorgen mache oder um unsere Ersparnisse. Ich unternehme auch wieder mehr und traue mich, außer Haus zu gehen. Aber es gibt Tage, an denen es mir insgesamt nicht gut geht, dann fällt es mit schwerer, meine Ängste in die Kiste zu packen."

Im Anschluss wurde mit Ute besprochen, dass es ganz natürlich ist, wenn sie die, in der Psychotherapie, gelernten Inhalte nicht zu hundert Prozent umsetzen kann. Das Ziel besteht vielmehr darin, dass neu erlernte Verhaltensweisen in Ihrem Alltag mehr Raum bekommen und die Häufigkeit von funktionalen Reaktionen steigt.

9.8.2 Schematische Darstellung des Vorgehens zur emotionalen Entlastung

Die einzelnen Schritte zur emotionalen Distanzierung von Schmerzen sehen folgendermaßen aus.

1. Eine typische kritische Situation aus dem Alltag wird ausgewählt.
2. Imaginativer Aufbau einer Box/eines Kummerkastens zur Aufbewahrung dysfunktionaler Emotionen.
3. Die einzelnen belastenden Emotionen werden der Reihe nach angesprochen. Jede einzelne Emotion wird imaginativ vergegenständlicht und in die Box gelegt. Durch das zusätzliche Abfragen kinästhetischer und auditiver Komponenten wird die imaginative Distanzierung verstärkt.
4. Wiederholung der Übung bezüglich einer typischen Alltagssituation, um deren Alltagstauglichkeit darzustellen.
5. Intensivierung der Lerneffekte mithilfe posthypnotischer Suggestionen.

10 Resümee

Begleitende psychotherapeutische Maßnahmen haben sich in den letzten Jahren bei der Behandlung chronischer Schmerzpatienten etabliert und gewinnen immer mehr an Bedeutung. Ein Teil der Patienten kommt zwar mit der Hoffnung auf Heilung und Rückgängigmachung in die psychotherapeutische Praxis, dennoch setzen sich akzeptanzbasierte Methoden, v. a. in der Verhaltenstherapie, immer mehr durch. Möglichkeiten zur selbstständigen Symptomlinderung, wie z. B. Entspannungsübungen, Imaginationen, Ablenkungsstrategien, angepasste Bewegungsprogramme sowie das Erkennen eigener Belastungsgrenzen und Beibehaltung sozialer Kontakte, steigern das Selbstwirksamkeitsgefühl der Betroffenen und ermöglichen den Aufbau individueller Lebensqualität, trotz des Fortbestehens der chronischen Schmerzerkrankung. Betroffene im arbeitsfähigen Alter werden, aufgrund ihrer krankheitsbedingten Arbeitsunfähigkeit, häufig mit finanziellen Engpässen und Existenzsorgen konfrontiert, die psychotherapeutische Unterstützungsmöglichkeiten an ihre Grenzen bringen. Hohe und komplizierte Hürden bei der Beantragung der Erwerbminderungsrente stellen für die Betroffenen einen großen psychischen Belastungsfaktor dar, der psychotherapeutisch nicht ausreichend behandelbar ist. Während große Firmen in der Lage sind, Mitarbeitern mit einem höheren Grad der Behinderung eine adäquate Weiterbeschäftigung anzubieten, können die meisten Arbeitgeber nur unzureichend flexibel auf krankheitsbedingte Leistungseinbußen ihrer Mitarbeiter reagieren. Einige Betroffene haben die Möglichkeit, mithilfe einer Teilrente, ihrer Beschäftigung im Halbtagsmodus weiterhin nachzugehen, während andere zwischen zwei Extremen, nämlich die Wiederaufnahme der Vollzeitbeschäftigung oder der Rente, entscheiden müssen.

Flexiblere Beschäftigungsmöglichkeiten, die sich an die Gesundheit und Leistungsfähigkeit der einzelnen Mitarbeiter orientieren, könnten Prozesse in Richtung Krankheitsakzeptanz erheblich erleichtern und beschleunigen. Schmerzpatientinnen müssten dann nicht mehr abrupt aus ihrem gewohnten Alltag gerissen werden und könnten ihre Arbeit, die in den meisten Fällen Struktur und Sicherheit gibt als auch soziale Kontakte ermöglicht, beibehalten. Chronisch kranke Patienten stellen das gesamte Gesundheitssystem vor große Herausforderungen, die nur teilweise zu bewältigen sind. Die offene Disputation bezüglich realistischer Therapieziele sollte in jeder Psychotherapie, insbesondere in der Schmerzpsychotherapie, Anwendung finden. Damit können übersteigerte Erwartungen an die Psychotherapie, die von chronisch kranken Patienten häufig als letzte Hoffnung auf Heilung angesehen wird, von Anfang an relativiert werden. Zu hoch angesetzte Erwartungen des Patienten sich selbst gegenüber und in Bezug auf die Psychotherapie bremsen Prozesse, die auf Krankheitsakzeptanz zielen und führen eher zu mehr psychischem Druck und Anspannung, was eine Schmerzverstärkung wahrscheinlich macht. Die Therapeutin steht, speziell bei Schmerzpatienten, vor der Herausforderung, deren Leistungsdruck und Wunsch nach vollkommener Heilung, auszuhalten und übersteigerte Erwartungen auf ein realistisches Maß nach unten zu regulieren. Insbesondere die Schmerzpsychotherapie zwingt sowohl Patienten als auch Psychotherapeutinnen zur Auseinandersetzung mit den eigenen Grenzen des Machbaren. Auf der anderen Seite bietet eine akzeptanzbasierte und achtsame therapeutische Arbeitsweise den Betroffenen die Chance auf mehr Lebensqualität, trotz der chronischen Erkrankung.

Literatur

Barbara, Glier. 2014. *Chronische Schmerzen bewältigen*. Stuttgart: Klett-Cotta.
Beck, Judith S. 2013. *Praxis der kognitiven Verhaltenstherapie*. Weinheim: Belz.
Birgit, Kröner-Herwig. 2000. *Rückenschmerz*. Bern: Hogrefe.
Birgit, Kröner-Herwig., Frettlöh Jule, und Klinger Regine. 2011. *Schmerzpsychotherapie*. Berlin: Springer.
Birgit, Kröner-Herwig., Frettlöh Jule, und Klinger Regine. 2017. *Schmerzpsychotherapie*. Berlin: Springer.
Björn, Migge. 2018. *Hypnose und Hypnotherapie: Grundlagen und Praxis für Coaching und Kurzzeittherapie*. Weinheim: Belz.
Deutsche Schmerzliga e. V.. 2013. www.schmezliga.de.
Dirk, Revenstorf. 2015. *Hypnose in der Psychotherapie, Psychosomatik und Medizin*. Berlin: Springer.
Egle, Ulrich T. und Burkhard Zentgraf. 2014. *Psychosomatische Schmerztherapie. Grundlagen, Diagnostik, Therapie und Begutachtung*. Stuttgart: Kohlhammer.
Einsle, Franziska und Katrin V. Hummel 2015. *Kognitive Umstrukturierung. Techniken der Verhaltenstherapie*. Weinheim: Belz.
Garnitsching, Johann B. und Maximilian Ganster. 1996. *Hypno-Card. Spielkarten und Beiheft: Spielerisches Lernen, Kennen und Können der wirksamsten suggestiven/hypnotischen Sprachmuster*. Paderborn: Junfermann.

Hans-Christian, Kossak. 2013. *Hypnose: Lehrbuch für Psychotherapeuten und Ärzte*. Weinheim: Belz.
Mark, Jensen P. 2015. *Hypnose bei chronischem Schmerz*. Heidelberg: Carl-Auer.
Peter, Nemetschek. 2011. *Milton Erickson Lebt*. Stuttgart: Klett-Cotta.
Reddemann, Luise. 2020. *Eine Reise von 1000 Meilen beginnt mit dem ersten Schritt*. Freiburg: Herder.
Rotschild, Babette, Theo Kierdorf und Hildegard Höhr. 2011. *Der Körper erinnert sich. Die Psychologie des Traumas und der Traumabehandlung*. Essen: Synthesis.
Schmidt, Gunther. 2019. *Grundkurs hypnosystemische Konzepte*. Mühlheim/Baden: Auditorium Netzwerk.
Seemann, Hanne. 2004. *Migräne. Was sie auslöst, wie sie wirkt und wie man sich vor ihr schützt*. Mühlheim/Baden: Auditorium Netzwerk.
Simin, Bengler. 2021. *Praxisbuch imaginative Techniken in der Psychotherapie*. Berlin: Springer.
Stefan, Jacobs, und Bosse-Düker. Ines. 2009. *Verhaltenstherapeutische Hypnose bei chronischem Schmerz*. Bern: Hogrefe.
Von Wachter, Martin. 2014. *Chronische Schmerzen*. Berlin: Springer.
Von Wachter, Martin und Kappis Bernd. 2019. *Therapietools Schmerzstörungen*. Weinheim: Belz.
Von Wachter, Martin und Hendrischke Askan. 2021. *Psychoedukation bei chronischen Schmerzen*. Berlin: Springer.
Walter, Bongartz, und Bongartz Bärbel. 2000. *Hypnosetherapie*. Bern: Hogrefe.
Wilhelm, Gerl. 1998. *Moderne Hypnose: Hilfe durch das Unbewusste*. Stuttgart: Trias.

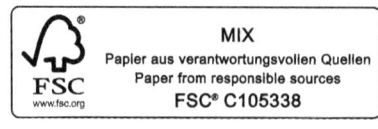

If you have any concerns about our products,
you can contact us on
ProductSafety@springernature.com

In case Publisher is established outside the EU,
the EU authorized representative is:
**Springer Nature Customer Service Center GmbH
Europaplatz 3, 69115 Heidelberg, Germany**

Printed by Libri Plureos GmbH
in Hamburg, Germany